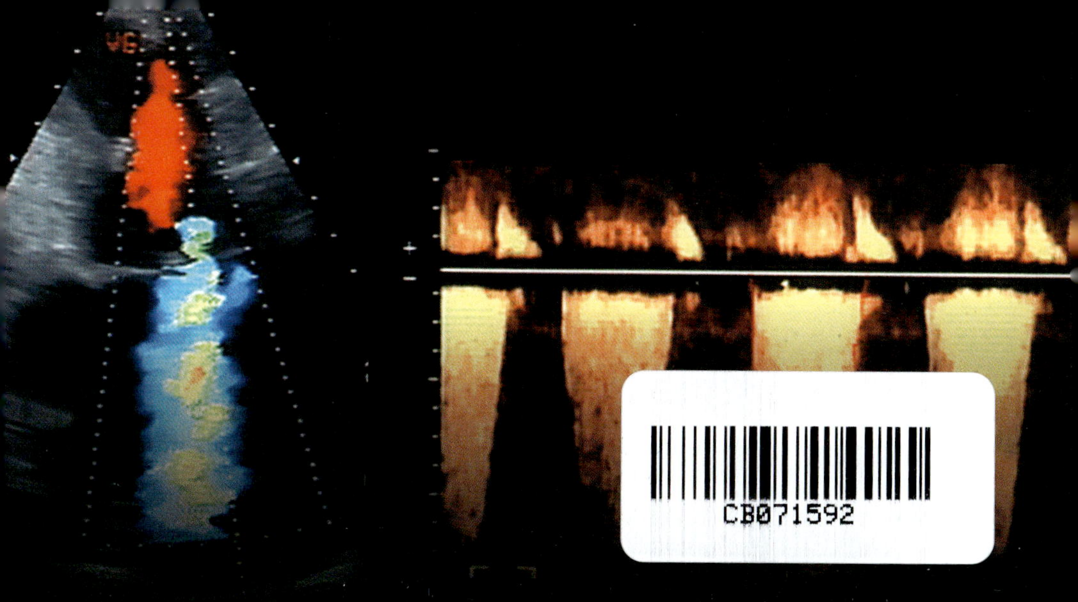

Ecocardiografia

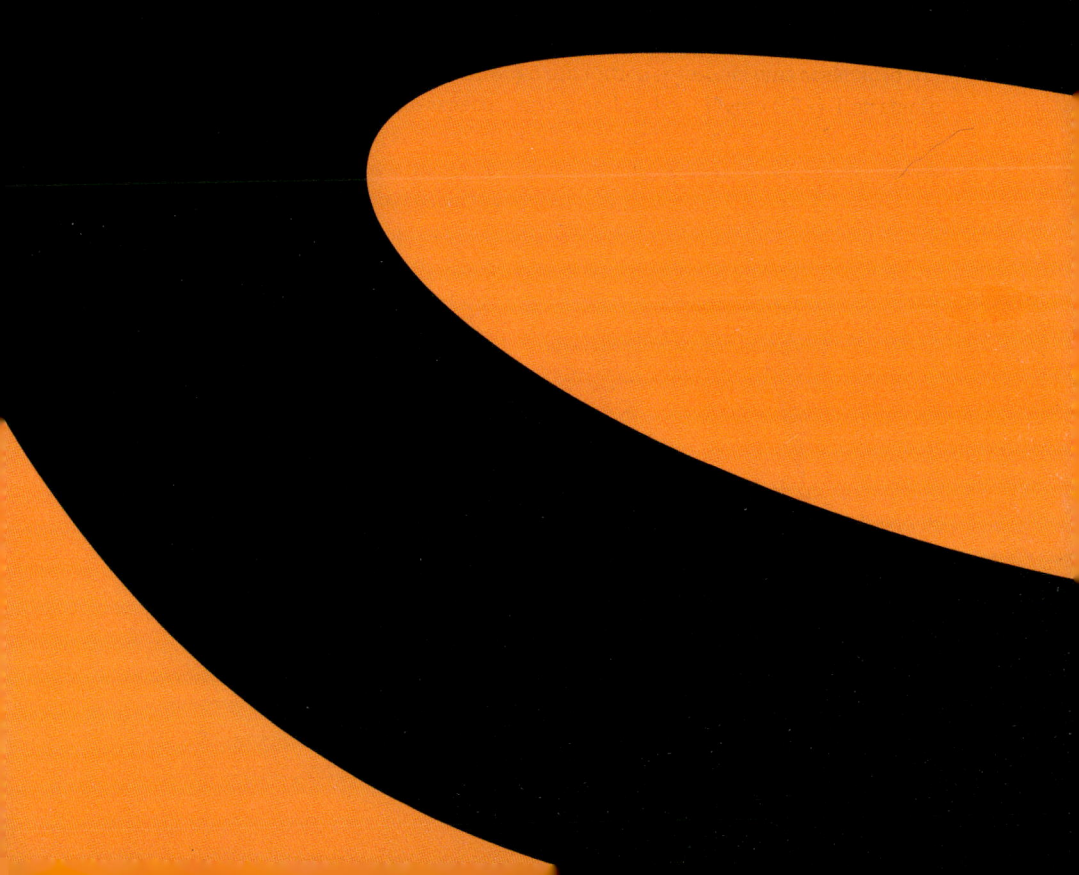

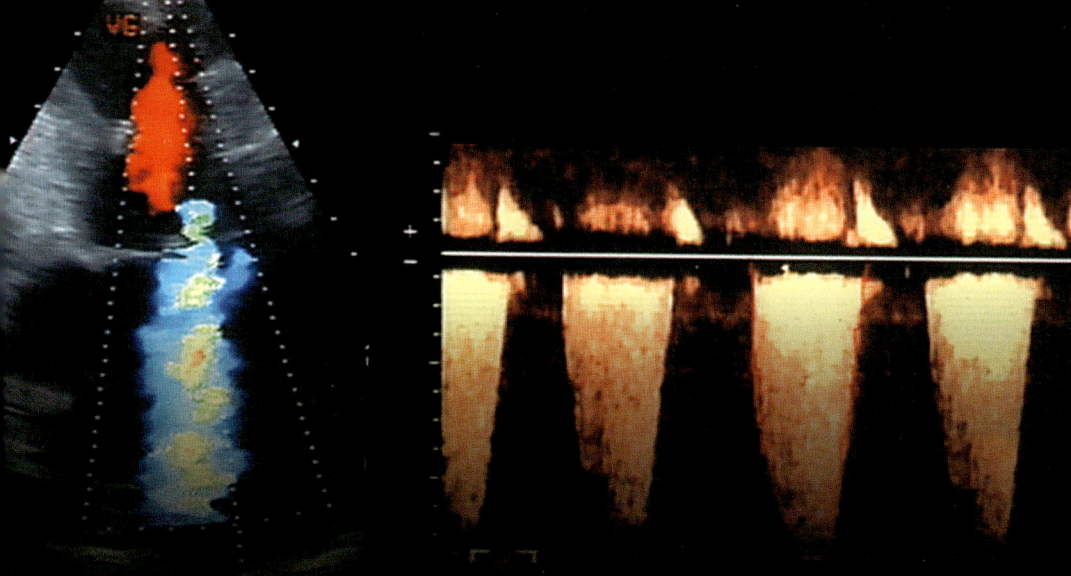

Ecocardiografia
Christophe Klimczak

Segunda Edição

120 Armadilhas

Prefácio
A. Hagège
R. Asmar

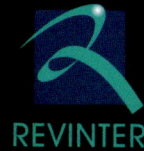
REVINTER

Ecocardiografia – 120 Armadilhas, Segunda Edição
Copyright © 2012 by Livraria e Editora Revinter Ltda.

ISBN 978-85-372-0447-4

Todos os direitos reservados.
É expressamente proibida a reprodução
deste livro, no seu todo ou em parte,
por quaisquer meios, sem o consentimento
por escrito da Editora.

Tradução:
PAULA FERNANDA MALASZKIEWICZ
Tradutora, RS

Revisão Técnica:
LUCIANA PAEZ ROCHA
*Graduada em Medicina pela Faculdade de Medicina de Petrópolis
Pós-Graduação em Terapia Intensiva pelo
Instituto de Pós-Graduação Médica do Rio de Janeiro
Pós-Graduação em Cardiologia pelo
Instituto de Pós-Graduação Médica do Rio de Janeiro
Médica do Serviço de Cardiologia Intensiva do Hospital Barra D'or –
Rio de Janeiro, RJ
Coordenadora do Serviço de Emergência do Hospital Joari –
Campo Grande, RJ*

CIP-BRASIL. CATALOGAÇÃO-NA-FONTE
SINDICATO NACIONAL DOS EDITORES DE LIVROS, RJ

K72e

Klimczak, Christophe
  Ecocardiografia, 120 armadilhas / Christophe Klimczak ; [tradução de Fernanda Malaszkiewicz]. - Rio de Janeiro : Revinter, 2012.
  il.

  Tradução de: 120 pièges en échocardiographie, 2e édition.

  Inclui bibliografia e índice
  ISBN 978-85-372-0447-4

  1. Ecocardiografia. I. Título.

12-0195.   CDD: 616.1207543
                        CDU: 616.12-07

Nota: A medicina é uma ciência em constante evolução. À medida que novas pesquisas e experiências ampliam os nossos conhecimentos, são necessárias mudanças no tratamento clínico e medicamentoso. Os autores e o editor fizeram verificações junto a fontes que se acredita sejam confiáveis, em seus esforços para proporcionar informações acuradas e, em geral, de acordo com os padrões aceitos no momento da publicação. No entanto, em vista da possibilidade de erro humano ou mudanças nas ciências médicas, nem os autores e o editor nem qualquer outra parte envolvida na preparação ou publicação deste livro garantem que as instruções aqui contidas são, em todos os aspectos, precisas ou completas, e rejeitam toda a responsabilidade por qualquer erro ou omissão ou pelos resultados obtidos com o uso das prescrições aqui expressas. Incentivamos os leitores a confirmar as nossas indicações com outras fontes. Por exemplo, e em particular, recomendamos que verifiquem as bulas em cada medicamento que planejam administrar para terem a certeza de que as informações contidas nesta obra são precisas e de que não tenham sido feitas mudanças na dose recomendada ou nas contraindicações à administração. Esta recomendação é de particular importância em conjunto com medicações novas ou usadas com pouca frequência.

Título original:
120 pièges en Échocardiographie, 2e édition
Copyright © 2009 by Elsevier Masson SAS

Livraria e Editora REVINTER Ltda.
Rua do Matoso, 170 – Tijuca
20270-135 – Rio de Janeiro – RJ
Tel.: (21) 2563-9700 – Fax: (21) 2563-9701
livraria@revinter.com.br – www.revinter.com.br

Dedico este livro à Maria, ao Christian e à Caroline.

Agradecimentos

O autor agradece por sua contribuição para a realização da iconografia desta obra:
- à sociedade Kontron Médical – Esaote;
- ao Dr. Dominique Guedj-Meynier, presidente do *Collège National des Cardiologues Français*;
- ao Professor Raymond Roudaut, do hospital cardiológico de Haut-Lévêque do CHU de Bordeaux.

Em homenagem respeitosa à minha compatriota Marie Curie-Sklodowska (1867-1934) que, por meio de sua descoberta científica da radioatividade, deu origem à medicina nuclear. A *Université Paris VI* escolheu seu nome como emblema.

Sumário

Prefácios da primeira edição ix
Abreviações xi
Introdução 1

Primeira Parte
Armadilhas Técnicas

1. Limites físicos da ecocardiografia 7
Propriedades físicas do ultrassom 7
Resolução de um ecógrafo 7
Fenômeno de *aliasing* 7

2. Artefatos ultrassônicos 9
Reverberações ultrassônicas (figura 2.1) 9
Cone de sombra (figura 2.1 C, D) 10
Lobos laterais 10
Reforço posterior dos ecos (figura 2.2 A, B) 11
Buraco negro (figura 2.2 C, D) 11
Microcavitações *(bubbles)* 11

3. Hipoecogenicidade do paciente 13

4. Armadilhas causadas pelas regulagens do ecógrafo 15
Armadilhas do diagnóstico por imagem 15
Armadilhas do Doppler espectral 18
Armadilhas do Doppler colorido 20

5. Outras armadilhas técnicas 23

Segunda parte
Armadilhas Diagnósticas

6. Valvas cardíacas 27
Armadilhas mediante estudo do estado da valva estenosada 27
Armadilhas mediante estudo do grau da estenose valvar 31
Armadilhas ocasionadas pela escolha dos critérios de gravidade das estenoses valvares .. 55
Armadilhas ocasionadas pela repercussão hemodinâmica de estenoses valvares 56
Casos particulares 56
Confusão entre artefatos ultrassônicos e microescapes valvares 57
Distinção entre escapes fisiológicos e escapes patológicos 57
Armadilhas do diagnóstico etiológico dos escapes valvares 60

Armadilhas da quantificação das insuficiências valvares. 80
Casos particulares 96

7. Paredes cardíacas 99
Armadilhas no diagnóstico da hipertrofia parietal. 99
Distinção entre a hipertrofia ventricular esquerda fisiológica e patológica. 111
Hipertrofia ventricular esquerda do paciente idoso 111
Armadilhas ocasionadas pelo diagnóstico de cardiomiopatia hipertrófica primitiva 111
Armadilhas da isquemia miocárdica. 123
Armadilhas pelas lesões pericárdicas 132

8. Cavidades cardíacas 145
Armadilhas relativas à dilatação cavitária. 145
Armadilhas relativas a estruturas anatômicas intracardíacas 154
Armadilhas relativas às massas intracavitárias. 157

9. Função sistodiastólica dos ventrículos 163
Armadilhas na avaliação da função sistodiastólica do ventrículo esquerdo. 163
Armadilhas ocasionadas pela avaliação da função sistodiastólica do ventrículo direito . . 195

10. Pressões arteriais pulmonares 205
Armadilhas na detecção e quantificação da HAP. 205
Diagnóstico diferencial entre HAP pré e pós-capilar. 218
Interpretação dos valores de pressões arteriais pulmonares. 218

11. Aorta torácica 221
Armadilhas de dissecação aórtica 221
Armadilhas nos aneurismas da aorta. 231
Armadilhas no ateroma aórtico 233

Bibliografia 235

Índice remissivo 243

Prefácios da primeira edição

Há cerca de 15 anos, Christophe Klimczak acompanha, com seus múltiplos tratados de ecocardiografia (clínica, transesofágica, de estresse ou, ainda, do idoso), os cardiologistas em formação. Cada um deles pôde, ao longo destas publicações, apreciar o caráter didático e sintético de sua escrita.

Desta vez, ele teve a brilhante ideia de colocar no papel as 100 armadilhas mais comuns em ecocardiografia, armadilhas nas quais os ecografistas pouco experientes, mas também os cardiologistas mais familiarizados com a técnica, estão sujeitos a cair. A originalidade deste manual deve-se, primeiramente, ao próprio tema que, até onde sei, nunca foi abordado anteriormente e, por outro lado, à profundidade de seu conteúdo, que engloba tanto os princípios físicos do ultrassom quanto os diagnósticos comuns em cardiologia. A importância de uma abordagem como esta parece evidente quando são conhecidas as consequências potencialmente dramáticas de uma ecocardiografia mal interpretada, tanto no plano do diagnóstico quanto no do prognóstico ou do tratamento.

Não deixemos os especialistas em qualquer coisa nos cegar por meio de uma ou outra equação. O ecocardiografista deve, em primeiro lugar, VER! Os cálculos também são importantes, claro, mas são apenas secundários (eles vêm depois) e se contradizem a impressão visual geral é porque são (frequentemente) falsos. E, indiscutivelmente, esta nova edição nos permite ver antes de nos ensinar matemática.

Sempre próximo da clínica e dos pacientes, Christophe Klimczak sem dúvida venceu o desafio de fazer uma coletânea ao mesmo tempo atraente e completa. Eis um livro destinado a acompanhar o ecocardiografista à cabeceira do paciente.

Professor Albert Hagège
Serviço de Cardiologia
Hôpital Européen Georges Pompidou, Paris

O diagnóstico médico por imagem, em geral, e a ecocardiografia, em particular, fizeram avanços consideráveis nos últimos 20 anos. O domínio tecnológico do ultrassom permitiu passar, em pouco tempo, da ecocardiografia unidimensional à ecocardiografia bi e tridimensional, de um diagnóstico por imagem em escala de cinza a um diagnóstico por imagem em cores, de sondas externas a sondas externas e internas etc. Os avanços médicos permitiram passar da avaliação aproximada de uma única estrutura cardíaca a um estudo funcional preciso do miocárdio, tanto no estado inicial quanto durante testes de laboratórios como o estresse físico ou químico. Este desenvolvimento técnico foi acompanhado por um aumento das indicações da ecocardiografia, levando à sua ampla difusão. E foi assim que a ecocardiografia deixou os centros de pesquisa e as unidades especializadas para fazer parte dos exames cotidianos da cardiologia clínica liberal e hospitalar.

A experiência das equipes médicas e a evolução fantástica do material permitiram definir com precisão as indicações da ecocardiografia e estabelecer recomendações para sua utilização diária. Assim como as outras técnicas médicas, a realização de uma ecocardiografia deve ser cercada por muitas precauções e deve, também, respeitar algumas regras para atingir resultados confiáveis e possíveis de serem reproduzidos. Desta maneira, ao longo do exame ecocardiográfico, o cardiologista deve proceder com metodologia para evitar numerosas armadilhas cujas consequências seriam lamentáveis. De fato, as armadilhas da ecocardiografia existem em todas as etapas do exame, tanto no registro quanto na leitura e na interpretação, criando a necessidade de um desenvolvimento detalhado sobre o assunto.

Meu colega e amigo, o Dr. Christophe Klimczak, dedicou grande parte de sua vida profissional à ecocardiografia. Ele é o responsável por várias unidades de ecocardiografia e tem uma grande experiência na área. O Dr. Klimczak realizou numerosos trabalhos científicos e é autor de diversas obras de referência sobre a ecocardiografia. Portanto, ele está especialmente designado a compartilhar conosco a sua experiência e fazer um desenvolvimento ao mesmo tempo completo e pragmático sobre as armadilhas a serem evitadas em ecocardiografia.

A obra redigida pelo Dr. Klimczak é didática e rica em iconografia. O leitor apreciará as numerosas tabelas, figuras, exemplos e simulações de armadilhas que esclarecem a apresentação e confirmam as qualidades pedagógicas do autor. Estes elementos farão com que os cardiologistas, tanto hospitalares quanto liberais, sem nenhuma dúvida, sejam capazes de apreciar o considerável trabalho que o Dr. Klimczak expõe nesta obra.

Professor Roland ASMAR

Abreviações

2D	bidimensional
AD	átrio direito
AE	átrio esquerdo
Ao	aorta
ASE	American Society of Echocardiography
CIV	comunicação interventricular
CMH	cardiomiopatia hipertrófica
CMHO	cardiomiopatia hipertrófica obstrutiva
CMO	cardiomiopatia obstrutiva
DTD	diâmetro telediastólico
IDT	Doppler tecidual do miocárdio
EA	estenose aórtica
ECG	eletrocardiografia
EM	estenose mitral
ETE	ecocardiografia transesofágica
ETT	ecocardiografia transtorácica
FC	frequência cardíaca
FE	fração de ejeção
FM	fluxo mitral
FEN	fração de encurtamento
FVP	fluxo venoso pulmonar
FVSH	fluxo venoso supra-hepático
HA	hipertensão arterial
HAP	hipertensão arterial pulmonar
HVE	hipertrofia ventricular esquerda
IA	insuficiência aórtica
IAM	infarto agudo do miocárdio
IM	insuficiência mitral
IP	insuficiência pulmonar
IT	insuficiência tricúspide
IVT	integral velocidade-tempo
MVE	massa ventricular esquerda
PAP	pressão arterial pulmonar
PHT	pressão T/2
PISA	área de superfície de isovelocidade proximal
PTDVE	pressão telediastólica do ventrículo esquerdo
PVM	prolapso da valva mitral
RM	ressonância magnética

SM	superfície mitral
STD	superfície telediastólica
STS	superfície telessistólica
Modo M	ecografia unidimensional (tempo – movimento)
TD	tempo de desaceleração
TRIV	tempo de relaxamento isovolumétrico
VCI	veia cava inferior
VD	ventrículo direito
VE	ventrículo esquerdo
Vp	velocidade de propagação
VTD	volume telediastólico
VTS	volume telessistólico

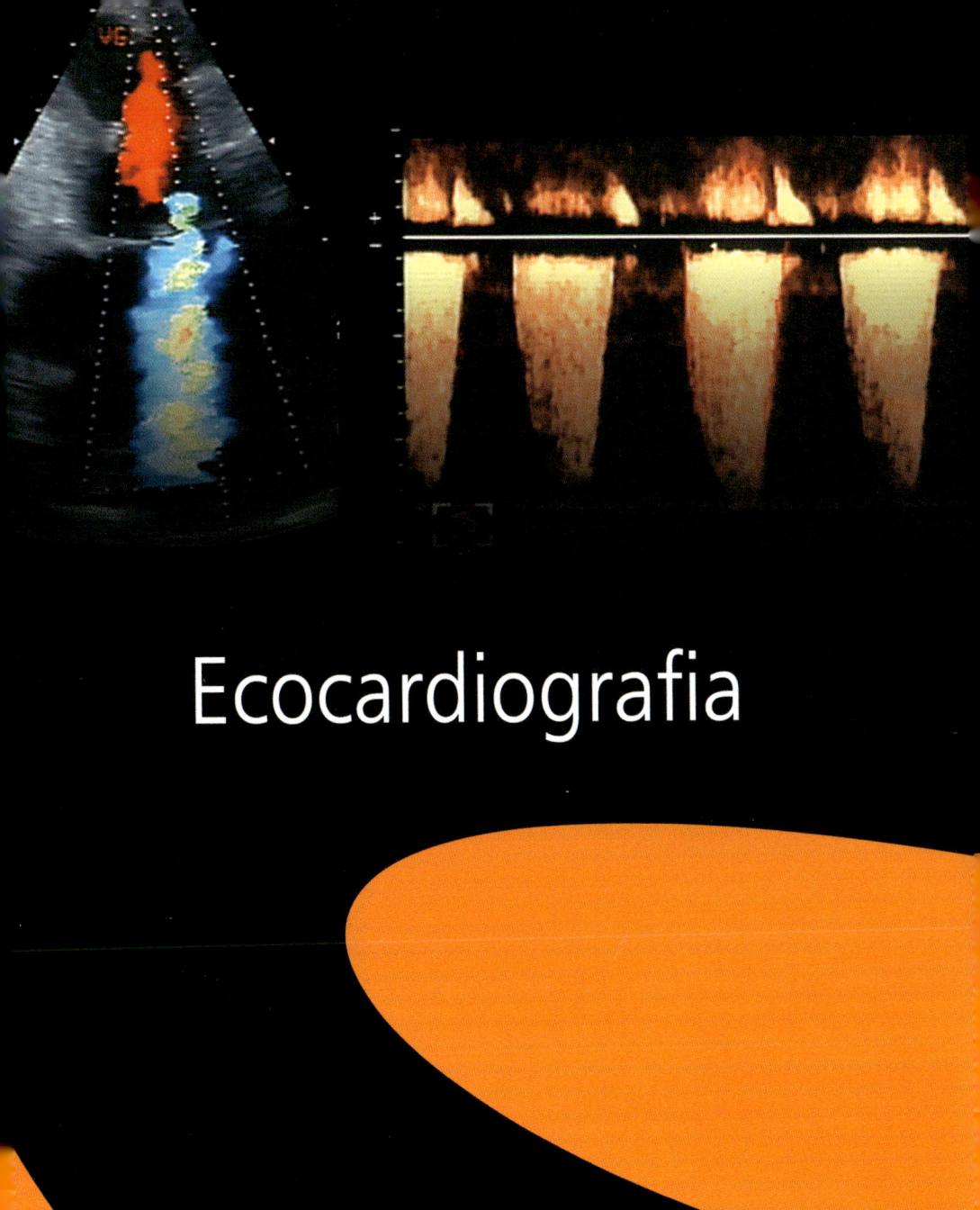

Ecocardiografia

Introdução

A ecocardiografia é um meio de investigação cardíaca com base na utilização de ultrassons. Ela permite uma exploração anatômica e funcional do coração. Realizada tradicionalmente pela via transtorácica, a ecografia cardíaca tornou-se um instrumento de rotina insubstituível na prática clínica cardiológica cotidiana. Ela fornece informações de ordem diagnóstica, terapêutica e prognóstica. Por estas razões, o exame ecográfico deve ser realizado de maneira rigorosa e meticulosa por um médico competente especializado em ecografia cardíaca. O médico que teve uma formação teórica e prática adequada é o mais apto a realizar corretamente e a interpretar de maneira confiável o ecocardiograma.

A ecocardiografia tem, hoje, o aspecto de uma técnica multifacetada (imagem harmônica, Doppler tecidual, *strain* miocárdico, exploração transesofágica, reconstrução tridimensional etc.), criando a necessidade de um bom conhecimento dos limites desta técnica e das numerosas armadilhas que podem ser encontradas durante a realização deste exame.

Estas armadilhas podem ser de ordem:

- técnica: em razão, principalmente, do examinador, do ecógrafo utilizado e das condições de exame;
- diagnóstica: relacionadas com a exploração de uma anomalia cardíaca específica.

O conhecimento destas armadilhas possibilita que se evite uma interpretação incorreta ou exagerada do exame, o que pode comprometer o diagnóstico ou o tratamento adequado do paciente. De fato, o crescimento exponencial da técnica de ultrassom criou novas exigências e regras estritas para o exame ecocardiográfico. Entretanto, os dados ecográficos coletados durante o exame devem sempre ser colocados em seu contexto clínico e comparados com outros exames complementares.

O objetivo desta obra é discutir de maneira prática e didática as armadilhas em ecocardiografia. O número "120" é simbólico, dando conta da importância das situações, por vezes complexas e difíceis a serem resolvidas, com as quais o operador pode ser confrontado durante a prática cotidiana da ecocardiografia. Esta obra é um complemento da minha série de obras a respeito da ecocardiografia*.

Echocardiographie clinique, par C. Klimczak. (Cardiologie pratique) Masson, 2001, 2006. *Échocardiographie cardiaque transoesophagienne*, par C. Klimczak. (Cardiologie pratique), Masson, 2002. *Échocardiographie cardiaque de stress*, par C. Klimczak. (Abrégés de médecine), 1997.

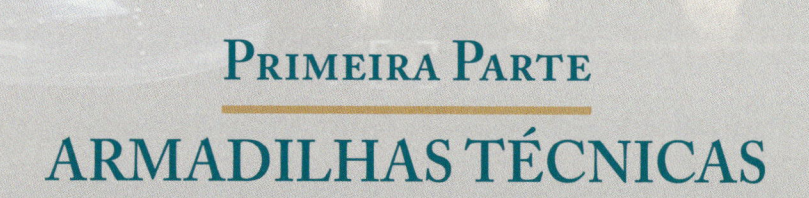

Primeira Parte
ARMADILHAS TÉCNICAS

Apesar dos progressos consideráveis da tecnologia e da informática, a realização precisa e confiável do exame ecocardiográfico do paciente pode ser tecnicamente difícil ou, até mesmo, insatisfatória ou incorreta.

As armadilhas técnicas da ecocardiografia devem-se a numerosos fatores, como:

- os limites físicos da ecografia em geral,
- os artefatos de ultrassom;
- a ecogenicidade limitada do paciente:
  - sujeito pouco ecogênico (fenômeno de impedância acústica),
  - más condições de exame (obesidade, enfisema, asma, deformação torácica, cicatriz pós-toracotomia recente, pacientes ventilados);
- as competências limitadas do examinador:
  - pouca experiência em ecografia cardíaca,
  - utilização inapropriada e/ou insatisfatória do ecógrafo,
  - metodologia do exame incorreta,
  - medidas e cálculos imprecisos,
  - interpretação errada dos resultados;
- o material ecográfico de baixo desempenho:
  - tecnologia de ultrassom obsoleta,
  - *software* de cálculos incompletos ou não atualizados,
  - inacessibilidade às novas técnicas de ecografia, como a imagem harmônica, por exemplo,
  - falhas técnicas.

Outras armadilhas técnicas da ecocardiografia também são possíveis (página 23). Na prática, os diversos parâmetros acessíveis ao ecografista (onda ultrassônica, funções e regulagens do ecógrafo...) permitem o domínio de algumas armadilhas e a otimização dos exames em função dos sujeitos, dos diagnósticos mencionados e das dificuldades encontradas.

1 Limites físicos da ecocardiografia

Devem-se às propriedades físicas do ultrassom, à resolução de um ecógrafo e ao fenômeno de *aliasing*. O conhecimento desses limites permite melhor domínio da ecografia.

Propriedades físicas do ultrassom

O ultrassom emitido pelo cristal piezelétrico se propaga a uma velocidade constante no miocárdio e no sangue (1.540 m/s). Por outro lado, essa velocidade de propagação é muito elevada nos ossos (3.380 m/s) e reduzida no ar (354 m/s). Como absorvem muito o ultrassom, esses dois meios são péssimos condutores. Portanto, o exame frequentemente será difícil em alguns pacientes obesos, enfisematosos, que tenham deformações torácicas ou os espaços intercostais estreitos.

Resolução de um ecógrafo

A resolução de um ecógrafo, ou seja, a capacidade do ultrassom em distinguir duas estruturas anatômicas que são espacialmente próximas uma da outra, chamadas de adjacentes, varia diretamente com a frequência de emissão do ultrassom e inversamente com o comprimento de onda do feixe ultrassônico. Quanto mais o comprimento de onda diminui (mais a frequência aumenta), melhor é a resolução axial, isto é, a diferenciação de dois pontos situados no eixo de propagação do ultrassom. Com as frequências utilizadas habitualmente em ecocardiografia (inferiores a 5 MHz), a resolução axial é da ordem de 0,6 a 1,6 mm. Na prática, quanto menor a resolução axial, melhor é o detalhe da imagem.

Portanto, a visualização das estruturas teciduais de pequeno porte será melhor em alta frequência, sob a condição de um distanciamento moderado com relação ao sensor. A resolução temporal é caracterizada pelo parâmetro "taxa de quadros" (número de imagens por unidade de tempo). Ela está condicionada, sobretudo, à profundidade e ao ângulo do setor explorado, parâmetros acessíveis ao operador. Na prática, um setor de exploração menor permite uma taxa de quadros mais elevada.

Fenômeno de *aliasing*

O maior inconveniente do Doppler pulsado é o fenômeno de ambiguidade de velocidade (limite de Nyquist). Com efeito, a frequência de repetição dos pulsos ultrassônicos, chamada de PRF, pode ser baixa demais para medir as velocidades sanguíneas elevadas (superiores a 1-1,5 m/s). Essa situação dá lugar ao fenômeno de *aliasing* ou de dobramento espectral: o espectro tem suas velocidades maiores cortadas, que aparecem espelhadas no sentido inverso (Figura 1.1). No Doppler colorido, que é uma modalidade do Doppler pulsado, o fenômeno de *aliasing* aparece nas velocidades superiores a 0,8-1 m/s, sob a forma de uma inversão de cores. O conhecimento do fenômeno de *aliasing* é indispensável para interpretar corretamente os dados de Doppler coletados.

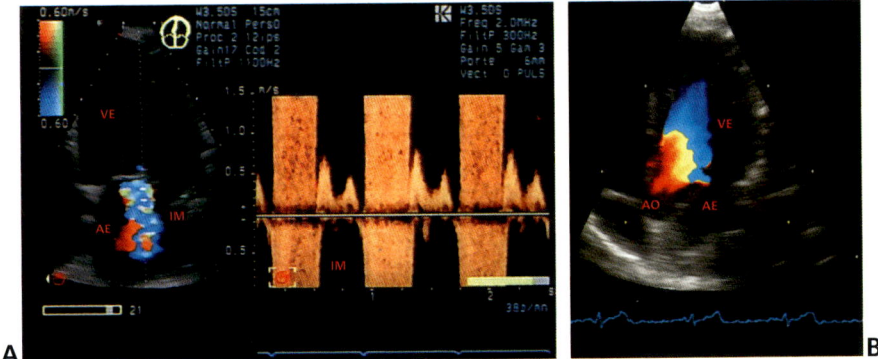

Fig. 1.1. *Fenômenos de* aliasing *em ecografia Doppler.* (**A**) Modo pulsado (espectro dobrado de regurgitação mitral). (**B**) Modo colorido 2D (fluxo de ejeção aórtica normal com *aliasing* em sua zona de aceleração máxima).

2 Artefatos ultrassônicos

A ecocardiografia segue as regras do diagnóstico médico por imagem. Assim como a radiografia, a imagem ecográfica pode ocultar um certo número de imagens virtuais, chamadas de artefatos, que não têm nenhuma base real. Essas falsas imagens mal interpretadas podem se tornar armadilhas diagnósticas para o médico. De fato, o diagnóstico por imagem ecográfico origina-se a partir das múltiplas interações entre ultrassom e matéria.

Os artefatos ultrassônicos podem estar ligados:

- aos limites físicos do material utilizado, como os limites de resolução;
- a um ajuste incorreto da imagem, especialmente dos ganhos;
- às próprias estruturas anatômicas;
- ao próprio paciente.

As duas primeiras fontes potenciais de artefatos podem ser corrigidas e serão posteriormente abordadas (limites do diagnóstico por imagem). Restam os artefatos gerados na exploração torácica (Figuras 2.1 e 2.2):

- reverberações ultrassônicas;
- cone de sombra;
- lobos laterais;
- reforço posterior dos ecos;
- buraco negro;
- microcavitações.

A semiologia dos artefatos ultrassônicos atualmente está bem definida e deve ser perfeitamente conhecida pelo ecocardiografista.

Reverberações ultrassônicas (Figura 2.1)

Os artefatos de reverberação representam a principal armadilha técnica.

Esse artefato resulta de um verdadeiro pingue-pongue entre a sonda e um meio muito reflexivo, como o ar. A partir de uma única emissão de ultrassom, o aparelho não registra um único eco de retorno, mas sim uma salva de ecos. Somente o primeiro eco de retorno corresponde à imagem real da interface sonda/ar (primeira linha hiperecogênica). Os ecos seguintes são artefatuais (reverberações) e formam, na tela, uma sucessão de linhas hiperecogênicas dispostas concentricamente, umas atrás das outras. Essa imagem é obtida, por exemplo, quando a quantidade de gel entre a sonda e a pele é insuficiente ou simplesmente quando a sonda está diretamente colocada sobre uma costela (efeito costela). Basta acrescentar mais gel ou deslocar ligeiramente a sonda para corrigir esse artefato. As reverberações também podem ser provenientes de outras estruturas produtoras de ecos (hiperecogênicas) dentro do coração ou do tórax. Às vezes esses artefatos podem ser eliminados reajustando-se o ângulo da sonda. Os artefatos lineares ou espelhados relativos à aorta torácica serão discutidos posteriormente (página 222).

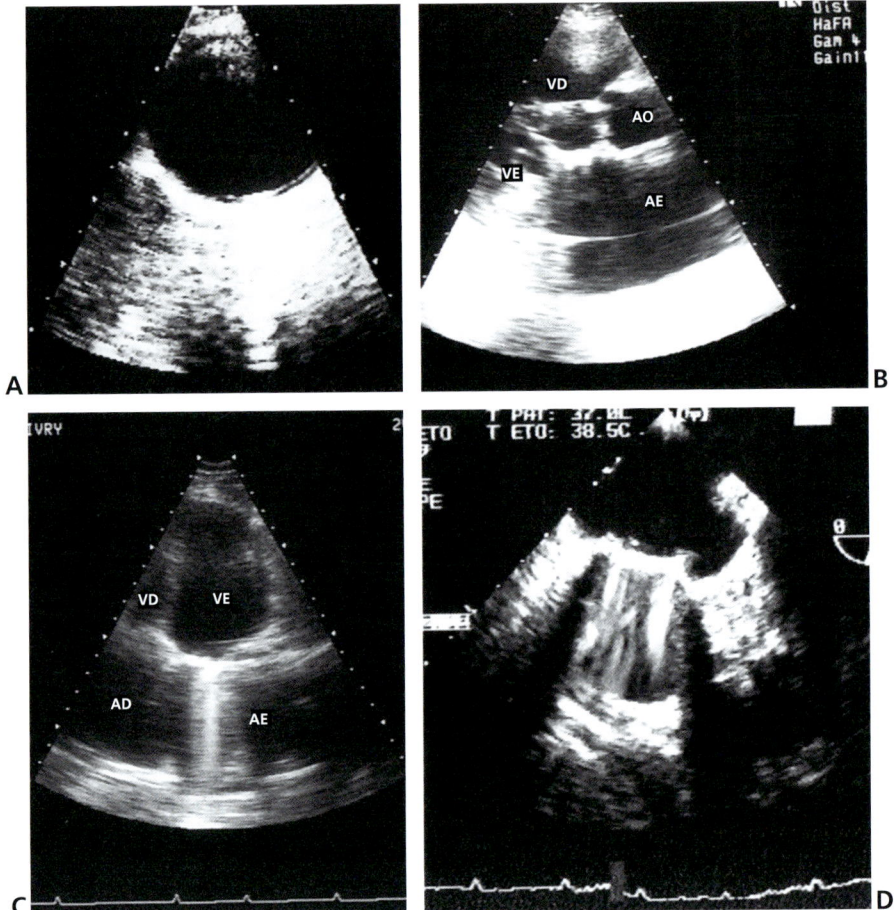

Fig. 2.1. *Artefatos ultrassônicos*: reverberações parietais anteriores da aorta torácica em ETE (**A**); eco linear no átrio esquerdo ectásico em ETT (**B**); cone de sombra da prótese mitral de St. Jude em ETT (**C**) e em ETE (**D**).

Cone de sombra (Figura 2.1 C, D)

Corresponde a uma perda de informação atrás de um osso, de um tecido calcificado ou de um material protético seguido por uma reflexão total do feixe ultrassônico sobre essas estruturas. Trata-se de uma sombra acústica que aparece na tela sob a forma de uma zona cinza e brilhante imitando o "rabo do cometa" *(comet-tail artifact)*.

Lobos laterais

Originam-se no ultrassom emitido de maneira radial pelas extremidades do emissor para o exterior do feixe principal. Os lobos laterais podem originar o artefato *(side lobe artifact)*, definido pela obtenção de sinais acústicos na ausência de refletor físico no nível da zona examinada. Com efeito, uma estrutura fisiologicamente fora do feixe ultrassônico, em razão dos lobos laterais, é representada como estando presente no feixe. Às vezes é possível eliminar esse artefato modificando-se os parâmetros do ecógrafo.

Reforço posterior dos ecos (Figura 2.2 A, B)

Trata-se de uma estruturação da imagem abaixo das estruturas líquidas (sangue contido nas cavidades cardíacas) que atenua muito pouco o feixe ultrassônico. Esse reforço posterior dos ecos, materializado sob a forma de uma hiper-refringência dos tecidos, pode, por exemplo, camuflar um pequeno derrame pericárdico. Entretanto, ele é corrigido facilmente ao se diminuir os ganhos na parede posterior.

Buraco negro (Figura 2.2 C, D)

Trata-se, com muita frequência, da imagem de um "buraco negro" virtual no meio do septo interatrial, obtida quando o feixe ultrassônico atinge paralelamente o septo e não produz nenhum eco de retorno (zona anecoica). Essa imagem pode, então, levar a um diagnóstico exagerado de comunicação interauricular. O erro deve ser evitado multiplicando-se as incidências ecográficas, o que permite explorar o septo sob diferentes ângulos.

Microcavitações *(bubbles)*

Às vezes esse artefato é observado próximo a próteses valvulares mecânicas, sob a forma de ecos brilhantes muito rápidos, comparáveis com bolinhas de *pinball*. Seu mecanismo de formação não está claramente explicado. Tratam-se, provavelmente, de reverberações ultrassônicas próximas às bolhas de oxigênio transportadas pelas hemácias que atingem o suporte da prótese. Essas microcavitações, chamadas de *bubbles*, podem simular microtrombos ou mesmo pequenas vegetações. Elas são facilmente diferenciadas por meio de um contraste espontâneo, cujo aspecto em amplo espiral é muito característico.

Em resumo, as imagens artefatuais podem ser prejudiciais se não forem compreendidas. Também podem ser responsáveis por falsas interpretações. Com as melhoras permanentes da técnica ecográfica, entretanto, esses artefatos enganosos são cada vez mais raros.

Um sistema numérico inovador, o *X-View*, com base em algoritmo, permite reduzir os artefatos ultrassônicos para dinamizar os contornos e os tecidos.

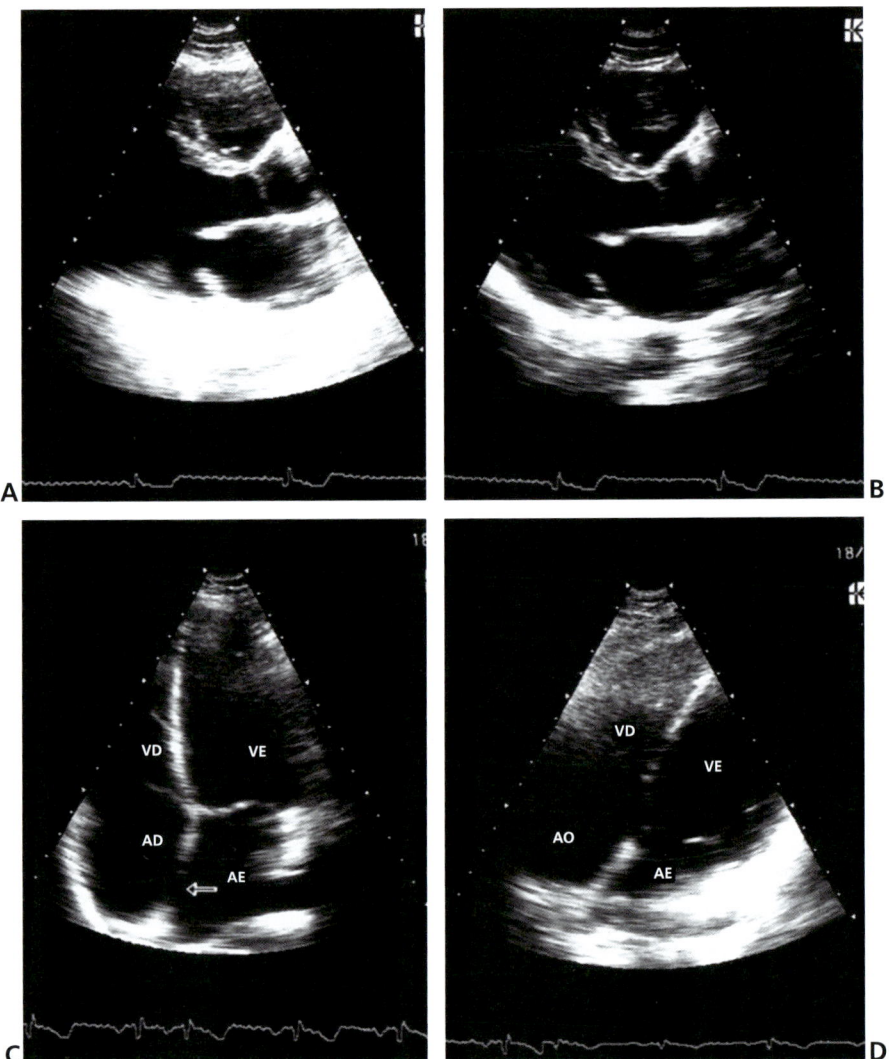

Fig. 2.2. *Artefatos ultrassônicos com ETT:* (**A**) reforço posterior da parede posterior do VE (**B**) corrigido pelo ajuste nos ganhos (**C**); buraco negro no nível do septo interatrial (SIA) simulando uma comunicação interauricular em corte apical das quatro cavidades (**D**), mas não visível em corte subcostal: continuidade do SIA conservada.

3 Hipoecogenicidade do paciente

A ecogenicidade do paciente é atribuída ao fenômeno de "impedância acústica", que corresponde à resistência que um tecido oferece à propagação do feixe ultrassônico. Cada tecido constituinte da caixa torácica (pele, osso, pulmão, miocárdio etc.) possui uma impedância acústica diferente. Dois meios de impedâncias diferentes defrontados formam uma "interface acústica" que é capaz de refletir ultrassons. Quanto maior for a diferença de impedância entre dois meios, maior será a reflexão. Será obtida, então, uma imagem clara da interface. A hipoecogenicidade de alguns pacientes examinados é atribuída à menor capacidade de um tecido refletir ultrassons. A razão desse fenômeno permanece obscura. Entretanto, os progressos na tecnologia de ultrassom, como a aplicação da imagem harmônica, permitiram reduzir consideravelmente o número de pacientes pouco ecogênicos (Figura 3.1). Isso não exclui raros pacientes totalmente anecoicos, que tornam os exames ecográficos "irrealizáveis".

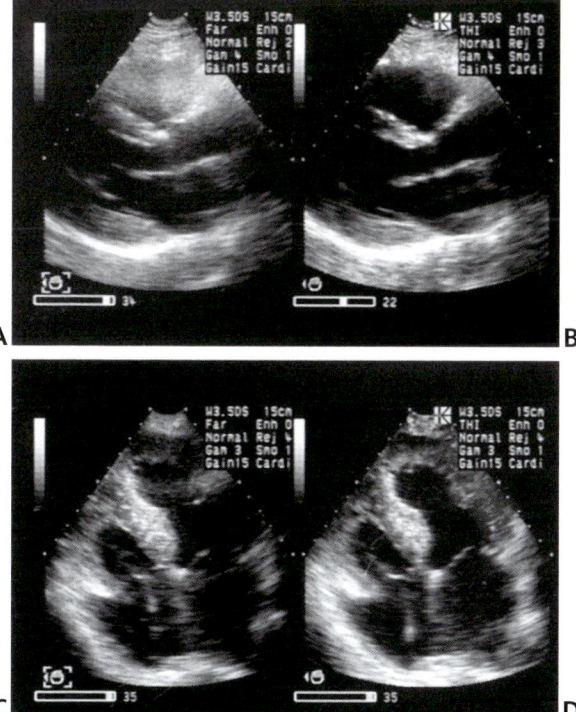

Fig. 3.1. (**A, C**) Hipoecogenicidade do paciente em diagnóstico por imagem 2D fundamental. (**B, D**) Clara melhora da qualidade da imagem em modo harmônico (melhor definição do endocárdio).

4 Armadilhas causadas pelas regulagens do ecógrafo

Embora grande parte das qualidades de uma ecocardiografia dependa dos parâmetros intrínsecos à sonda, o clínico pode, todavia, jogar com um certo número de ajustes do aparelho ecográfico para melhorar a qualidade do registro. Entretanto, estes ajustes, mais ou menos numerosos, variam de um ecógrafo a outro. A ecocardiografia continua sendo, portanto, um exame operador-dependente. Dessa maneira, para uma perfeita integração das diferentes opções de ajuste, o conhecimento dos princípios físicos do ultrassom e do funcionamento do ecógrafo é indispensável. As armadilhas técnicas em razão da utilização do ecógrafo estão relacionadas com o diagnóstico por imagem ecográfico e o Doppler cardíaco, assim como com o Doppler espectral (pulsado e contínuo) e com o Doppler colorido (Tabela 4.1).

Tabela 4.1. Armadilhas ocasionadas pelas regulagens do ecocardiógrafo

Armadilhas do diagnóstico por imagem	Seleção inapropriada da frequência de emissão. Ajuste incorreto: do ângulo da área 2D, dos ganhos de recepção, da escala de cinza, do *reject*, da focalização etc.
Armadilhas do Doppler espectral	Seleção inapropriada da frequência de emissão. Ajuste incorreto: do ganho de recepção, do filtro, do volume de amostragem, da velocidade de desdobramento do espectro etc.
Armadilhas do Doppler colorido	Seleção inapropriada do ângulo da área colorida, da escala de cores Ajuste impreciso do ganho de cor

Armadilhas do diagnóstico por imagem (Figura 4.1)

Escolha inapropriada da frequência de emissão

É indispensável selecionar uma frequência de emissão ideal da sonda que gera o ultrassom em função do paciente examinado e do problema diagnóstico. Em geral, essa frequência está compreendida entre 2 e 3,5 MHz no adulto, e entre 4 e 7 MHz na criança. Uma tecnologia multifrequência, com base na aplicação das ondas ultrassônicas com frequência variável (sonda de banda larga), permite ao operador uma seleção de banda de frequência adequada para cada paciente. De fato, a qualidade da imagem obtida depende diretamente da frequência de emissão escolhida. Deve-se lembrar que quanto mais elevada for a frequência melhor será a resolução da imagem. Por outro lado, com frequência elevada, a energia de penetração do ultrassom diminui. Isso terá como resul-

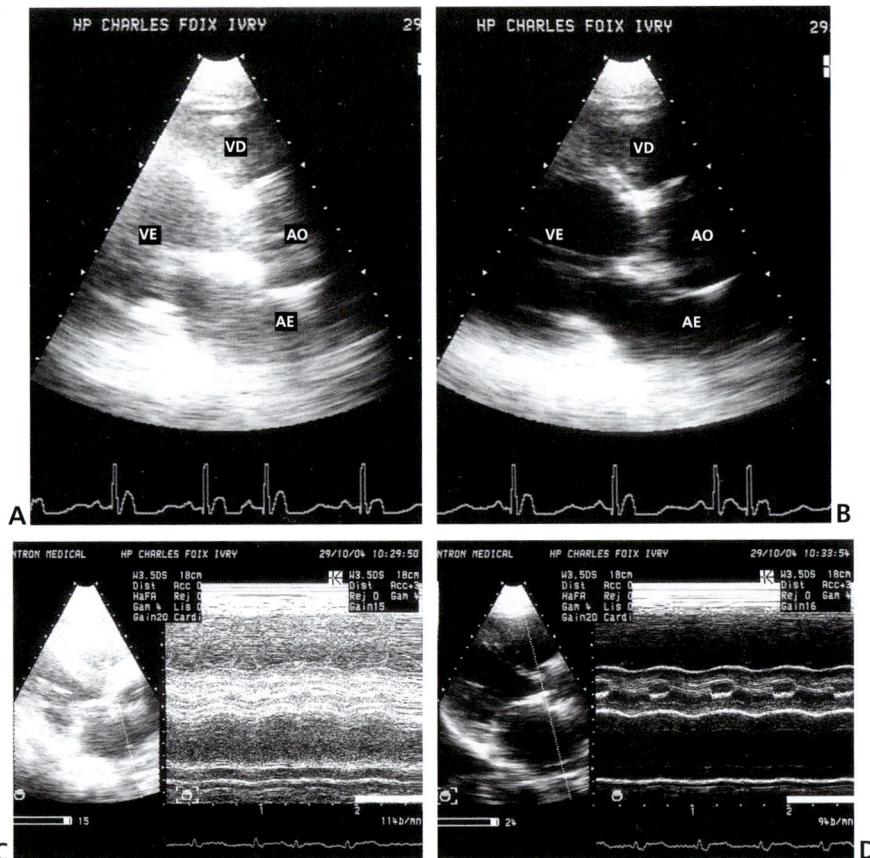

Fig. 4.1. *Armadilhas do diagnóstico por imagem.* (**A**) Ajuste incorreto dos parâmetros em ecografia 2D; (**C**) e modo M ocultando a abertura aórtica. (**B, D**) Correção do ajuste permitindo uma visualização perfeita das estruturas cardíacas.

tado uma atenuação dos ecos distais, não podendo ser registradas as estruturas profundas. Com efeito, a partir de um corte 2D apical, são necessárias frequências relativamente baixas, da ordem de 2 a 3 MHz, para atingir o assoalho dos átrios.

Na prática, quanto mais elevada for a frequência de emissão, menor será a profundidade de exploração. Resta, portanto, encontrar um meio-termo entre a frequência e a profundidade de exploração. A utilização cada vez mais constante da imagem harmônica permite melhorar, também, a qualidade do diagnóstico por imagem ecográfico e, particularmente, obter melhor definição do endocárdio ventricular.

Ajuste incorreto do ângulo do campo setorial e da profundidade de exploração

Esse ajuste depende, principalmente, do volume do coração a ser analisado. O ângulo do campo setorial varia de 30° a 110°, e a profundidade de exploração vai de 2 a 23 cm. Em geral, quanto menor o ângulo de exploração, melhor é a resolução de imagem. Na crian-

Armadilhas causadas pelas regulagens do ecógrafo

ça, entretanto, é preciso aumentar a escala de profundidade para evitar reverberações e para obter uma visualização ideal das estruturas estudadas. O botão de ajuste "ângulo" – disponível em alguns ecógrafos – permite ao operador variar a posição lateral da área bidimensional (2D) sem modificar o posicionamento da sonda. Esse sistema permite uma varredura setorial de estruturas cardíacas mais eficiente.

Ajuste insatisfatório dos ganhos

Esse procedimento permite adaptar o nível de recepção do sinal ultrassônico sem mudar a intensidade do ultrassom emitido. Ele serve para eliminar o fenômeno da atenuação dos ecos em profundidade. Essa atenuação deve-se à absorção do feixe de ultrassom pelos tecidos durante a exploração das estruturas cardíacas. A grosso modo, o ganho total é responsável pelo brilho geral da imagem. Entretanto, frequentemente tem-se a tendência a trabalhar com uma imagem muito brilhante, já que o olho é invariavelmente atraído por esse tipo de imagem. A saturação é tal que a imagem pode ser, de fato, "queimada", impedindo a captação de seus detalhes.

Em razão da atenuação dos tecidos, os ecos provenientes das estruturas profundas são mais fracos que os das estruturas proximais. Para compensar essa limitação, o ajuste do ganho para cada nível de profundidade, com o auxílio do potencial de deslizamento (sistema TGC – *time gain compensation*), permite reforçar ou diminuir o brilho dos ecos centímetro por centímetro de exploração. Com o sistema TGC, um ajuste separado do campo proximal ou distal permite diminuir localmente os ecos superficiais que saturam, com frequência, a imagem e reforçar os ecos profundos, muito atenuados. Evita-se, assim, uma perda de informação.

Seleção inadequada da escala de cinza

A seleção da escala de cinza (curva de compressão) permite uma distribuição ideal dos cinzas dentro da escala, seguindo as faixas em que se situa a informação tecidual.

Um sistema facultativo de colorização da imagem – várias paletas à escolha – pode ser utilizado a fim de melhor visualizar algumas ecoestruturas, como as paredes miocárdicas em movimento, por exemplo. Essa apreciação parece, todavia, bastante subjetiva.

Ajuste incorreto da escala dinâmica dos ecos

A escala dinâmica dos ecos (*reject*) permite aumentar o contraste ao se reduzirem os ecos fracos e intensificarem os fortes. É o equivalente a um filtro que permite, em parte, eliminar as interferências ultrassônicas na recepção. Entretanto, seu nível não deve ser muito elevado, pois suprimiria sinais ecográficos úteis.

É preciso notar que, em muitos ecógrafos, o parâmetro "escala dinâmica" está diretamente acessível. Ele corresponde, então, ao ajuste indireto do nível de rejeição dos ecos.

Ajuste excessivo da suavização

A suavização é uma operação que consiste em mediar as informações no tempo ou no espaço. A resultante da suavização é uma melhora da parte estética da imagem, mas com uma possível perda da informação.

Não utilização do sistema de focalização

O sistema de focalização possibilita fazer o feixe ultrassônico convergir em um ou vários pontos da imagem, chamados de zonas focais. Ele permite, assim, a melhora da resolução e, portanto, da qualidade da imagem, em uma ou várias zonas precisas, interessando particularmente ao clínico.

Armadilhas do Doppler espectral (Figura 4.2)

Seleção inapropriada da frequência de emissão do ultrassom

Um desvio de frequência significa o aparecimento de uma variação de frequência entre a frequência emitida e a frequência recebida. De fato, uma frequência de emissão baixa gera um desvio de frequência pouco elevado e vice-versa. Ora, a obtenção de pequenos desvios das frequências é parcialmente interessante, pois ela permite detectar as velocidades mais altas antes do surgimento do fenômeno de *aliasing*.

Essa frequência Doppler, ajustável pelo utilizador, varia conforme o modo de registro: Doppler pulsado ou contínuo. O Doppler contínuo exige a utilização de uma sonda de baixa frequência (2 MHz, de preferência), permitindo medir as velocidades sanguíneas elevadas sem nenhuma limitação. Além disso, a sonda Doppler contínua, chamada de "lápis", tem um tamanho pequeno, possibilitando um excelente acesso intercostal para a exploração cardíaca. O principal limite do Doppler contínuo resulta da ausência de exame em uma determinada zona localizada. Com efeito, em razão da emissão e da recepção contínuas, todos os elementos estimulados sobre o comprimento do feixe ultrassônico emitem informações múltiplas.

Ajuste incorreto do ganho de recepção do espectro

Um ajuste malfeito nessa regulagem pode deturpar informações velocimétricas sobre os fluxos intracardíacos estudados. O operador deve otimizar cuidadosamente o sinal Doppler com o ganho a fim de obter um espectro claro e bem desenhado que gere um sinal sonoro adequado.

Ajuste insatisfatório do filtro de rejeição

Esse filtro permite uma eliminação dos ruídos oriundos das paredes em movimento lento e das valvas. Na prática, o filtro de rejeição está habitualmente ajustado para 200-400 Hz em Doppler pulsado, e a 800-1.200 Hz em Doppler contínuo. Isso terá como resultado a melhor qualidade do espectro (intensidade, clareza).

Armadilhas causadas pelas regulagens do ecógrafo

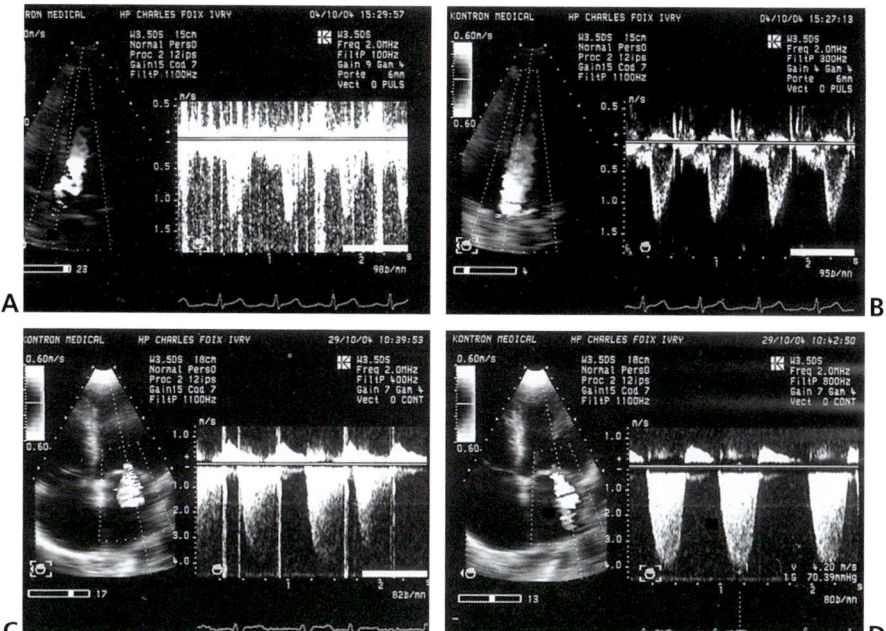

Fig. 4.2. *Armadilhas do Doppler espectral.* (**A,C**) Ajuste incorreto dos ganhos e dos filtros. (**B**) Correção dos parâmetros Doppler, permitindo uma clara visualização dos contornos do espectro "vazio no interior" do fluxo aórtico em modo pulsado e do espectro "cheio" do jato da insuficiência mitral (IM) e em modo contínuo (**D**).

Seleção imprecisa do volume de amostragem em Doppler pulsado

A seleção apropriada desse volume de amostragem (porta Doppler indo de 2 a 20 mm) permite melhorar a sensibilidade e a resolução do sinal Doppler. O valor médio da porta Doppler mais frequentemente utilizada é da ordem de 4 a 6 mm. É preciso destacar que o parâmetro *volume de amostragem* está diretamente acessível ao operador, que deve estar consciente do meio-termo a ser encontrado entre resolução espacial e confiabilidade da medida das velocidades.

Não alinhamento com o fluxo sanguíneo

Para obter o melhor sinal Doppler, o feixe ultrassônico deve estar alinhado ao máximo sobre o fluxo intracardíaco para anular o efeito de ângulo (para $\cos 90° = 0$, o desvio de frequência não existe). Essa é uma regra fundamental de registro Doppler.

Ajuste não ideal da velocidade de desdobramento do espectro

É possível, assim, coletar os traçados em diversas velocidades, os mais utilizados variando entre 20 e 50 mm/s. Em caso de análise de evento rápido, é possível regular a velocidade a 75 ou 100 mm/s. Esse ajuste possibilita a melhoria da precisão das medidas Doppler e uma interpretação correta dos dados coletados. É indispensável analisar simultaneamente a curva espectral com um traçado eletrocardiográfico servindo como referência de tempo no ciclo cardíaco.

Armadilhas do Doppler colorido (Figura 4.3)

Ajuste impreciso do ganho de cor geral

Esse ganho controla a recepção do sinal Doppler. O ajuste serve para otimizar a visualização dos fluxos intracardíacos codificados em cores. Entretanto, deve-se notar que a resolução especial no modo Doppler colorido é significativamente mais baixa que a em modo 2D, em razão das impulsões acústicas de maior duração.

Escolha inadequada do ângulo da área colorida 2D

De fato, o menor ângulo corresponde à maior frequência de varredura, o que aumenta a sensibilidade do sinal Doppler coletado. Assim, para otimizar a precisão das informações, é preciso limitar o ângulo da área colorida no nível da zona intracardíaca a ser explorada.

Seleção inapropriada da escala de cores

O sistema Doppler colorido fixa uma determinada cor para uma faixa de velocidades. Por convenção, as cores primárias vermelho e azul indicam, respectivamente, a aproximação ou o distanciamento do fluxo em direção ao sensor.

Além disso, a escolha da "paleta" de cores é feita em função da aplicação médica do Doppler colorido (exploração cardíaca ou vascular). Ela permite a identificação preferencial das velocidades sanguíneas, tanto baixas quanto altas. Essa escolha é igualmente subjetiva, relacionada com o costume do operador e com sua percepção visual das diferentes cores na tela. A visualização das turbulências, codificadas pela cor verde (variância da frequência Doppler média), é facultativa e depende da questão diagnóstica. Um fluxo laminar indicará uma variância mínima, enquanto um fluxo turbulento aumentá-lo-á significativamente.

Em conclusão, as relações entre os diferentes parâmetros de ajuste do diagnóstico por imagem e do Doppler mostram, mais uma vez, os meios-termos que devem ser necessariamente encontrados na otimização do exame ecográfico.

Armadilhas causadas pelas regulagens do ecógrafo

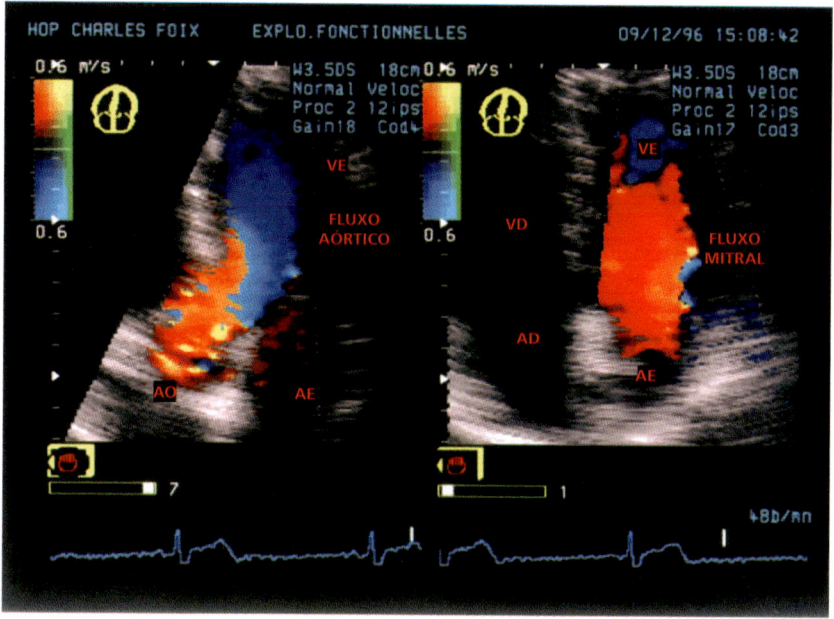

Fig. 4.3. *Registro correto dos fluxos normais em Doppler colorido 2D por via apical (imagens em zoom).* (**A**) Fluxo aórtico; (**B**) fluxo mitral.

5 Outras armadilhas técnicas (Figura 5.1)

Elas se devem à prática do exame que se tornou desconfortável para o operador em razão:

- de uma via de acesso tecnicamente difícil, impedindo a identificação, com a sonda, de uma "janela acústica", ou seja, uma zona de exploração do coração na qual a penetração do ultrassom é ideal. Tratam-se dos espaços intercostais estreitos, de uma caixa torácica deformada, indivíduos longilíneos ou brevilíneos etc.;
- de uma incapacidade física para realizar o exame em posições diversas, por exemplo, em decúbito lateral esquerdo (pessoa idosa, afecção neurológica ou reumatológica incapacitante, falta de cooperação da criança, pacientes entubados e ventilados);
- de situações particulares que prejudicam a passagem do ultrassom: tórax com muitos pelos (contato sonda/pele não fixo), seios grandes, cicatriz pós-operatória, curativo torácico, drenos, prótese mamária, ventilação artificial etc.;

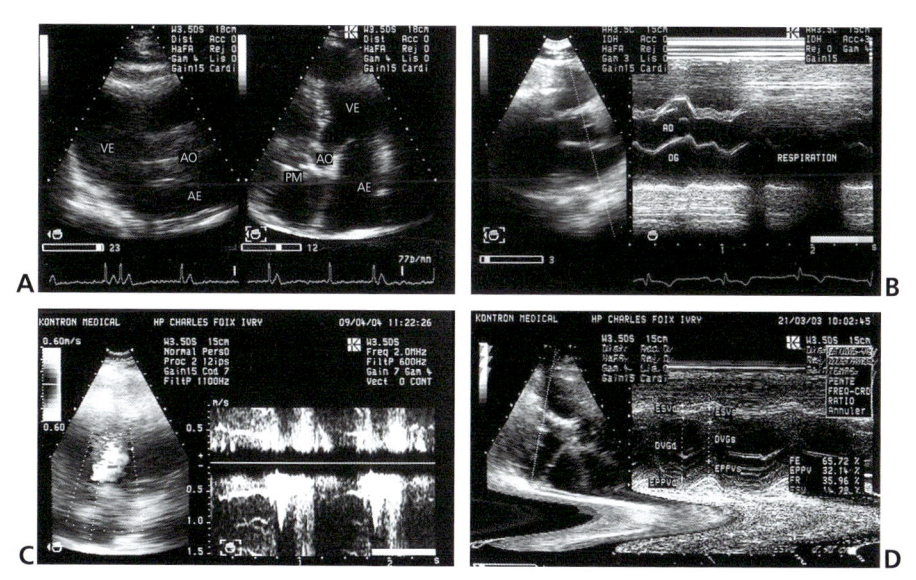

Fig. 5.1. *Armadilhas técnicas.* (**A**) Deformação torácica responsável por má qualidade do diagnóstico por imagem 2D em corte paraesternal, compensado por uma boa visão em corte apical. (**B**) Respiração excessiva prejudicando o registro do ecograma. (**C**) Falha técnica do módulo Doppler contínuo, produzindo a interferência do espectro. (**D**) Falha da impressora deformando o traçado ecocardiográfico.

- de movimentos respiratórios excessivos. Ao se aproximar e distanciar a sonda das estruturas cardíacas, eles podem prejudicar a aquisição das imagens. Além disso, os lobos pulmonares se interpõem entre a sonda e o coração. Portanto, às vezes, é necessário pedir ao paciente que esvazie seus pulmões e pare de respirar durante alguns instantes para obter a imobilidade do tórax e permitir a tomada clara de imagens;
- da ausência de uma camada de gel para ecografia sobre a pele do paciente eliminando, consequentemente, a interface superfície/pele.

Resumindo, mesmo se o exame ecográfico não tem uma boa qualidade técnica nessas situações particulares, ele permite resolver problemas simples. E é nesse momento que a experiência e a habilidade do examinador intervêm.

Segunda parte
ARMADILHAS DIAGNÓSTICAS

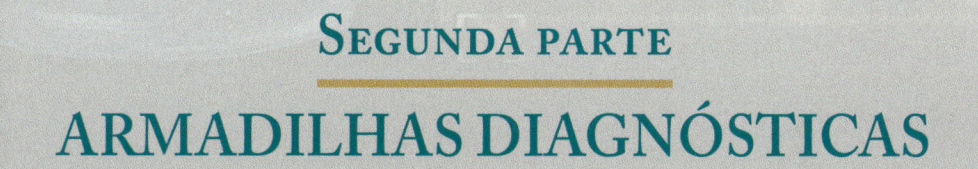

6 Valvas cardíacas

ESTENOSES VALVARES

O diagnóstico ecocardiográfico das estenoses valvares, como a estenose mitral (EM) ou a estenose aórtica (EA), está fundamentado no estudo:

- da morfologia e da cinética da valva estenosada;
- do grau da estenose valvar;
- da repercussão hemodinâmica da estenose valvar.

Armadilhas mediante estudo do estado da valva estenosada

Essas armadilhas ecocardiográficas têm relação com:

- a visualização incompleta da valva estenosada;
- a avaliação imprecisa das lesões valvares (morfologia, mobilidade);
- os casos particulares, como a estenose mitral subvalvar ou a valva aórtica bicúspide.

Visualização incompleta do aparelho valvar (Figura 6.1)

Para avaliar corretamente o estado da valva estenosada, é necessário visualizar:

- todos os segmentos da grande e da pequena valva mitral (Figuras 6.2 e 6.3);
- os três sigmoides da valva aórtica (Figura 6.4);
- as comissuras valvares;
- as cordas e os pilares da valva mitral.

Pode ser necessário recorrer à ecocardiografia transesofágica (ETE), principalmente em caso de estenose mitral.

Avaliação imprecisa do grau de modificação valvar e/ou subvalvar (Figura 6.5)

Pode ser difícil avaliar o grau de modificação valvar e/ou subvalvar (fibrose, calcificação, fusão comissural, retração subvalvar etc.) em razão de:

- uma possível não uniformidade das lesões valvares;
- uma não multiplicação das incidências ecocardiográficas;
- um ajuste incorreto, principalmente dos ganhos, podendo superestimar ou subestimar lesões.

O diagnóstico diferencial entre calcificações e nódulos fibrosos nem sempre é fácil. Tradicionalmente, as calcificações se manifestam através de ecos densos e brilhantes que persistem após redução dos ganhos. Algumas aparecem na presença de cone de sombra adjacente. A superestimação ecocardiográfica é, portanto, menos frequente.

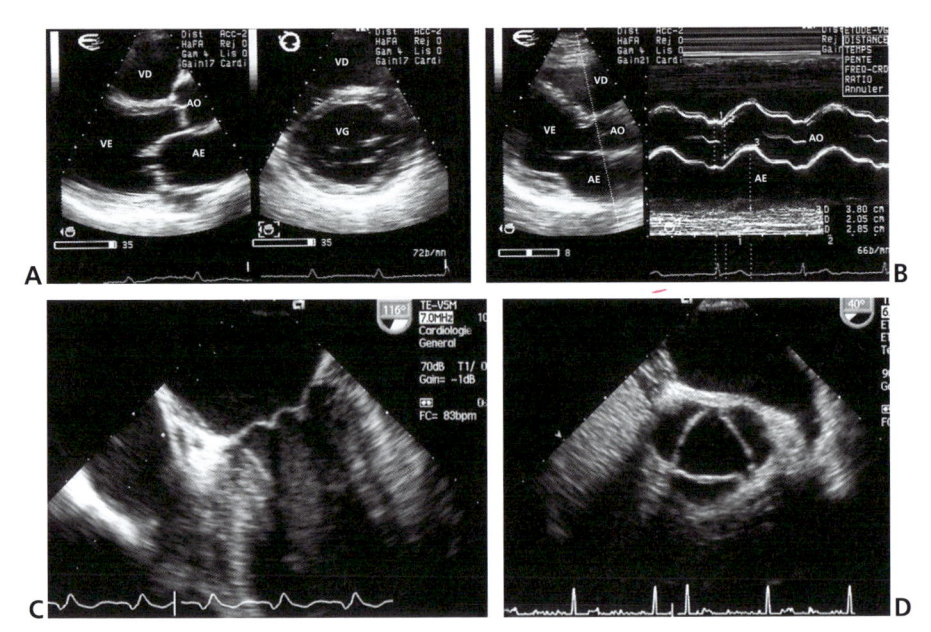

Fig. 6.1. *Diagnóstico por imagem valvar normal.* (**A**) Valva mitral conforme o corte de ETT paraesternal longitudinal e transversal (**C**) e em modo de ETE multiplanar, identificando os três segmentos mitrais. (**B**) Valva aórtica em ETT (2D/modo M) (**D**) e em vista transversal de ETE, visualizando os três sigmoides abertos com as comissuras.

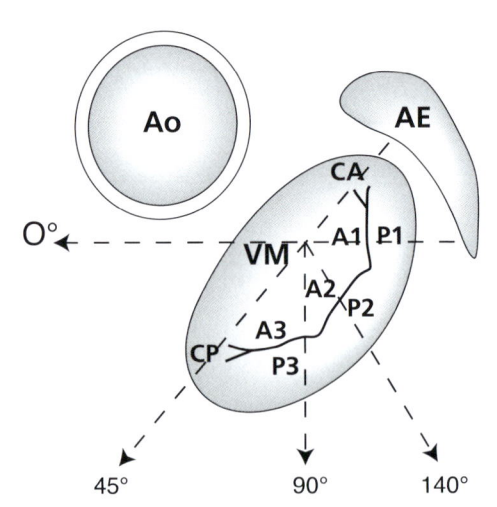

Fig. 6.2. *Segmentação da valva mitral explorada em ETE multiplanar: três segmentos da grande valva mitral (A_1, A_2, A_3); dois segmentos da pequena valva mitral (P_1, P_2, P_3). As duas valvas mitrais estão separadas por duas comissuras: a comissura anterior (CA) entre A_1 e P_1, e a comissura posterior (CP) entre A_3 e P_3. Os planos de ETE que permitem estudar os diversos segmentos mitrais são, respectivamente, 0°: A_1 e P_1, 45°: CA e CP, 90°: A_3 e P_3, 140°: A_2 e P_2. VM = valva mitral; AO = aorta; AE = átrio esquerdo.*

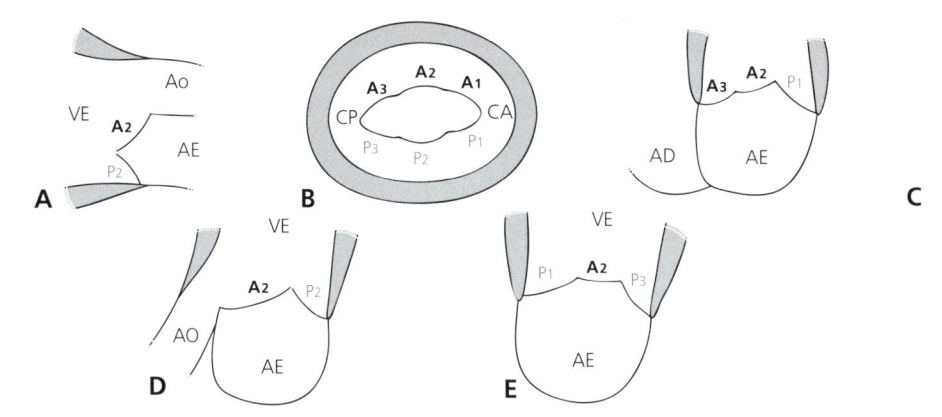

Fig. 6.3. Segmentação da valva mitral em ETT conforme os cinco cortes 2D (centrados sobre o orifício mitral); (**A**) paraesternais; longitudinal, (**B**) transversal; (**C**) apicais: quatro cavidades, (**D**) duas cavidades com aorta, (**E**) duas cavidades esquerdas.
Segmentos da grande valva mitral: A1, A2, A3; segmentos da pequena valva mitral: P1, P2, P3; comissuras: anterior (CA), posterior (CP).

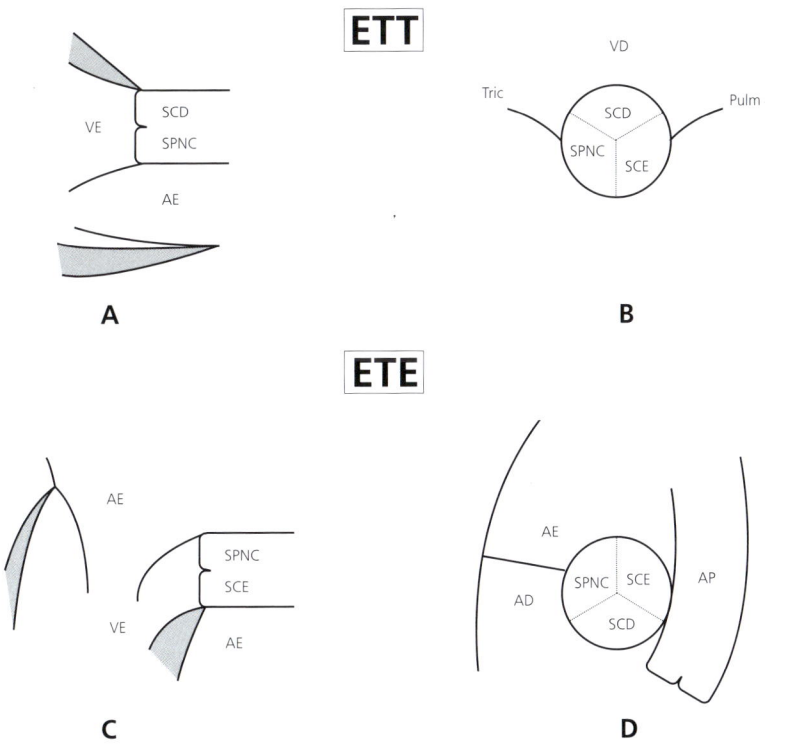

Fig. 6.4. Cortes 2D centrados no orifício aórtico. Em ETT: (**A**) cortes paraesternais longitudinal (**B**) e transversal; (**C**) em ETE multiplana: corte grande eixo (110-130°), (**D**) corte pequeno eixo (60-80°). SCD = sigmoide coronário direito; SCE = sigmoide coronário esquerdo; SPNC = sigmoide posterior não coronário.

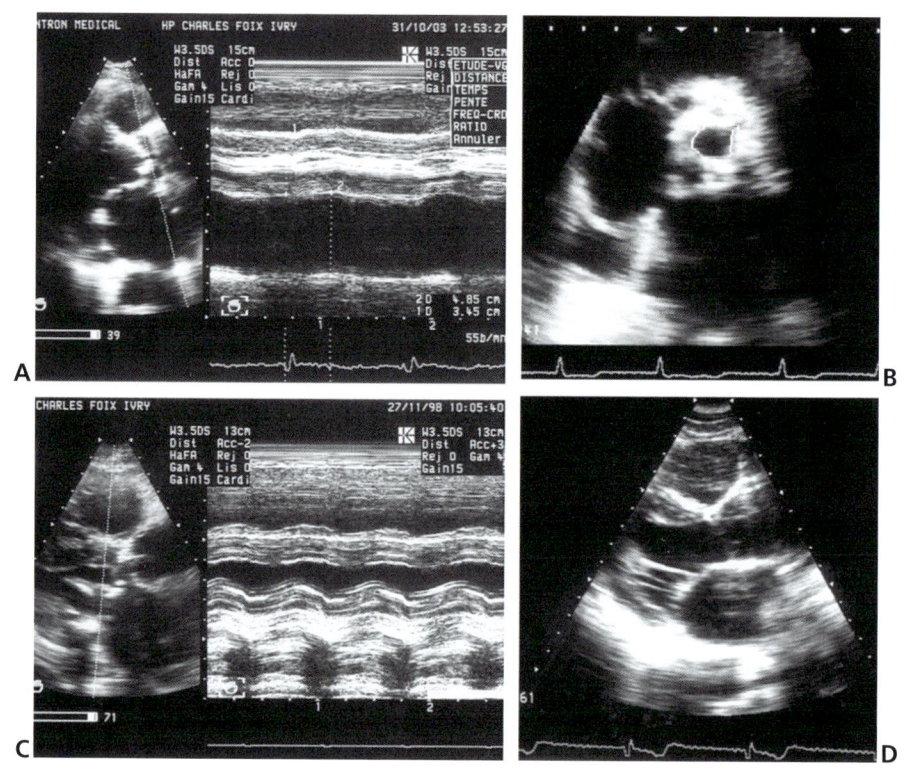

Fig. 6.5. *Estenoses valvares em ETT.* (**A**) Calcificações dos sigmoides aórticos, ocultando a abertura sistólica no modo M. (**B**) Orifício calcificado e estreitado, avaliado em 1,02 cm² por planimetria. (**C**) Calcificações maciças do anel mitral limitando a mobilidade valvar. (**D**) Espessamento e retração das cordas mitrais em caso de estenose mitral.

Difícil avaliação da mobilidade valvar em caso de grandes calcificações das valvas

Com frequência é difícil avaliar a mobilidade valvar em caso de grandes calcificações das valvas que se tornam hiperecogênicas e reverberantes.

Da mesma maneira, calcificações anulares maciças podem prejudicar o estudo da cinética valvar.

Não identificação da estenose mitral ou subvalvar

Essa dificuldade se deve à fusão e/ou à retração das cordas, assim como à fibrose dos músculos papilares responsáveis por uma obstrução mitral subvalvar. De fato, o estudo do aparelho subvalvar é mais difícil que o das valvas, possivelmente porque as lesões são mais complexas e frequentemente mal captadas pela ETT. Ele é muito mais preciso na ecocardiografia transesofágica.

Não diagnóstico da valva aórtica bicúspide evoluída

Às vezes é difícil evidenciar a valva aórtica bicúspide na ETT em razão da dimensão das calcificações, que não permitem definir bem as comissuras e o número de sigmoides. A ecocardiografia transesofágica é útil nesse diagnóstico. Em um estágio avançado, quando a valva aórtica está maciçamente calcificada, a distinção entre uma valva bicúspide e tricúspide é quase impossível. A valva aórtica quadricúspide é uma anomalia cardíaca rara e, com frequência, responsável pela insuficiência aórtica. Enfim, é possível citar os casos excepcionais de valvas aórticas unicúspides cujo caráter estenosante se revela na idade adulta.

A ecocardiografia tridimensional parece útil no estudo da morfologia e da cinética das valvas cardíacas estenosadas (Figura 6.6).

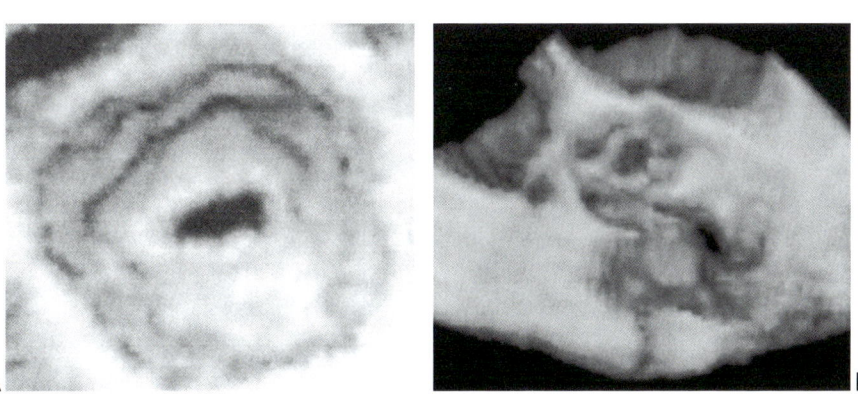

Fig. 6.6. (**A**) *Reconstrução tridimensional da estenose mitral* (**B**) *e da estenose aórtica.* (*A partir das fotos do Dr. N. Mirochnik.*)

Armadilhas mediante estudo do grau da estenose valvar

As medidas ecocardiográficas que permitem a quantificação da estenose valvar são:
- gradiente de pressão transestenótico medido em Doppler contínuo;
- superfície do orifício estenosado:
  - anatômica (independente do débito cardíaco), avaliada pelo método de planimetria,
  - funcional (dependente do débito cardíaco), medida conforme o método de Hatle (EM), a equação de continuidade (EM, EA), método de PISA (EM).

Cada método ecoDoppler cardiográfico tem indicações preferenciais com seus próprios limites. Os elementos que permitem a distinção entre a superfície aórtica medida na ecocardiografia e a calculada com Doppler estão resumidos na Tabela 6.1.

Tabela 6.1. Parâmetros de distinção entre a superfície aórtica medida em ecocardiografia e calculada por Doppler

	Superfície ecocardiográfica	Superfície por Doppler
Tipo de superfície	anatômica	funcional
Modo de medida	planimetria	equação de continuidade
Local de medida	a montante da *vena contracta*	no nível da *vena contracta*
Relação com débito cardíaco	independente do débito	dependente do débito
Modificação com dobutamina	fixa	aumentada

Armadilhas relacionadas com o gradiente transestenótico (Tabela 6.2)

Tabela 6.2. Armadilhas do ecoDoppler relativas ao gradiente transestenótico

- Ausência de medida do gradiente médio
- Registro incompleto do fluxo estenótico
- Não interpretação do gradiente em função do débito e da frequência cardíaca
- Casos particulares:
    – utilização inapropriada da equação de Bernoulli
    – negligência do fenômeno de restituição de pressão

→ Ausência de medida do gradiente de pressão média

Com efeito, o gradiente médio reflete melhor a gravidade da estenose valvar com relação ao gradiente máximo. Ele representa a integração do gradiente instantâneo durante toda a duração da diástole (EM) ou da sístole (EA). O cálculo do gradiente médio requer o registro das velocidades máximas que se situam na parte central e proximal do fluxo estenótico. Ele também pode ser realizado na ecocardiografia transesofágica, mas a via transtorácica normalmente é suficiente. Entretanto, com frequência a ETE eleva o gradiente de pressão em razão da taquicardia e do estresse gerados pelo exame.

→ Registro incompleto do fluxo estenótico em Doppler contínuo

Isso se explica em razão:

- da impossibilidade técnica: ausência de incidência ecográfica válida;
- do alinhamento imperfeito do feixe Doppler sobre o fluxo estenótico (risco de subestimação do gradiente);
- da não utilização das diferentes vias de acesso a fim de obter as velocidades mais elevadas possíveis. Na prática, todas as vias ecográficas devem ser utilizadas, sabendo-se que as janelas apical (EM, EA) e paraesternal direita (EA) são as mais "rentáveis";
- ajuste incorreto, sobretudo dos ganhos e dos filtros que condicionam a qualidade do espectro Doppler. De qualquer maneira, tenta-se obter um fluxo laminar com um envelope espectral bem definido e utilizando-se o auxílio do Doppler colorido.

→ Não interpretação do gradiente estenótico em função do débito sanguíneo pelo orifício estenosado e pela frequência cardíaca

A gravidade da estenose pode ser superestimada (gradiente aumentado) pela existência de um débito cardíaco elevado (anemia, hipertireoidismo, febre, esforço, gravidez, indivíduo jovem), de um escape valvar associado ou, pelo contrário, subestimada (gradiente diminuído), em caso de baixo débito cardíaco ligado a uma disfunção sistólica do ventrículo esquerdo ou uma hipovolemia. A título de exemplo, um gradiente médio moderado não permite excluir uma estenose valvar cerrada em caso de débito baixo. Enfim, nos pacientes em fibrilação atrial, o cálculo da média de vários ciclos é indispensável, dada a grande variabilidade do gradiente em função do comprimento dos ciclos (Figura 6.7).

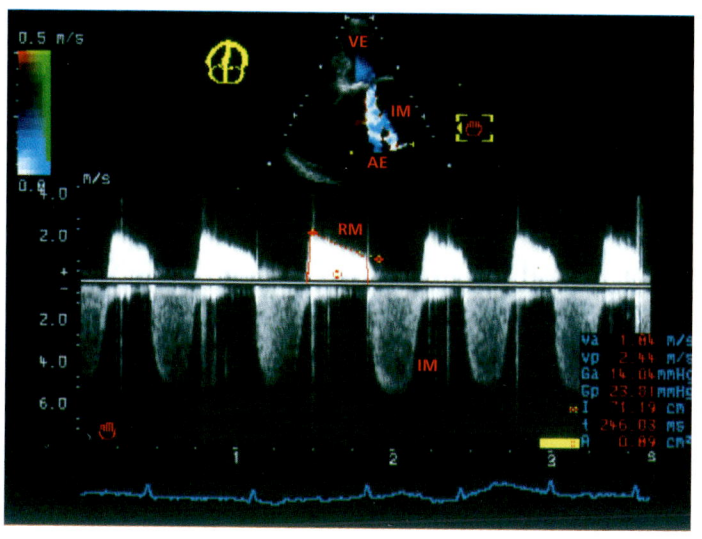

Fig. 6.7. *Doença mitral. Registro em Doppler contínuo unido ao diagnóstico por imagem 2D colorido.* Variabilidade do gradiente estenótico e de PHT (portanto, da superfície mitral) em razão da arritmia complexa por fibrilação atrial.

→ Utilização inapropriada da equação simplificada de Bernoulli no cálculo do gradiente transvalvar

Essa equação simplificada $(4V_2^2)$ somente pode ser utilizada se a velocidade a montante da estenose (V_1) é negligenciável quando comparada com a velocidade no nível da estenose (V_2). Em caso contrário (a título de exemplo: velocidade subaórtica ultrapassando 1,5 m/s), a utilização da equação simplificada acarreta uma superestimação do gradiente. A utilização da fórmula "completa" de Bernoulli – $4\,(V_2^2 - V_1^2)$ – se faz necessária nesse caso.

→ Negligência do fenômeno de restituição de pressão em caso de estenose aórtica

Esse fenômeno se deve, a grosso modo, à diferença dos gradientes entre a *vena contracta* (Doppler), por um lado, e a zona pré-estenótica e à zona pós-estenótica (cateterismo), por outro. Ele corresponde a uma nova transformação, a jusante da *vena contracta* (zona de menor pressão e de maior velocidade), da energia cinética em energia potencial (reascensão da pressão). Esse fenômeno é responsável por uma superestimação dos gradientes pelo Doppler, em comparação com o cateterismo. Observam-se nos casos particulares:

- uma EA do adulto com a aorta ascendente de pequeno calibre (diâmetro < 30 mm);
- estenoses em ampulheta do tipo coarctação da aorta;
- EA com débito elevado;
- uma prótese valvar mecânica associada a uma aorta ascendente de tamanho pequeno.

A restituição de pressão não é um limite de validade para a equação de continuidade.

Armadilhas a respeito da superfície do orifício estenosado

→ Armadilhas da planimetria (Tabela 6.3)

Tabela 6.3. *Armadilhas da planimetria do orifício mitral*

- Baixa ecogenicidade do paciente examinado
- Erros de registro:
  - no ajuste dos ganhos
  - na escolha do local de planimetria
  - na identificação da protodiástole
- Formas particulares da valva estenosada (membrana, funil)
- Importantes calcificações do orifício mitral
- Obstáculo mitral subvalvar
- Em caso de fibrilação atrial
- Após valvoplastia mitral percutânea

• **Planimetria do orifício aórtico estenosado**

A planimetria do orifício aórtico em ecografia transtorácica (ETT) 2D utilizando o diagnóstico por imagem fundamental é praticamente impossível (orifício pequeno irregular mal definido, valvas hiperecogênicas). A imagem harmônica pode ser útil nesse processo, identificando-se melhor os limites do orifício (Figura 6.5B). A ecocardiografia transesofágica multiplanar permite planimetrar o orifício aórtico com uma boa confiabilidade. Ela deve ser reservada para casos em que exista um obstáculo para a utilização da equação de continuidade ou uma discordância entre os diferentes métodos de quantificação.

• **Planimetria do orifício mitral estenosado**

A planimetria do orifício mitral estenosado continua sendo o método mais confiável de determinação da superfície mitral (SM), sendo chamada de anatômica. Ela é feita sobre a valva em posição aberta, conforme o corte transtorácico paraesternal transversal, utilizando-se o *zoom* e a função *cineloop*. Essa técnica de planimetria deve ser particularmente rigorosa, pois muitas armadilhas são possíveis com essa medida, como:

- baixa ecogenicidade do paciente, não permitindo obter uma imagem adequada do orifício mitral (fracasso do método em cerca de 10% dos casos);
- erros de registro:
  - no ajuste de ganhos, responsável por uma falsa definição dos limites internos do orifício mitral: um ganho baixo demais acarreta um orifício mitral falsamente largo; um ganho elevado demais leva a uma falsa imagem do orifício estenosado demais. A utilização do *zoom* permite minimizar o erro de contorno do orifício mitral;
  - na escolha do local de planimetria: a montante da extremidade livre da valva mitral ou conforme o plano 2D oblíquo ao orifício mitral. Essas incidências inapropriadas (Figura 6.8) são responsáveis pela superestimação da SM real (Figura 6.9). Para obter um "verdadeiro orifício mitral", é preciso repetir as varreduras da aorta em direção à ponta do VE para identificar o orifício mitral. O plano de corte deve ser perpendicular à extremidade das valvas mitrais. Várias planimetrias serão feitas e o valor médio será anotado. A medida deve incluir a área de comissuras na SM planimetrada;
  - na identificação da protodiástole que corresponde ao máximo de abertura da valva mitral. A planimetria mesodiastólica acarreta uma subestimação da SM real.

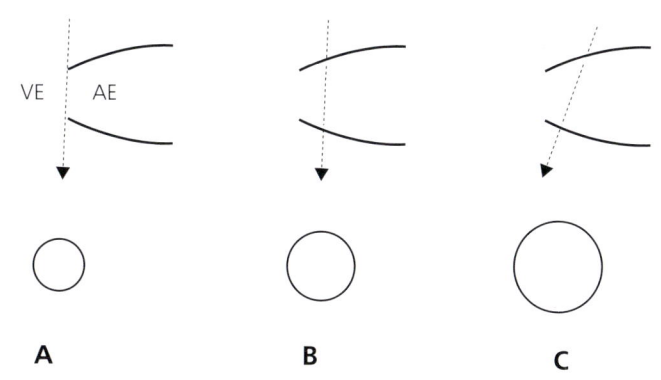

Fig. 6.8. *Locais de planimetria mitral.* (**A**) Local correto, relevando a superfície mitral (SM) real; (**B**) locais que superestimam a SM: intravalvar, (**C**) transvalvar oblíqua.

- forma morfológica particular da valva estenosada (Figura 6.10). Um corte 2D inadaptado/não adequado da valva mitral, com a forma de uma membrana (EM com valvas flexíveis), mostra o orifício mitral enganosamente muito mais amplo com relação à EM, com valvas rígidas em forma de funil (Figura 6.11);
- presença de grandes calcificações do orifício mitral, cujos ecos refletidos podem subestimar a SM real;
- presença de grande modificação do aparelho mitral subvalvar (Figura 6.12). A possibilidade de um obstáculo subvalvar predominante deve ser lembrada quando a superfície planimetrada é superior à calculada pelo método de Hatle;
- casos de fibrilação atrial. Para obter um valor preciso da SM é necessário reduzir a frequência cardíaca;

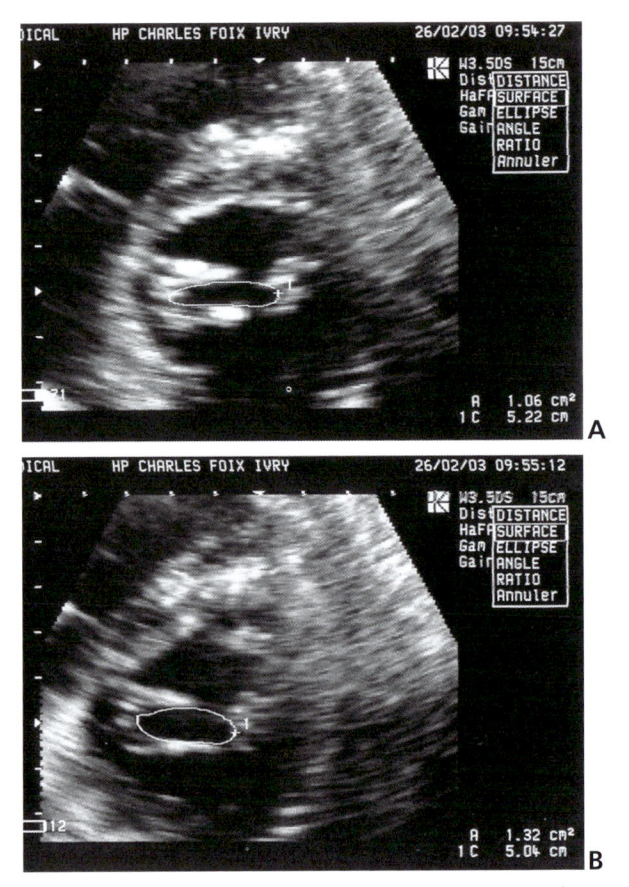

Fig. 6.9. *Planimetria do orifício mitral estenosado conforme o corte paraesternal transversal (imagens 2D em zoom).* Superfície mitral corretamente planimetrada, (**A**) portanto, real (1,06 cm²) e superestimada (1,32 cm²) em razão da incidência 2D oblíqua do orifício mitral (**B**) no mesmo paciente.

- após valvuloplastia mitral percutânea. O erro de planimetria é possível em caso de negligência do limite pouco visível das comissuras abertas e da forma distorcida do orifício mitral.

Entretanto, é preciso notar que a planimetria mitral é válida em caso de insuficiência mitral (IM) ou aórtica (IA) associada.

→ Armadilhas do método de Hatle

O método de Hatle permite calcular a SM funcional a partir do fluxo mitral diastólico registrado em Doppler contínuo. Ele está fundamentado na medida dos tempos de semidecaimento da pressão ou PHT (pressão T/2). Esse tempo varia de maneira inversa com a superfície anatômica do orifício mitral. A SM é derivada de uma fórmula matemática empírica:

SM (cm²) = 220/PHT (ms)

Valvas cardíacas 37

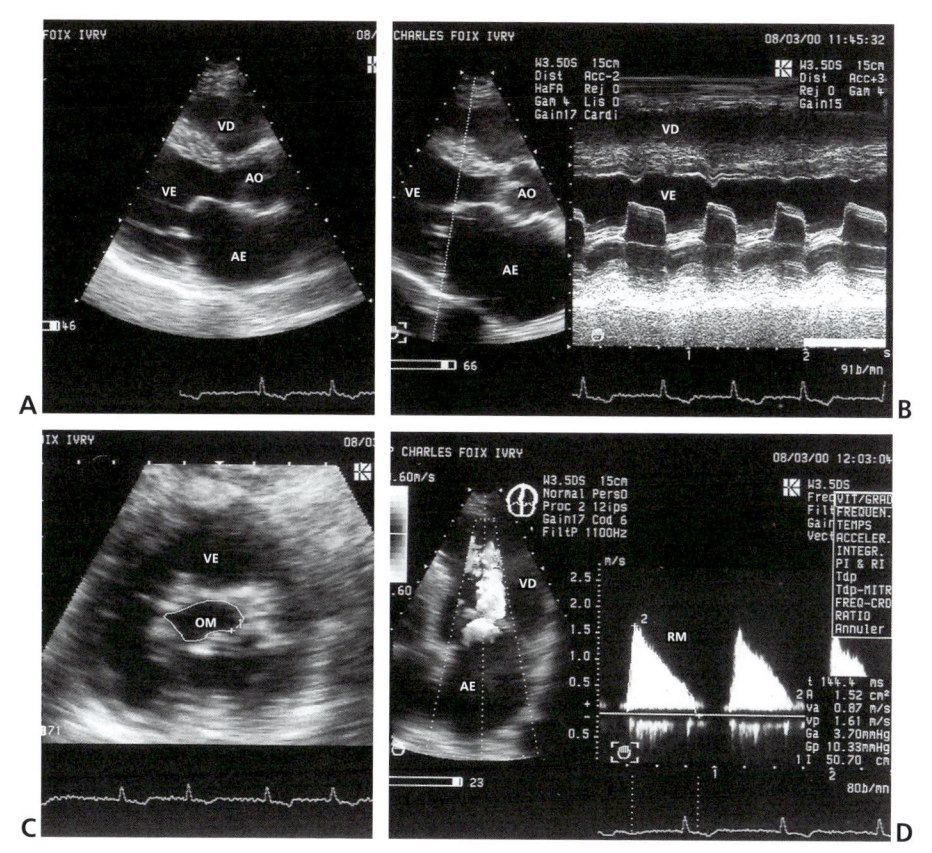

Fig. 6.10. Estenose mitral pouco cerrada "com folhetos flexíveis". Avaliação correta da superfície mitral em planimetria (1,54 cm²) e em Doppler contínuo (1,52 cm²).

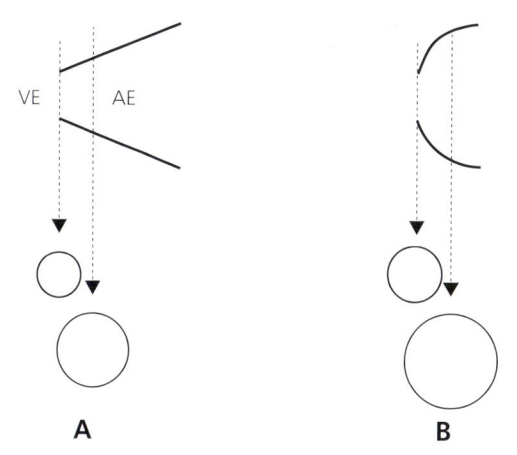

Fig. 6.11. Formas morfológicas da estenose mitral: aspecto de funil (**A**); aspecto de membrana (**B**). Risco de uma clara superestimação da SM em planimetria, passando pelo corpo da valva mitral que tem uma forma de membrana.

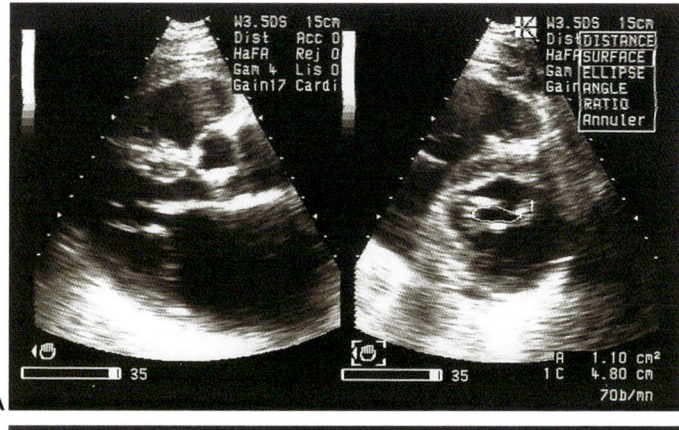

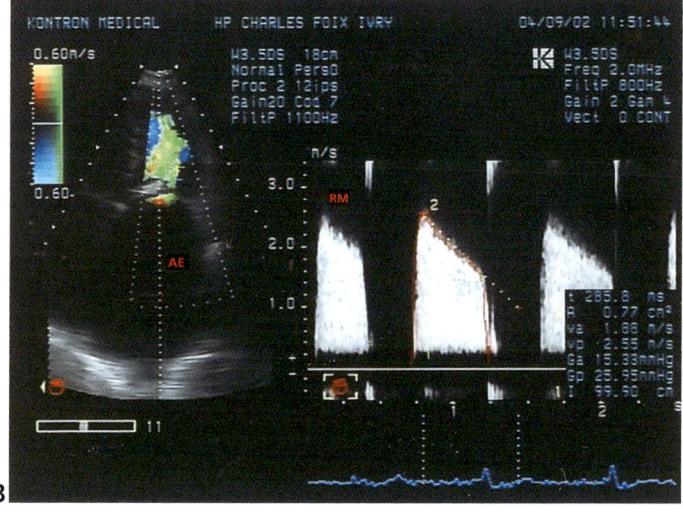

Fig. 6.12. *Estenose mitral cerrada com clara modificação do aparelho subvalvar.* Superfície mitral planimetrada (1,1 cm²) superior à superfície avaliada com Doppler (0,77 cm²).

Esse método pode ser utilizado em ETT ou ETE, mas a via transtorácica normalmente é suficiente.

O método de Hatle é vantajoso, pois informa, ao mesmo tempo, sobre os obstáculos valvar (fusão comissural) e subvalvar (lesões do aparelho subvalvar), enquanto a planimetria informa somente sobre o obstáculo valvar. Medida com cuidado, a confiabilidade do método de Hatle é excelente. Todavia, esse método não está livre de numerosas armadilhas (Tabela 6.4).

- **Definição importante do envelope espectral do fluxo mitral diastólico**

A definição imperfeita do envelope espectral do fluxo mitral diastólico impede a determinação da inclinação de decaimento. Ela se deve:

- a um não alinhamento com o fluxo estenótico;

Valvas cardíacas

Tabela 6.4. *Armadilhas do método de Hatle na medida da SM*

- Definição imperfeita do envelope espectral
- Decaimento não linear das velocidades da estenose
- Em presença das arritmias
- Nas condições hemodinâmicas associadas: EA, IA, IM, perturbação do preenchimento etc.
- Durante o exercício físico
- Nos pacientes idosos
- Ao longo de uma valvoplastia mitral

- a um ajuste incorreto dos ganhos ou dos filtros;
- à insuficiência aórtica associada, originando a vibração da inclinação mitral.

A obtenção de uma curva Doppler interpretável com contornos definidos, sem ambiguidade, é primordial.

• **Decaimento não linear das velocidades da estenose mitral**

Trata-se de uma morfologia particular da curva Doppler: uma inclinação bifásica com uma fase inicial íngreme e breve, seguida por uma fase mais lenta (aparência de "espátula de esqui") (Figura 6.13). Diante dessa ambiguidade sobre a inclinação a ser utilizada, recomenda-se fazer a medida do PHT na segunda inclinação (Figura 6.14). Entretanto, na maior parte dos pacientes, a inclinação de decaimento é uma linha reta.

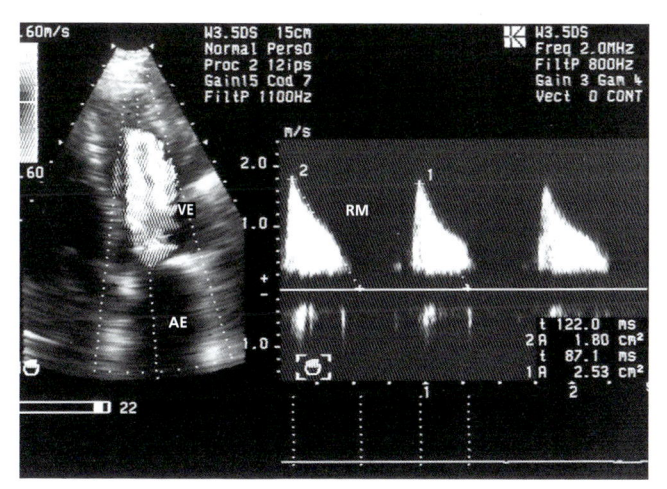

Fig. 6.13. *Estenose mitral com "inclinação bifásica". Superfície mitral medida na inclinação inicial (2,53 cm^2) e na segunda inclinação (1,8 cm^2) do espectro registrado em Doppler contínuo.*

• **Problemas do ritmo**

As arritmias podem ser armadilhas do método de Hatle:

- taquicardia sinusal (> 100/min) favorecendo uma superestimação da SM por meio do encurtamento do período da onda E mitral e, portanto, do PHT. A brevidade da inclinação descendente da onda E pode tornar a medida do PHT difícil. Da mesma

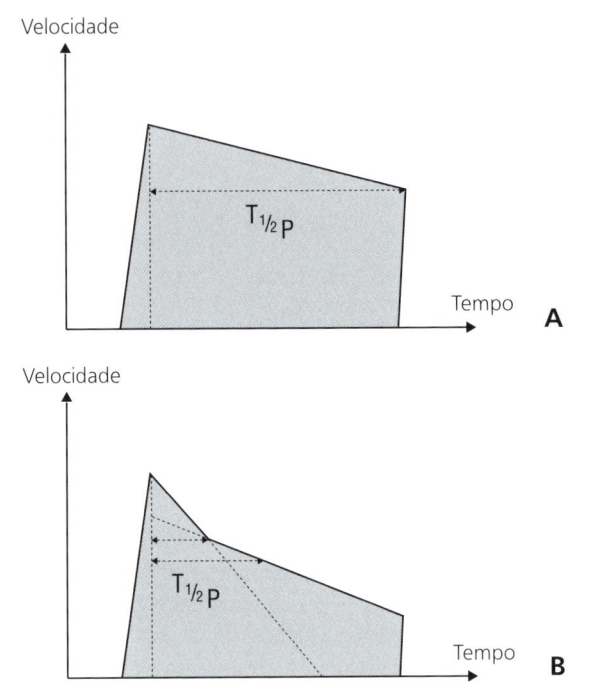

Fig. 6.14. (**A**) *Medida do tempo de semidecaimento em pressão (T 1/2 p) em caso de estenose mitral com a inclinação de decaimento linear (**A**) e não linear (**B**). Risco de superestimação da SM em caso de uma medida feita sobre a fase inicial da inclinação bifásica (**B**).*

maneira, uma fusão das ondas E e A (telescopagem) nas estenoses mitrais pouco cerradas pode prejudicar a medida da inclinação mitral;

- *flutter* atrial perturbando a inclinação de decaimento do fluxo mitral;
- fibrilação atrial responsável pelo PHT variável. Em caso de intervalo RR curto, a PHT é reduzida. A média de 5 a 10 ciclos cardíacos é necessária nesta situação.

- **Condições hemodinâmicas associadas**
  - estenose aórtica, insuficiência aórtica importante, alteração da complacência do VE (insuficiência cardíaca, cardiomiopatia restritiva etc.). Nesses casos, uma redução da PHT deve-se à queda mais rápida do gradiente transmitral em razão da elevação da pressão telediastólica do VE. Ela acarreta uma superestimação da SM real;
  - insuficiência mitral importante, perturbação do relaxamento do VE (hipertrofia parietal, cardiopatia isquêmica etc.). Nesses casos, um alongamento do PHT aumenta o risco de subestimação da SM.

- **Pacientes idosos**

Em alguns pacientes idosos, o método de Hatle provoca uma superestimação da SM, devida, além disso, a uma redução da complacência ventricular esquerda.

- **Exercício físico**

O exercício físico que modifica a pressão no átrio esquerdo e o aspecto do fluxo mitral (PHT diminuída) é também uma armadilha possível do método de Hatle.

- **Após uma valvoplastia mitral**

No declínio imediato de uma dilatação mitral percutânea, os valores de PHT são responsáveis por uma superestimação da SM. Esse fenômeno está ligado às modificações bruscas das complacências atrioventriculares em pós-dilatação. O papel da comunicação interatrial criada pelo cateterismo transeptal foi igualmente mencionado para explicar essa superestimação.

A utilização do método de Hatle deve, portanto, ser proibida nas 48 horas seguintes ao procedimento de dilatação.

Na prática

Principalmente a planimetria será mantida em caso de diagnóstico por imagem satisfatório e, principalmente, o método de Hatle em caso de orifício mitral gravemente calcificado, de estenose subvalvar, ou de diagnóstico por imagem de qualidade medíocre. Em caso de discordância entre a planimetria mitral e o método de Hatle, torna-se necessário recorrer a um terceiro método (equação de continuidade). Por fim, o Doppler colorido tem um papel secundário na avaliação do caráter cerrado da estenose mitral. Ele auxilia no posicionamento do disparo Doppler na parte central laminar do fluxo estenótico (nódulo central da estenose). Enfim, o método de Hatle não é mais válido nas valvas mitrais nativas.

→ **Armadilhas da equação de continuidade** (Tabela 6.5)

Tabela 6.5. *Armadilhas da equação de continuidade na medida da superfície aórtica*

Medida do diâmetro subaórtico	• Corte 2D inapropriado • Incidência de medida oblíqua • Calcificações valvares ou anulares • Abaulamento septal subaórtico • Curvatura septal
Medida das velocidades subaórticas	• Corte 2D apical oblíquo • Mau posicionamento do Doppler • Qualidade insuficiente do espectro • Patologias associadas: IA, cardiomiopatia obstrutiva, fibrilação atrial
Medida das velocidades estenóticas	• Mau alinhamento com o fluxo estenótico • Qualidade insuficiente do espectro • Patologias associadas: cardiomiopatia obstrutiva, fibrilação atrial • Confusão do fluxo de EA com os fluxos de: IM, IT, obstrução subaórtica

A equação de continuidade utiliza o princípio da conservação das massas com a fórmula:

$S_1 \times V_1 = S_2 \times V_2$

Ela está fundamentada na legalidade dos débitos:
- aórtico e mitral em caso de EM;
- da câmara de saída do VE e do orifício aórtico em caso de EA.

A ecocardiografia com Doppler transtorácico permite calcular a superfície funcional do orifício estenosado (mitral ou aórtico), que é igual ao débito na câmara de saída do VE dividido pela integral velocidade-tempo (IVT) do fluxo transestenótico, como segue:

$$S_2 = \frac{S_1 \times V_1}{V_2}$$

Esse exame necessita de um grande rigor técnico e de uma precisão das medidas a fim de evitar as armadilhas da quantificação da estenose valvar.

Trata-se das seguintes medidas (Figura 6.15):

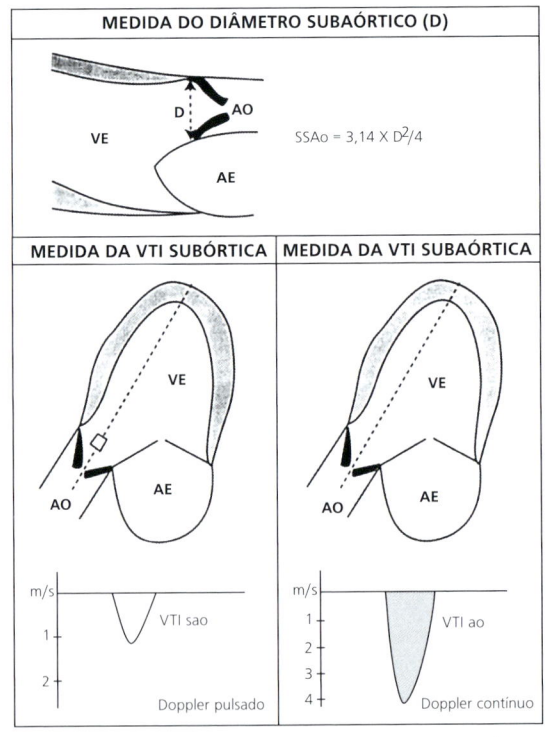

Fig. 6.15. Três medidas ecoDoppler que permitem o cálculo da superfície funcional do orifício aórtico por meio da equação de continuidade.

- do diâmetro subaórtico (D), permitindo calcular a superfície da câmara de saída do VE (S_1) pela fórmula $\pi \times D^2/4$;
- das velocidades subaórticas (V_1);
- das velocidades estenóticas transvalvares (V_2).

Na prática, é possível utilizar, indistintamente, tanto as velocidades máximas quanto as IVT no cálculo da superfície aórtica.

- **Armadilhas da medida do diâmetro subaórtico**

Utilização incorreta do corte 2D apical centrado no orifício aórtico

A imprecisão da medida do diâmetro subaórtico por essa via está ligada à baixa resolução lateral dos ultrassons nessa incidência. O orifício aórtico é abordado de maneira tangencial, criando o risco de uma subestimação do diâmetro da câmara de saída do VE. Por essas razões, o diâmetro subaórtico deve ser medido conforme o corte paraesternal longitudinal, em sístole, utilizando-se o *zoom* e o *cineloop*.

Visibilidade ruim dos pontos de inserção dos sigmoides aórticos

Ela se deve, muito frequentemente, ou a uma ecogenicidade insuficiente do paciente, ou às calcificações valvares ou anulares que ocultam a inserção de sigmoides (Figura 6.16).

Medida imprecisa do diâmetro subaórtico

Normalmente, essa medida deve ser feita entre dois pontos de inserção de sigmoides aórticos e paralelamente ao plano da valva. É preciso ter o cuidado de medir o diâmetro subaórtico com a maior precisão possível, pois, em caso de erro, o diâmetro elevado ao quadrado modificará a superfície valvar calculada na mesma proporção. As situações seguintes podem ser responsáveis pelos erros da medida do diâmetro subaórtico (Figuras 6.17 e 6.18):

- incidência oblíqua, elevando erroneamente o valor do diâmetro;
- presença de um abaulamento septal subaórtico. Nesse caso, a medida deve ser feita a jusante do abaulamento, a fim de não subestimar o diâmetro;
- existência de uma curvatura septal. Essa angulação anormal do septo com relação à aorta pode prejudicar a medida do diâmetro subaórtico (risco de superestimação).

Na prática, a medida do diâmetro da câmara de saída do VE deve ser repetida ao menos 3 vezes e ser feita a sua média; os valores extremos não reproduzíveis serão eliminados.

A fórmula: $D = (0{,}01 \times \text{tamanho do paciente em cm}) + 0{,}25$ proporciona uma possibilidade suplementar do cálculo do diâmetro subaórtico (D). Ela é relativamente confiável. A utilização do valor numérico fixo de 2 cm para o diâmetro subaórtico deve ser evitada, pois ela constitui uma fonte considerável de erros. O diâmetro subaórtico erroneamente aumentado acarreta uma superestimação da superfície valvar (mitral ou aórtica) calculada pela equação de continuidade (Tabela 6.6). Por outro lado, o valor incorreto baixo demais do diâmetro subaórtico é responsável por uma subestimação da superfície valvar.

Notemos que qualquer medida do diâmetro subaórtico < 17 mm no adulto é, *a priori*, suspeito de subestimação.

Enfim, em caso de EA que não permita a medida do diâmetro subaórtico por via transtorácica, é possível quantificar a estenose pelo índice de permeabilidade. Isso é feito pela relação das IVT: IVT subaórtica/IVT transaórtica. Esse parâmetro, simples de

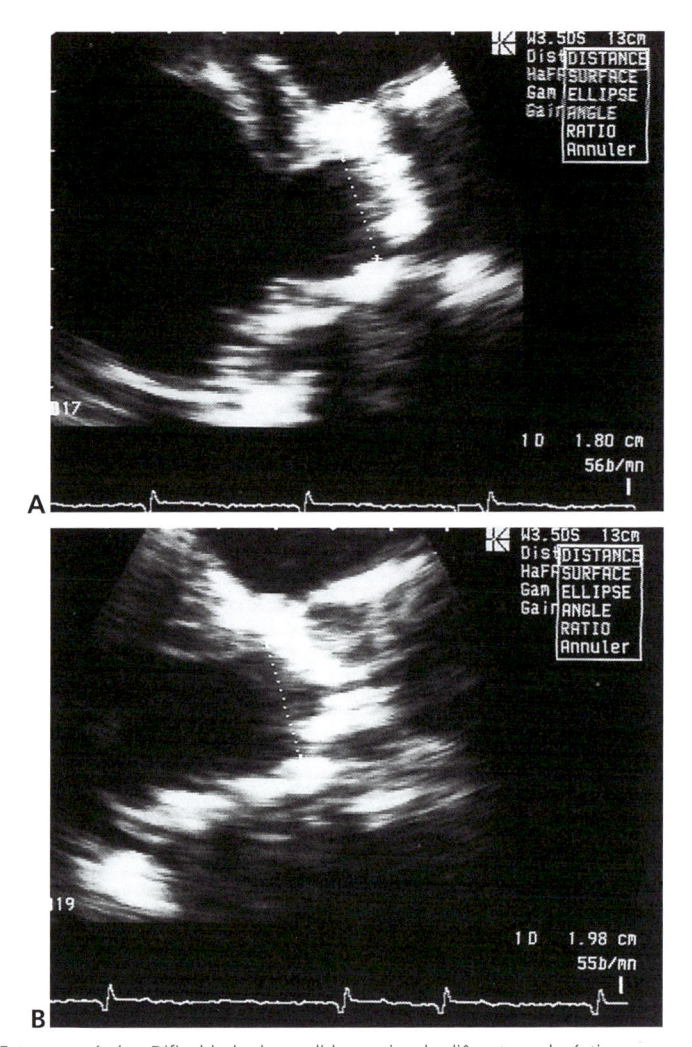

Fig. 6.16. *Estenose aórtica.* Dificuldade da medida precisa do diâmetro subaórtico em caso de grandes calcificações anulares e valvares (valores obtidos em um mesmo paciente: 1,8 e 1,98 cm). Imagens 2D em *zoom* (corte paraesternal longitudinal).

ser calculado, é independente do débito cardíaco, sua sensibilidade é satisfatória, mas sua especificidade permanece baixa. Com efeito, uma relação ≤ 0,25 identifica uma superfície aórtica ≤ 0,75 cm² com uma sensibilidade de 92% e uma especificidade de 68%.

Por fim, em uma situação diagnóstica extrema, é possível recorrer à ETE para medir o diâmetro subaórtico com precisão.

Valvas cardíacas 45

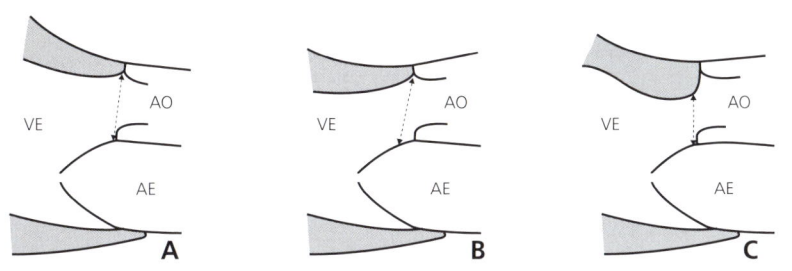

Fig. 6.17. *Medidas do diâmetro subaórtico em ecocardiografia 2D a partir do corte paraesternal longitudinal.* (**A**) Incidência correta, (**B**) incidência oblíqua superestimando o diâmetro, (**C**) incidência subestimando o diâmetro em caso de um abaulamento septal subaórtico incluso na medida.

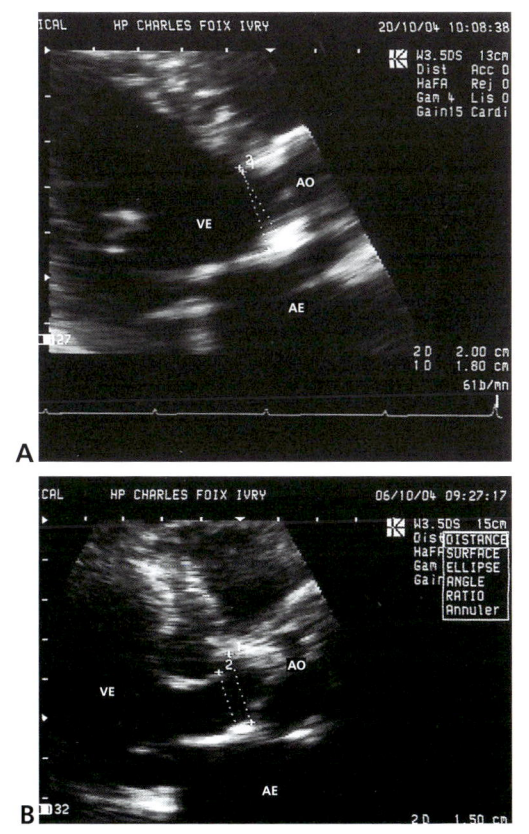

Fig. 6.18. *Estenose aórtica.* Armadilhas da medida do diâmetro subaórtico conforme o corte paraesternal longitudinal (imagens em *zoom*). (**A**) Incidência oblíqua superestimando (2 cm) o diâmetro real (1,8 cm). (**B**) Subestimação do diâmetro aórtico (1,5 cm) medido no nível do abaulamento septal subaórtico. Valor correto do diâmetro obtido a jusante do abaulamento: 1,8 cm.

- **Armadilhas do registro do fluxo subaórtico**

Normalmente esse fluxo deve ser registrado em Doppler pulsado a partir do corte apical, passando pela raiz da aorta. As armadilhas potenciais dessa técnica devem ser conhecidas (Tabela 6.5).

Incidência demasiadamente oblíqua da câmara de saída do VE

A fim de reduzir ao mínimo o ângulo entre o feixe Doppler e o fluxo subaórtico, é frequentemente indispensável deslocar a sonda de ecocardiografia mais em direção à axila do paciente examinado. Essa manipulação permite verticalizar a câmara de saída e obter melhor alinhamento do feixe Doppler sobre o fluxo de ejeção aórtica.

Mau posicionamento do Doppler na câmara de saída do VE

Na prática, Doppler de tamanho reduzido (4-6 mm) deve ser posicionado no meio da câmara de saída do VE, a cerca de 5 mm a montante dos sigmoides aórticos, o que corresponde bem ao nível de medida do diâmetro subaórtico em incidência paraesternal. O Doppler colorido pode facilitar a identificação do local da coleta do fluxo subaórtico. Esse local corresponde, normalmente, à pequena zona de primeiro *aliasing* (passagem do azul para o vermelho) na ausência de débito baixo. É possível otimizar a coleta das velocidades subaórticas modificando-se ligeiramente a posição Doppler na câmara de saída. Esse procedimento permite registrar o fluxo subaórtico integralmente em sua zona exclusivamente laminar, no nível da *vena contracta*.

Uma subestimação das velocidades deve-se ao Doppler distante demais da valva aórtica. Ela acarreta uma subestimação da superfície valvar, calculada pela equação de continuidade. Uma aproximação excessiva do Doppler do orifício aórtico manifesta-se por meio de uma ampliação brusca do espectro ligado à entrada na zona de aceleração do fluxo ejetivo. Ela provoca uma superestimação das velocidades subaórticas, portanto, um aumento incorreto da superfície valvar deduzida da equação de continuidade (Figura 6.19).

Má qualidade do espectro subaórtico registrado em Doppler pulsado

Ela torna imprecisa a medida da IVT subaórtica por planimetria. É importante obter um envelope espectral claro do fluxo subaórtico, com contornos bem definidos, homogêneos, sem eco no interior do espectro. A presença do estalido de fechamento aórtico não é uma condição indispensável de registro. Esse estalido frequentemente é atenuado em caso de EA cerrada. Enfim, a medida da IVT subaórtica deve ser feita ao menos em três ciclos para obter um valor médio.

Patologias associadas

Patologias associadas que tornam o registro do fluxo aórtico menos confiável:
- insuficiência aórtica importante e cardiomiopatia obstrutiva, aumentando a velocidade subaórtica. Com efeito, a equação de continuidade não é válida na presença de uma aceleração intraventricular esquerda (superior a 1,5 m/s), pois a velocidade subaórtica não pode mais ser negligenciada nesse contexto. Nessa situação, o débito pulmonar pode ser utilizado no cálculo da superfície valvar mitral pela equação de continuidade;

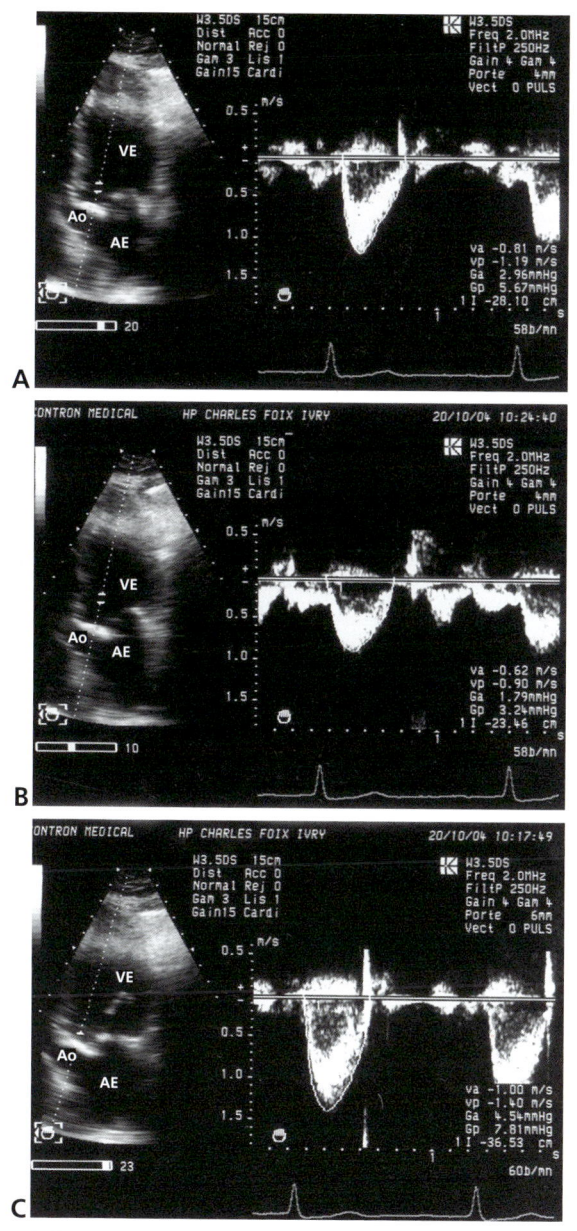

Fig. 6.19. *Estenose aórtica*. Armadilhas ocasionadas pelo registro da velocidade subaórtica em Doppler pulsado no mesmo paciente. (**A**) Local de registro correto (IVT: 28 cm). (**B**) Local incorreto, distante demais do orifício aórtico (IVT subestimada: 23 cm). (**C**) Local incorreto, próximo demais do orifício aórtico (IVT superestimada: 36 cm).

- fibrilação auricular responsável da IVT subaórtica variável (Figura 6.20). Ela exige que sejam planimetradas e feitas as médias de pelo menos cinco ciclos cardíacos consecutivos com intervalo RR relativamente constantes.

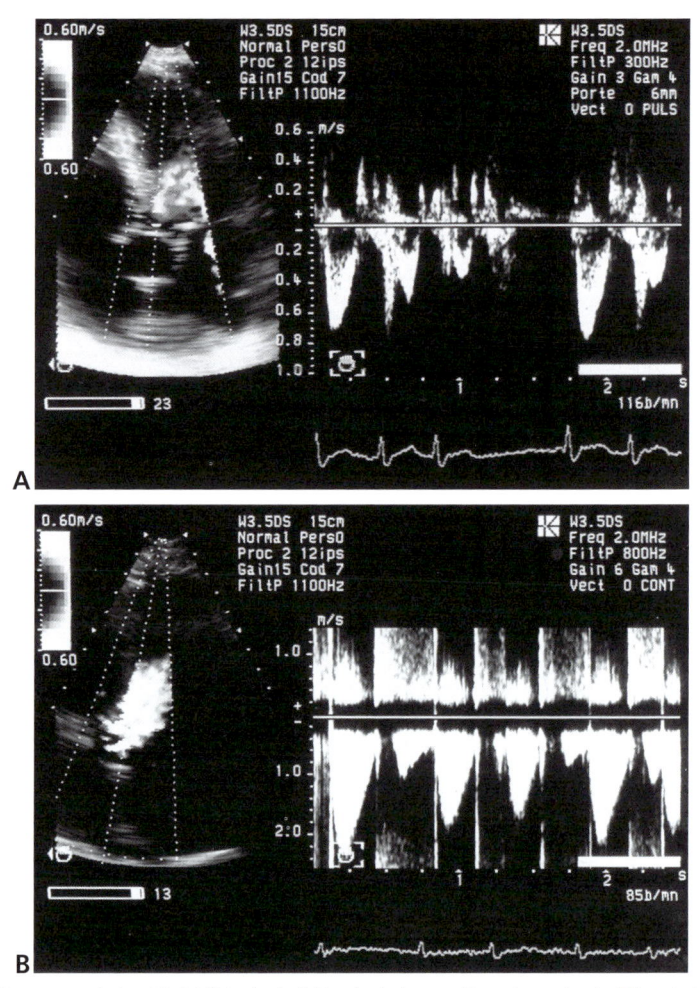

Fig. 6.20. *Estenose aórtica.* Variabilidade da IVT subaórtica em Doppler pulsado (**A**) e da IVT transaórtica em Doppler contínuo (**B**) em caso de arritmia complexa por fibrilação atrial.

Enfim, os complexos pós-extrassistólicos devem ser evitados na medida da IVT subaórtica. Eles acarretam uma elevação pós-extrassistólica do fluxo subaórtico.

- **Armadilhas de registro do fluxo estenótico**

O fluxo estenótico transvalvar (mitral ou aórtico) é registrado com o auxílio do Doppler contínuo. Convém conhecer bem as armadilhas de registro a fim de evitar os resultados discordantes (Tabela 6.3).

Mau alinhamento do feixe Doppler sobre o fluxo estenótico
Traduz-se por um registro incompleto do fluxo estenótico e por um som Doppler "rouco" e vibrante. A multiplicação das incidências ecográficas é necessária, principalmente em caso de exploração da EA. Realizada com paciência, ela permite obter um alinhamen-

to correto e captação da velocidade máxima da estenose, a mais elevada possível. O sinal sonoro puro e agudo confirma o bom alinhamento. A identificação prévia do fluxo estenótico em Doppler colorido sob a forma de um mosaico permite um ajuste preciso do ângulo do disparo Doppler (Figura 6.21).

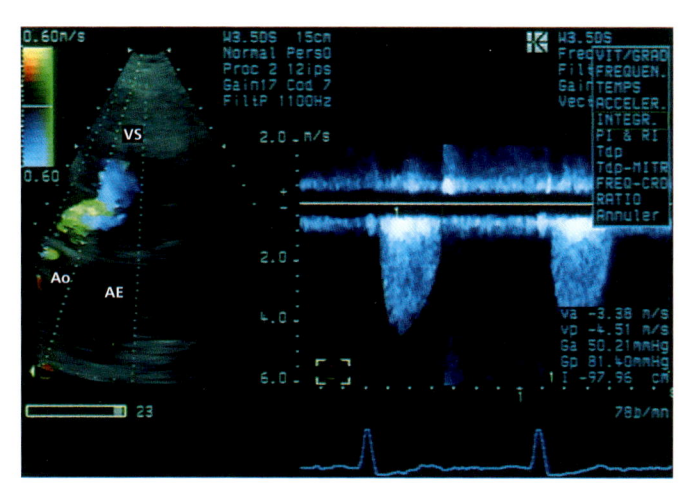

Fig. 6.21. *Estenose aórtica.* Fluxo estenótico registrado em Doppler contínuo unido ao diagnóstico por imagem 2D. Alinhamento perfeito do feixe Doppler sobre o fluxo estenótico identificado em Doppler 2D.

Não utilização da sonda Doppler contínua de 2 MHz do tipo Pedoff (sonda lápis) sem diagnóstico por imagem 2D acoplada ("às cegas")
A manobrabilidade perfeita dessa sonda permite um alinhamento ideal com o fluxo central da estenose. Um mau alinhamento (superior a 20°) acarreta uma clara subestimação da IVT transvalvar (Figura 6.22), o que leva a uma superestimação da superfície valvar calculada pela equação de continuidade (Tabela 6.6).

Negligência da média das medidas de IVT transvalvares
Assim como para o fluxo subaórtico, recomenda-se fazer a média de pelo menos três ciclos cardíacos em ritmo sinusal, evitando-se os complexos pós-extrassistólicos. Em caso de fibrilação atrial, é preciso fazer a média de, no mínimo, cinco ciclos, em razão da variabilidade da IVT do fluxo estenótico durante a arritmia completa (Figura 6.20).

Patologias associadas
Não aplicação da equação de continuidade para o cálculo da SM em caso de insuficiência aórtica importante (↗ da IVT subaórtica) ou mitral (↗ da IVT transmitral) associada à estenose mitral. De fato, uma IM significativa associada à EM, elevando-se a IVT mitral, provoca uma subestimação da superfície mitral calculada pela equação de continuidade.

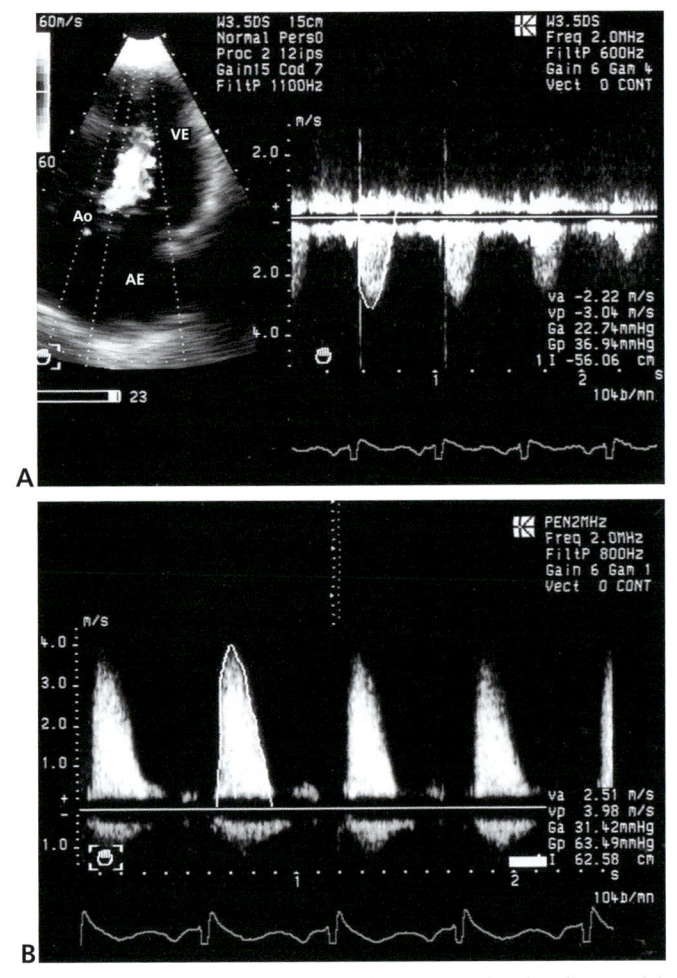

Fig. 6.22. *Estenose aórtica*. (**A**) Subestimação do gradiente transvalvar (gradiente máximo: 37 mmHg) calculado a partir do fluxo registrado em Doppler contínuo unido ao diagnóstico por imagem 2D (mau alinhamento). (**B**) Avaliação correta do gradiente (63 mmHg) com a sonda Pedoff, permitindo bom alinhamento com o fluxo estenótico em um mesmo paciente.

Tabela 6.6. *Possíveis causas de superestimação da superfície aórtica calculada pela equação de continuidade*

- Superestimação do diâmetro subaórtico
- Superestimação da IVT subaórtica
- Superestimação da IVT transaórtica

Confusão entre o fluxo de estenose aórtica e o fluxo de insuficiência mitral (IM) com a sonda Pedoff (Figura 6.23)

O registro sucessivo de um fluxo após o outro permite diferenciar esses dois fluxos de maneira simples. Outros elementos permitem identificar o fluxo de ejeção aórtica que:

- se inicia após o complexo QRS, respeitando o tempo de contração isovolumétrica. Por outro lado, o fluxo de IM aparece desde o começo da fase da contração isovolumétrica, aderindo ao estalido de fechamento mitral e seguindo até o estalido de abertura mitral;
- é enquadrado pelos estalidos de abertura e de fechamento da valva aórtica;
- é mais curto em duração que o da regurgitação mitral;
- está em continuidade com um eventual fluxo de insuficiência aórtica de aspecto característico.

Confusão entre o fluxo de estenose aórtica e o fluxo de insuficiência tricúspide (IT) com a sonda Pedoff (Figura 6.23)

A diferenciação desses fluxos é muito mais fácil. A velocidade máxima de IT é, com bastante frequência, menor que a da EA, exceto em caso de HAP grave, ou em caso de EA não cerrada. O tempo de regurgitação tricúspide é maior que o do fluxo aórtico.

Confusão do fluxo de estenose aórtica com um fluxo de obstrução dinâmico interventricular esquerdo

Para diferenciar esses fluxos, é preciso utilizar o auxílio do diagnóstico por imagem ecográfica e Doppler contínuo. O fluxo obstrutivo subaórtico apresenta uma aceleração *crescendo* ao longo da sístole, com um aspecto particular de sabre (Figura 6.23). Entretanto, em caso de obstrução subvalvar associada à EA, a equação de continuidade é inválida, pois a velocidade a montante não pode mais ser negligenciada. O único método utilizável nessa situação é a planimetria do orifício aórtico.

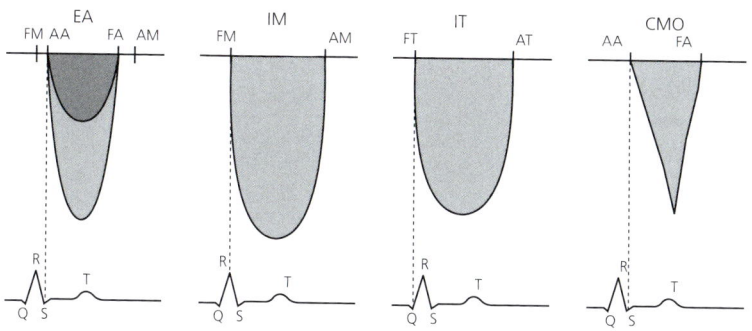

Fig. 6.23. *Diagnóstico diferencial entre o fluxo de estenose aórtica (EA) e os fluxos de IM, de insuficiência tricúspide (IT) e de obstrução intraventricular esquerda (CMO) registradas em Doppler contínuo. Tempo de ejeções curtos (EA,CMO) com relação à duração de IM ou de IT; respeito ao tempo da contração isovolumétrica (período entre o QRS e o início do fluxo) em caso de EA ou CMO.*

Enfim, na presença de uma estenose aórtica subvalvar, por exemplo, na membrana, o fluxo em Doppler contínuo é difícil de ser diferenciado do fluxo de EA. Nesse caso, o Doppler pulsado ou colorido localizará o lugar de aceleração do fluxo a jusante do orifício aórtico.

- **Armadilhas de "pseudoestenose aórtica"**

Trata-se de EA supostamente cerrada (superfície aórtica < 0,75 cm²) com disfunção sistólica do VE (fração de ejeção < 45%) e baixo gradiente transvalvar (gradiente médio < 30 mmHg). Nesse caso particular, o ecoDoppler clássico não permite diferenciar a "pseudoestenose aórtica" ligada a uma disfunção ventricular esquerda com débito baixo da verdadeira estenose aórtica cerrada associada a uma função ventricular alterada. A ecocardiografia de estresse com baixas doses de dobutamina é muito útil nesse diagnóstico diferencial. De fato, ela permite identificar a existência de uma reserva miocárdica contrátil e estudar a evolução dos gradientes, assim como da superfície funcional aórtica sob estimulação. A presença da reserva contrátil é definida por um aumento de 20% da IVT subaórtica ou 10% da fração de ejeção do VE.

A superfície funcional aumenta, em média, de 0,1 a 0,3 cm² quando o débito cardíaco é elevado com dobutamina; entretanto, a superfície anatômica permanece fixa. Três tipos de respostas hemodinâmicas observadas com dobutamina permitem definir a conduta terapêutica em caso de EA com baixo débito (Tabela 6.7):

- o tipo I reflete uma EA realmente cerrada com uma reserva contrátil que justifica o tratamento cirúrgico da estenose;
- a resposta de tipo II permite descobrir uma EA moderada (pseudocerrada no estado basal) associada a uma cardiomiopatia de origem diferente. Ela confirma a presença de uma reserva inotrópica. O tratamento médico de primeira intenção é necessário nessa situação;
- o tipo III não permite tomar uma decisão a respeito do caráter cerrado da EA. Essa resposta mostra a ausência de reserva contrátil. A conduta terapêutica não está bem definida; ela deve, então, ser discutida caso a caso.

Tabela 6.7. Três tipos de resposta hemodinâmica observadas com dobutamina em caso de estenose aórtica em débitos baixos

Tipo	Débito	Gradiente	Superfície	Reserva contrátil	Estenose
I	↗	↗	estável	presente	cerrada
II	↗	estável	↗	presente	moderada
III	estável	estável	estável	ausente	indefinida

- **Armadilhas de EA assintomática**

Pacientes que apresentam uma estenose aórtica cerrada em ecoDoppler, mas permanecem clinicamente assintomáticos. O teste de esforço (de ECG ou ecográfico) realizado nesses pacientes, considerado positivo (modificação de ECG, queda de pressão, elevação de gradiente transaórtico sistólico médio para mais de 18 mmHg com esforço), prediz um diagnóstico incorreto. O recurso à cirurgia valvar deve ser discutido nos pacientes "falsos sintomáticos".

- **Armadilhas da EM em Doppler colorido**

Tradicionalmente, o fluxo mitral estenótico tem um aspecto característico de "bico de Bunsen", com uma zona central do fluxo laminar em *aliasing* e turbulências na periferia em "mosaico". Se o gradiente estenótico é mais elevado, pode haver um fenômeno de "duplo *aliasing*", com um fluxo central alternadamente codificado em vermelho e azul. Além disso, o fluxo estenótico colorido pode ser muito excêntrico se o orifício mitral for muito modificado e, portanto, dificilmente identificável no Doppler contínuo em sua integralidade. A utilização da sonda Pedoff é particularmente indicada nesse caso suscetível de armadilhas.

Enfim, a superfície mitral pode ser calculada a partir dos diâmetros do fluxo estenótico medidos no Doppler colorido em duas incidências apicais ortogonais. O ajuste dos ganhos coloridos, que condiciona muito a largura do fluxo estenótico, é um grande problema para esse método insuficientemente validado.

- **Armadilhas da EM em caso de discordância entre os sintomas clínicos e os dados ecográficos de repouso**

Pacientes sintomáticos com uma estenose mitral fraca ou assintomática com uma estenose cerrada. Essa discordância justifica a prática da ecocardiografia de esforço para avaliar a significação funcional da EM. Analisa-se a evolução do gradiente transmitral e das pressões pulmonares durante o esforço.

Os critérios de repercussão hemodinâmica da EM em ecocardiografia de esforço são:

- aumento do gradiente médio em mais de 15 mmHg no pico do esforço (ou dobro do valor de repouso);
- aumento da pressão arterial pulmonar sistólica em mais de 60 mmHg no pico do esforço.

Os resultados da ecocardiografia de esforço influenciam, consideravelmente, o tratamento terapêutico desses pacientes particulares.

→ Armadilhas do método de PISA

Esse método que permite calcular a superfície mitral (SM) a partir da zona de convergência é chamado de PISA (área de superfície de isovelocidade proximal) (Figura 6.24). A zona de convergência corresponde a uma zona de isovelocidade do fluxo laminar que converge em direção ao orifício mitral estenótico. Essa zona pode ser identificada em Doppler colorido 2D (corte apical das quatro cavidades) no AE diminuindo-se a velocidade de *aliasing* (nível zero da escala colorida das velocidades deslocada no alto).

A SM é calculada conforme a seguinte fórmula:

$$SM = \frac{2\pi r^2 \times \alpha/180}{V_{máx}}$$

r = raio da zona de convergência
V = velocidade da zona de convergência (velocidade de *aliasing*)
α/180 = ângulo entre as valvas mitrais
Vmáx = velocidade máxima do fluxo transmitral

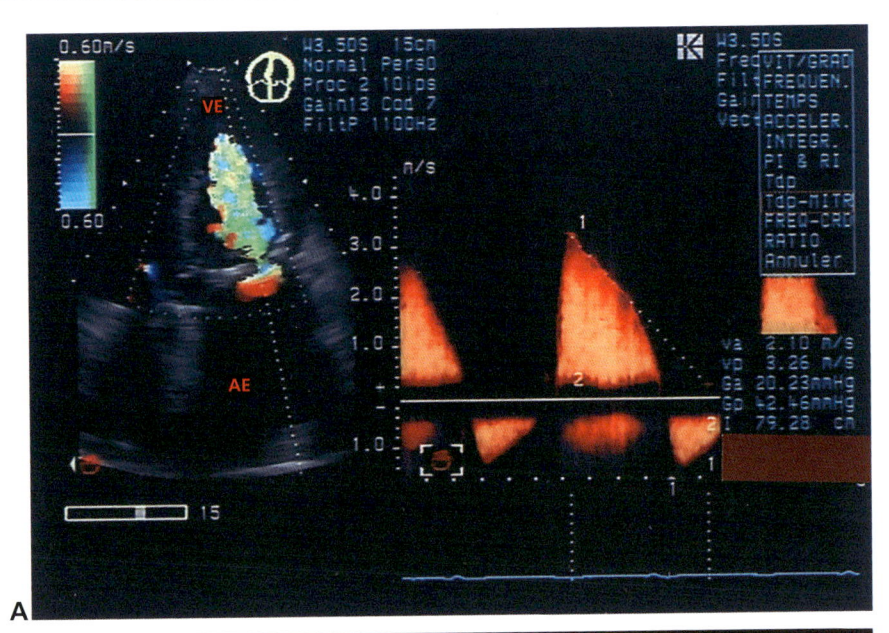

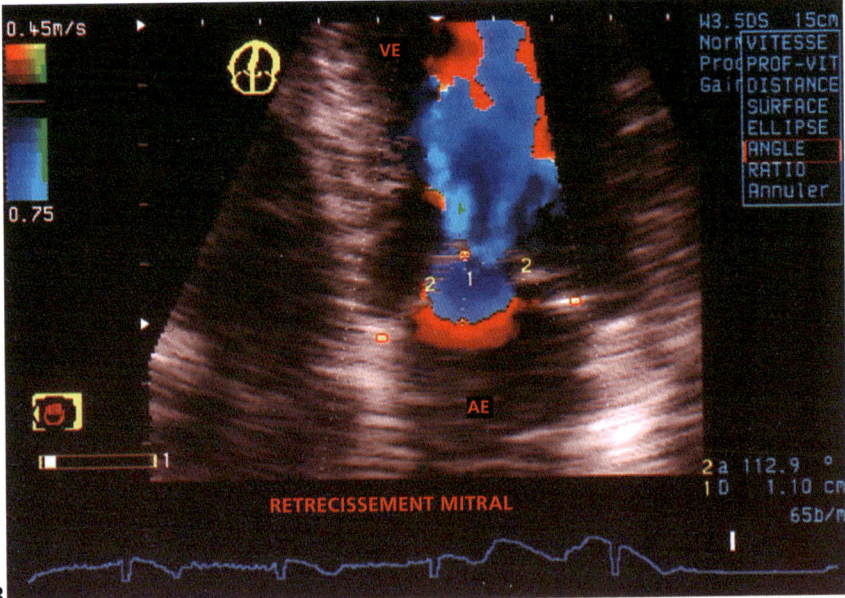

Fig. 6.24. *Estenose mitral (EM) cerrada*. Cálculo da superfície mitral pelo método de PISA (ETT). (**A**) Espectro de EM em Doppler contínuo: velocidade máxima (Vmáx): 326 cm/s. (**B**) Zona de convergência em Doppler colorido 2D: raio (**r**): 1,1 cm; velocidade de *aliasing* (**V**): 45 cm/s; ângulo α: 113°.

$$SM = \frac{2\pi r^2 V \times \alpha/180}{Vmáx} = \frac{(2 \times 3,14) \times 1,1^2 \times 45 \times 113/180}{326} = 0,66 \text{ cm}^2$$

As armadilhas do método de PISA são análogas às encontradas durante o estudo da IM por esse método (página 92). No que diz respeito à EM, a negligência do fator de correção ($\alpha/180$), que leva em conta o ângulo de funil formado pelas valvas mitrais, acarreta uma superestimação da SM. É necessário, portanto, medir na tela o ângulo de abertura dos folhetos mitrais para obter bons resultados. Os resultados são ainda menos confiáveis na presença de fibrilação atrial. Entretanto, a existência de calcificações valvares maiores torna impossível a medida do ângulo α e, por consequência, o cálculo da SM por esse método.

Armadilhas ocasionadas pela escolha dos critérios de gravidade das estenoses valvares

Os valores numéricos que permitem distinguir uma estenose valvar cerrada a partir das medidas de ecoDoppler (gradiente médio, superfície valvar) são relativamente variáveis conforme os autores.

Na prática, são mantidos com mais frequência os valores limites resumidos na tabela 6.8. Evidentemente, o critério de gravidade com base na medida do gradiente transvalvar é válido em caso de função sistólica do VE normal.

Tabela 6.8. Critérios ao ecoDoppler da gravidade da estenose mitral (EM) e da estenose aórtica (RA)

	Gradiente médio	Superfície valvar
EM cerrada	> 10 mmHg	< 1,5 cm^2 ($\leq 1,0$ cm^2/m^2)
EA cerrada	> 50 mmHg	< 0,7 cm^2 ($\leq 0,45$ cm^2/m^2)

É desejável relacionar a superfície valvar calculada em ecoDoppler (cm^2) com a superfície corporal do sujeito examinado (m^2). A indexação da superfície estenótica permite aperfeiçoar o cálculo e interpretar resultados em escala individual. O monitoramento da evolução da estenose valvar por meio de exames iterativos também é propício.

Enfim, um índice de permeabilidade inferior a 0,25 favorece uma EA cerrada. Contudo, ele permanece menos confiável que a medida da superfície aórtica para julgar a gravidade da estenose. De fato, esse índice expõe a um risco não negligenciável de falsos positivos em caso de câmara de saída ventricular esquerdo larga (> 2,2 cm) e de falsos negativos quando o diâmetro subaórtico é pequeno (< 1,8 cm). Para a totalidade dos critérios de gravidade das estenoses valvares, é indispensável efetuar várias medidas, visto que o paciente está em fibrilação atrial. Além disso, cada critério apresenta limites necessários a fim de evitar falsas conclusões.

Armadilhas ocasionadas pela repercussão hemodinâmica de estenoses valvares

Essas armadilhas envolvendo a estenose mitral (dilatação do átrio esquerdo, trombo intra-auricular, hipertensão arterial pulmonar) ou estenose aórtica (hipertrofia parietal, disfunção ventricular esquerda) são discutidas nos capítulos correspondentes.

Qualquer anomalia deve ser mostrada no relatório ecográfico.

Casos particulares

Trata-se de armadilhas envolvendo pacientes "valvares" operados.

Próteses valvares com gradiente elevado

A manifestação de um gradiente de pressão elevado pode ser fortuita em um portador de uma prótese valvar pouco ou não sintomática, ou ser observada mediante uma complicação. Essa armadilha em particular exige uma interpretação atenta de um gradiente elevado na prótese, levando-se em conta dados clínicos e parâmetros ecoDoppler de referência pós-operatórios.

Duas soluções podem ser consideradas:
- uma elevação do gradiente sem-diminuição da superfície valvar efetiva (indexada à superfície corporal) pode corresponder a um hiperfluxo (anemia, hipertireoide, escape paraprotético etc.);
- uma elevação do gradiente, associada a uma diminuição de superfície, pode corresponder a vários mecanismos:
  - gradientes localizados na prótese valvar de tamanho pequeno,
  - uma desproporção paciente-prótese *(mismatch)* quando a superfície valvar efetiva é inferior na superfície da valva nativa,
  - uma verdadeira obstrução protética por um obstáculo: trombo, *pannus*, vegetações, degeneração de bioprótese.

Esses dados são primordiais para a escolha do tratamento.

Estenose mitral em pós-anuloplastia

A estenose mitral anular em pós-anuloplastia mitral se deve a uma infiltração que evolui do anel em direção às valvas mitrais. A ecocardiografia 2D mostra um "canal estenosante intra-anular" com valvas mitrais, especialmente a grande valva, que permanecem móveis. A planimetria realizada em 2D dará uma ideia falsa e superavaliada da superfície mitral. A quantificação da estenose mitral anular é possível medindo-se o gradiente médio, o PHT e a superfície pelo método dos débitos.

Escapes valvares

As armadilhas diagnósticas envolvendo a IM ou a IA se devem:

- à confusão entre os artefatos ultrassônicos e os escapes valvares;
- à distinção dos escapes fisiológicos dos escapes patológicos;
- ao diagnóstico etiológico dos escapes;
- à quantificação das insuficiências valvares;
- à repercussão hemodinâmica dos escapes.

Confusão entre artefatos ultrassônicos e microescapes valvares

Os artefatos ultrassônicos que simulam um microescape valvar, sobretudo mitral, são provocados por um fechamento da valva, freando bruscamente o fluxo a montante do orifício. Essa frenagem acarreta um recuo sanguíneo discreto, que se manifesta em Doppler colorido por uma microzona subvalvar central colorida em oposição ao fluxo valvar sem-*aliasing* e sem-turbulência (falso refluxo retrógrado). No Doppler pulsado, registra-se um reforço do ruído de fechamento valvar (traço denso e alargado) (Figura 6.25).

O verdadeiro escape valvar se deve à ausência de vedação da valva. O microescape corresponde a um refluxo sanguíneo pouco volumoso pelo orifício, que se expressa em Doppler colorido por meio de uma pequena zona central ou excêntrica subvalvar com *aliasing* e turbulenta. A zona de convergência de pouca importância (zona do fluxo laminar que converge para o orifício com escape) também pode ser identificada (Figura 6.26). O Doppler pulsado registra o fluxo de regurgitação mais ou menos amplo que se inscreve de uma parte a outra da linha de base (fenômeno de *aliasing*). O Doppler contínuo permite registrar de maneira mais ou menos integral o fluxo regurgitante, sobretudo o de baixa velocidade.

Os elementos ecoDopplercardiográficos que permitem distinguir os artefatos ultrassônicos dos verdadeiros microescapes valvares estão resumidos na Tabela 6.9.

Distinção entre escapes fisiológicos e escapes patológicos

O diagnóstico de um escape valvar é feito clinicamente pela ausculta, mas às vezes o sopro é muito fraco ou inaudível, e é a ecocardiografia Doppler que permite, então, confirmar a existência de um escape valvar mínimo. De fato, os escapes valvares "minúsculos" são frequentes no indivíduo normal (Figura 6.27). Eles são considerados fisiológicos e banais. O Doppler colorido permitiu reconhecer a grande frequência desses escapes no nível do coração direito em um coração saudável (Tabela 6.10). Os progressos tecnológicos em Doppler colorido tornaram igualmente possível o rastreamento dos escapes fisiológicos do coração esquerdo nos sujeitos saudáveis com menos de 50 anos. Esses escapes predominam no nível da valva mitral. A insuficiência mitral fisiológica é observada em mais de um caso a cada dois, em voluntários jovens e saudáveis. Por outro lado, a presença de um escape aórtico fisiológico é excepcional. Os escapes valvares do coração esquerdo aumentam em frequência com a idade, em razão do envelhecimento cardíaco.

58 Ecocardiografia – 120 Armadilhas

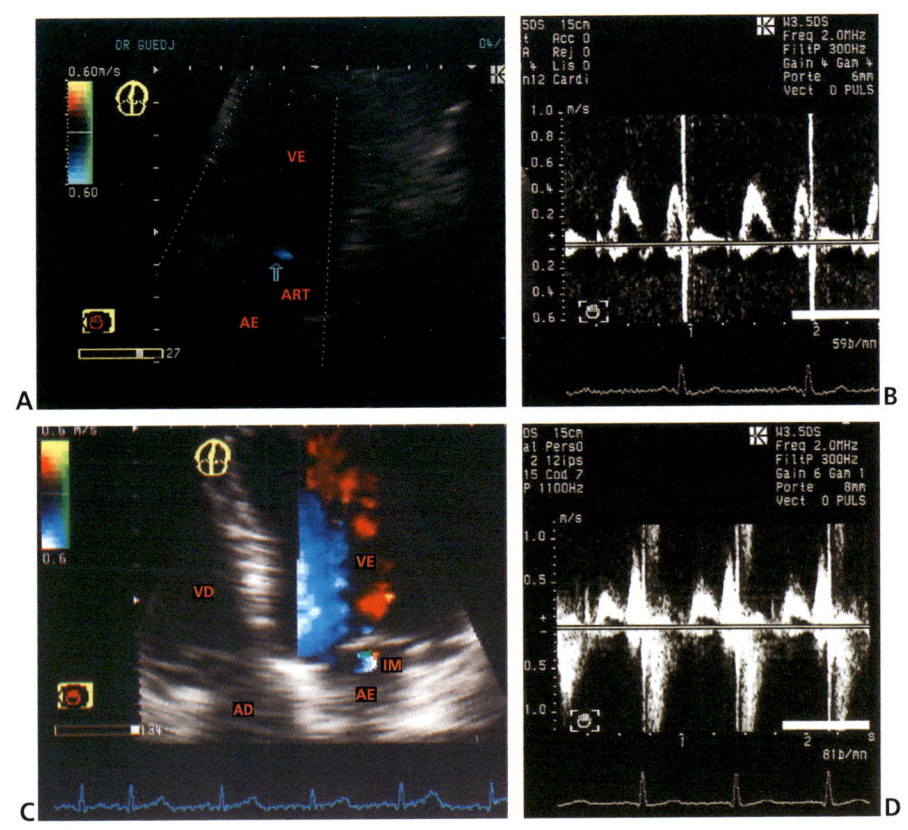

Fig. 6.25. (**A**, **B**) *Artefato ultrassônico estimulando um microescape mitral obtido em Doppler colorido 2D (microponto azul) e em Doppler pulsado (reforço do ruído de fechamento mitral).* (**C**, **D**) *Mínima insuficiência mitral visualizada em Doppler colorido 2D (fluxo com aliasing turbulento) e em Doppler pulsado (refluxo protossistólico).*

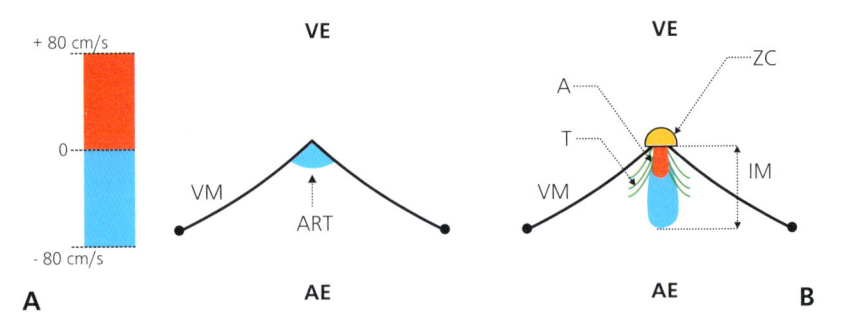

Fig. 6.26. *Diagnóstico diferencial.* (**A**) Artefato ultrassônico (ART) simulando uma insuficiência mitral; valva mitral (VM) estanque; artefato situado exatamente abaixo da coaptação valvar, codificada em azul, sem-*aliasing*, não turbulenta. (**B**) Insuficiência mitral (IM): fechamento incompleto da valva mitral; jato de IM codificado em azul, com *aliasing* (A – em vermelho) e turbulento (T – em verde); zona de convergência (ZC – em amarelo) presente.

Valvas cardíacas 59

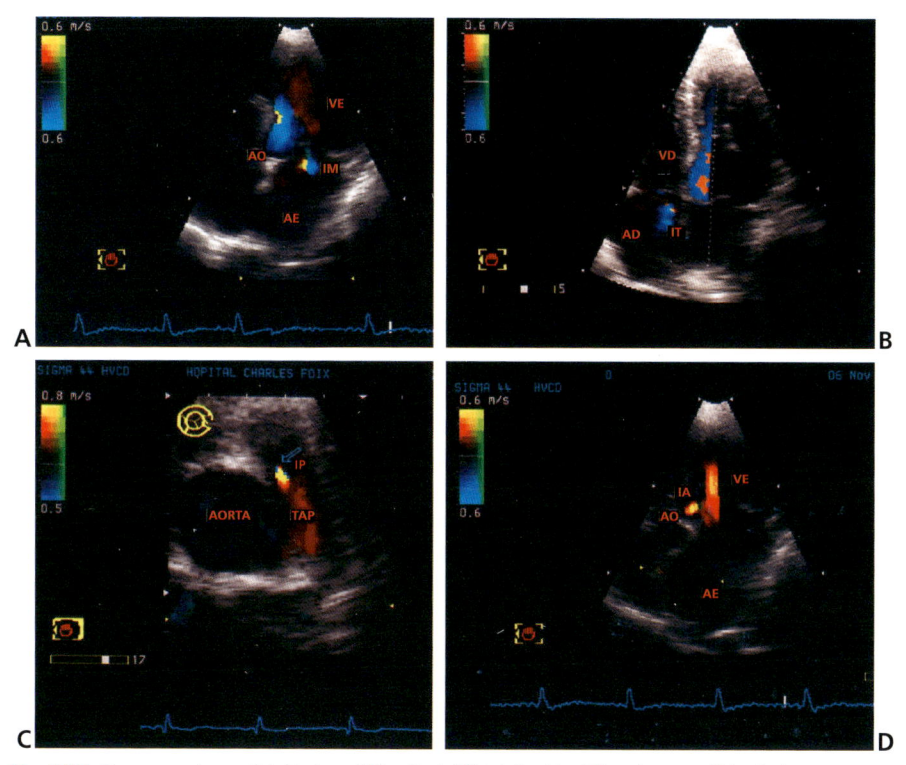

Fig. 6.27. Escapes valvares fisiológicos: (**A**) mitral, (**B**) tricúspide, (**C**) pulmonar, (**D**) aórtica.

Tabela 6.9. Elementos que permitem distinguir os artefatos ultrassônicos dos verdadeiros microescapes valvares

	Escape falso	Escape verdadeiro
Fonte	Artefato ultrassônico	Ausência de coaptção valvar
Mecanismo	Frenagem sanguínea	Refluxo sanguíneo
Doppler colorido	Microzona subvalvar	
	Central	Central ou excêntrica
	Sem *aliasing*	Com *aliasing*
	Não turbulenta	Turbulenta
	Zona de convergência	
	Ausente	Presente
Doppler pulsado	Ruído de fechamento valvar reforçado	Espectro bidirecional do fluxo regurgitante
Doppler contínuo	Sem sinal válido	Espectro monodirecional do fluxo regurgitante

Tabela 6.10. *Frequência das insuficiências fisiológicas: tricúspides (IT), pulmonares (IP), mitrais (IM) e aórticas (IA)*

IT	52-100%
IP	22-100%
IM	22-61%
IA	0-6%

Eles também são mais frequentes em atletas, em razão da modificação da geometria do coração. De maneira geral, os escapes fisiológicos são de tamanho pequeno (< 1 cm^2) e com pouco *aliasing* em Doppler colorido. Caracterizam-se pela ausência de anomalias da textura valvar.

Na prática, o registro de uma insuficiência tricúspide ou pulmonar fisiológica em Doppler contínuo é útil no cálculo das pressões arteriais pulmonares. A evolução dos escapes fisiológicos não é bem conhecida. Por fim, o risco de endocardite, que complica esses escapes fisiológicos, parece muito pequeno.

Armadilhas do diagnóstico etiológico dos escapes valvares

Essas armadilhas envolvem, frequentemente, o diagnóstico das três patologias que podem ser responsáveis por uma insuficiência valvar:

- prolapso mitral;
- endocardite infecciosa;
- dissecação aórtica (página 221).

Armadilhas do prolapso mitral

A ecocardiografia por via transtorácica é determinante para o diagnóstico do prolapso valvar mitral (PVM), a valvopatia mais proliferada na população.

→ Armadilhas da ecocardiografia em Modo M

A ecocardiografia em modo monodimensional fornece critérios clássicos e históricos do PVM, que são (Figuras 6.28 e 6.29):

- deslocamento posterior telessistólico (> 2 mm) do eco mitral, em forma de "cálice";
- deslocamento posterior holossistólico (> 3 mm) do eco mitral em "tenda".

A imagem mais específica do prolapso é a do cálice telessistólico. O aspecto de tenda do prolapso é mais frequente (60% dos casos), mas sua especificidade é claramente menor. A ecocardiografia modo M é pouco confiável para o diagnóstico do PVM, pois ela descreve os movimentos mitrais com relação a um ponto fixo, a parede torácica. Um falso aspecto de prolapso pode, então, ser criado quando o conjunto do aparelho mitral se distancia da sonda sem-deslocamento real das valvas com relação ao anel mitral. Na realidade, a ecocardiografia modo M possui muitos falsos negativos e falsos positivos no diagnóstico do prolapso mitral. Além disso, ela não permite identificar exatamente a valva prolapsada e avaliar o grau de seu recuo sistólico no AE.

Valvas cardíacas   61

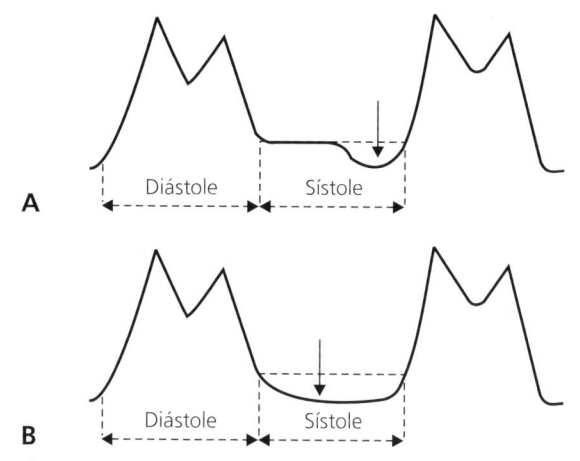

Fig. 6.28. *Imagens de prolapso mitral em ecocardiografia modo M.* (**A**) Aspecto de cálice telessistólico; (**B**) aspecto de tenda holossistólica.

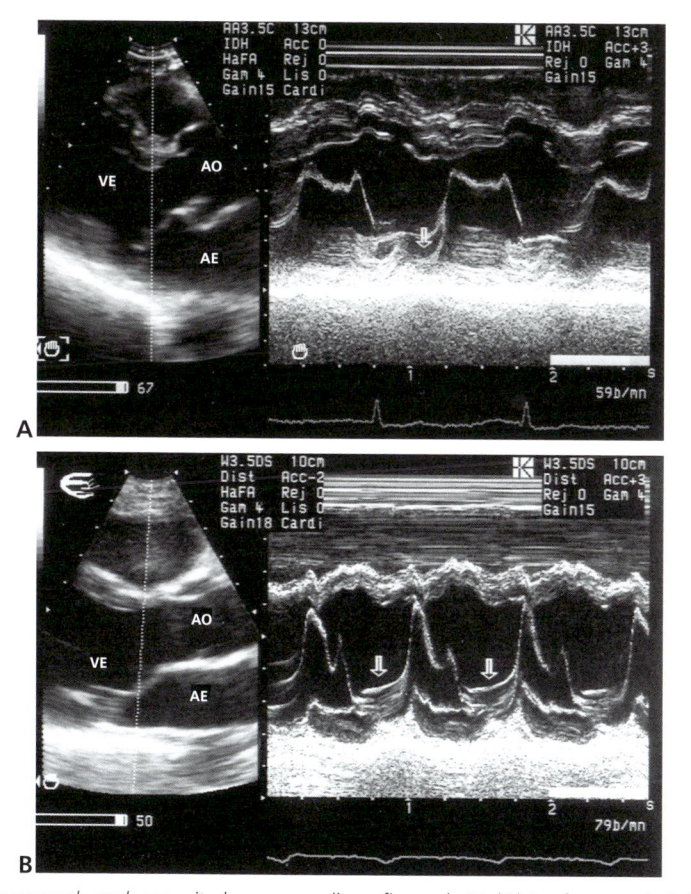

Fig. 6.29. *Imagens de prolapso mitral em ecocardiografia modo M.* (**A**) Em formato de "cálice" telessistólico e de "tenda" holossistólica (**B**).

As causas dos erros diagnósticos do PVM na ecocardiografia modo M são:
- problemas técnicos:
  - incidência modo M tangencial, subestimando o recuo sistólico da pequena valva mitral em particular,
  - posição muito elevada da sonda ultrassônica sobre o tórax, podendo criar, artificialmente, a imagem em formato de tenda em sujeitos normais,
  - má resolução lateral do feixe ultrassônico, vindo a se refletir em uma superfície muito redundante da valva prolapsada. Ela é responsável por uma imagem em modo M limitada unicamente aos ecos mitrais múltiplos e supercolocados em sístoles, não contribuindo para o diagnóstico de prolapso;
- desconhecimento dos prolapsos das bordas laterais da pequena valva mitral. Com efeito, somente a borda mediana da pequena valva é identificável em modo M em sua incidência clássica;
- baixa especificidade da imagem de prolapso em formato de tenda. O aspecto de tenda do falso prolapso mitral pode ser observado nas diferentes situações (Tabela 6.11).

Tabela 6.11. *Causas de falso prolapso mitral em formato de "tenda" em ecocardiografia em modo M*

- Nas síndromes hipercinéticas (febre, hemodiálise etc.)
- Em caso de derrame pericárdico abundante
- Durante extrassístoles ventriculares
- Sob administração dos agentes farmacológicos (trinitrina, nitrito de amila etc.)
- Durante a manobra da Valsalva

→ Armadilhas da ecocardiografia 2D

A ecocardiografia 2D ocupa um lugar primordial no diagnóstico de PVM. Ela permite confirmar o diagnóstico de prolapso que a ecocardiografia em modo M não pode fazer. Contudo, essa técnica pode ser responsável por falsos diagnósticos do prolapso pelo viés das seguintes armadilhas (Tabela 6.12).

Tabela 6.12. *Causas de falsos prolapsos na ecocardiografia 2D*

- Incidência 2D inapropriada
- Desequilíbrio atrioventricular criado em corte apical
- Forma particular do anel mitral em formato de sela
- Má definição do plano do anel mitral
- Visualização imprecisa da coaptação valvar
- Desrespeito a critérios diagnósticos quantitativos (Tabela 6.13)

• Escolha inapropriada da incidência 2D

Duas incidências 2D que permitem o diagnóstico ecocardiográfico do prolapso mitral são habitualmente utilizadas: o corte paraesternal longitudinal do coração e o corte apical das quatro cavidades cardíacas.

A busca por prolapso em corte apical das quatro cavidades é responsável por um grande número de falso positivos que fizeram a frequência de aferição ser subestimada. De fato, a imagem de prolapso mitral pode ser induzida artificialmente nessa incidência pela angulação excessiva da sonda ultrassônica e pelo desequilíbrio atrioventricular (Figura 6.30).

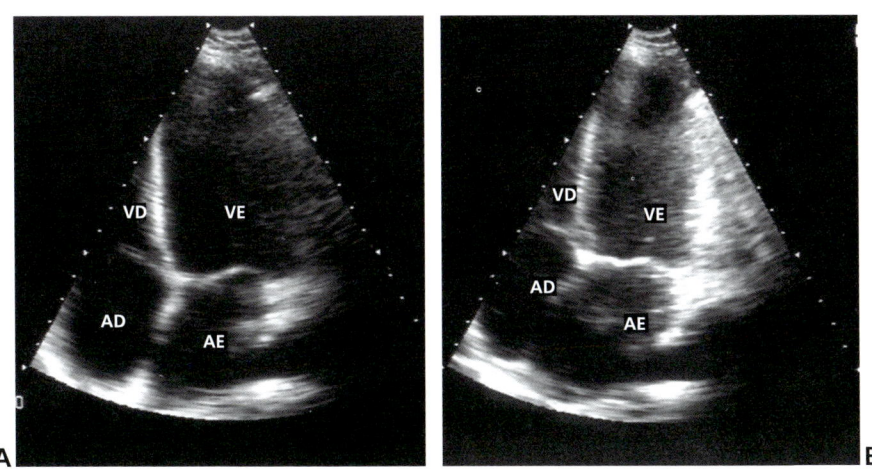

Fig. 6.30. *Sujeito normal. (**A**) Corte apical das quatro cavidades corretamente registrado (sem prolapso mitral). (**B**) Falso aspecto de prolapso mitral obtido artificialmente pelo desequilíbrio atrioventricular no mesmo sujeito.*

Além disso, a forma particular do anel mitral em "sela de cavalo", com duas comissuras mais baixas que a linha de coaptação das valvas (hipérbole paraboloide), pode ser responsável por um falso aspecto de prolapso em incidência apical no sujeito normal. A concavidade anteroposterior do anel mitral em direção ao átrio esquerdo é a fonte de diagnósticos incorretos de prolapso em corte apical. Por essas razões, o diagnóstico ecocardiográfico de PVM deve ser feito em corte paraesternal longitudinal, considerada a incidência de referência mais confiável (Figura 6.31).

- **Desrespeito a regras de registro do prolapso em modo 2D**

Estudando-se o prolapso com ecocardiografia 2D em tempo real, é preciso desconfiar do aspecto enganoso da imagem em movimento. O diagnóstico de prolapso mitral deve ser feito sobre uma imagem congelada e utilizando-se, de preferência, o *zoom* e o *cine mode*. Em seguida, traça-se uma linha virtual no nível do anel mitral, ponto de identificação do prolapso. Essa técnica repousa sobre uma hipótese implícita: o caráter plano do anel mitral. Entretanto, é possível criar um aspecto de prolapso em corte apical sem o prolapso visto em corte longitudinal, que é perpendicular a ele. Essa discordância é obtida quando o anel mitral tem uma forma de sela, ou seja, quando seus pontos mais altos são anteriores (subaórticos) e posteriores (Figura 6.32). Esses pontos são aqueles visualizados em corte paraesternal longitudinal. Um deslocamento valvar sistólico visualizado unicamente em corte apical é, portanto, a consequência de uma geometria valvar normal, sem deslocamento real das valvas mitrais sobre a estrutura do anel mitral. A reconstrução tridimensional da valva mitral validou essa hipótese geométrica (Figura 6.33).

Entretanto, a definição correta do plano do anel mitral pode ser difícil em corte paraesternal longitudinal, pois o anel mitral, sobretudo hipercinético, parece deslizar em

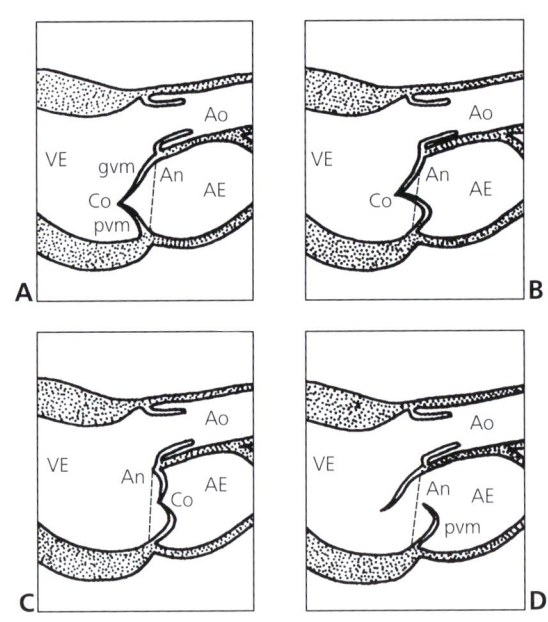

Fig. 6.31. *Aspectos da valva mitral em corte paraesternal longitudinal, em sístole.* (**A**) Imagem normal (**B**) com a coaptação (Co) valvar situada à frente do plano do anel mitral (An); abaulamento da pequena cúspide mitral; (**C**) prolapso das duas cúspides mitrais; (**D**); ruptura de cordas com eversão da pequena cúspide mitral no AE.

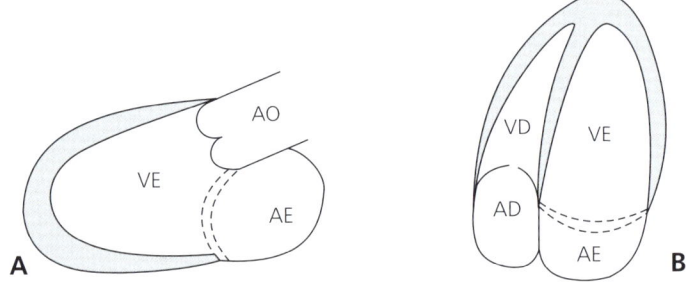

Fig. 6.32. (**A**) *Aspecto morfológico do anel mitral em forma de sela conforme o corte paraesternal longitudinal e o corte apical das quatro cavidades* (**B**).

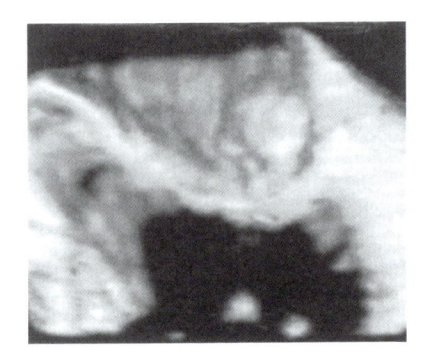

Fig. 6.33. *Reconstrução tridimensional do prolapso mitral conforme a vista atrial.*

sístole em direção ao VE, sobre seu miocárdio adjacente. Enfim, o diagnóstico do PVM na ecocardiografia 2D exige uma perfeita definição do ponto de coaptação sistólica das valvas mitrais, outro ponto de identificação do prolapso.

- **Desrespeito a critérios ecocardiográficos do diagnóstico de PVM**

O termo prolapso mitral manifesta a existência de um deslocamento anormal da valva mitral em sístole com relação a uma estrutura de referência, o anel mitral (Figura 6.31).

Para afirmar o caráter patológico de PVM na ecocardiografia, é preciso levar em consideração três elementos:

- o grau de deslocamento sistólico da valva mitral no átrio esquerdo;
- a importância da distrofia valvar;
- a existência e a gravidade do escape mitral.

O grau do deslocamento valvar é avaliado pelo recuo do ponto de coaptação sistólica das valvas mitrais com relação ao plano do anel mitral.

Os critérios ecográficos atualmente propostos para estabelecer o diagnóstico do prolapso mitral clássico (doença de Barlow) são:

- a protrusão sistólica de um ou dois folhetos mitrais no átrio esquerdo, atrás do plano do anel mitral;
- o recuo sistólico do ponto de coaptação dos folhetos mitrais de mais de 2 mm sob o plano do anel mitral. A coaptação valvar é sempre conservada;
- o espessamento anormal da valva mitral: espessura valvar máxima de pelo menos 5 mm.

Fala-se de prolapso valvar não clássico quando há um deslocamento valvar superior a 2 mm em sístole, com uma espessura valvar máxima inferior a 5 mm (Tabela 6.13). O termo abaulamento mitral ou *billowing valve* (forma ecográfica menor do prolapso) é reservado às formas em que o recuo valvar é inferior a 2 mm ou a coaptação valvar permanece sobre o plano do anel mitral (Figuras 6.31 e 6.34). Nesse caso, não há nem espessamento valvar anormal, nem regurgitação mitral significativa. Esse aspecto deve ser considerado como uma variante morfológica da valva mitral normal:

- em sujeitos jovens normais, até a idade de 18 anos (abaulamento observado em cerca de 25% dos casos);
- em sujeitos normais em certas condições hemodinâmicas: hipovolemia, hiperadrenergia.

Tabela 6.13. Critérios ecocardiográficos do diagnóstico de prolapso mitral (clássico, não clássico) e de abaulamento mitral

	Prolapso		Abaulamento
	Clássica	Não clássica	
Recuo sistólico	> 2 mm		< 2 mm
Espessura valvar	≥ 5 mm	< 5 mm	Normal

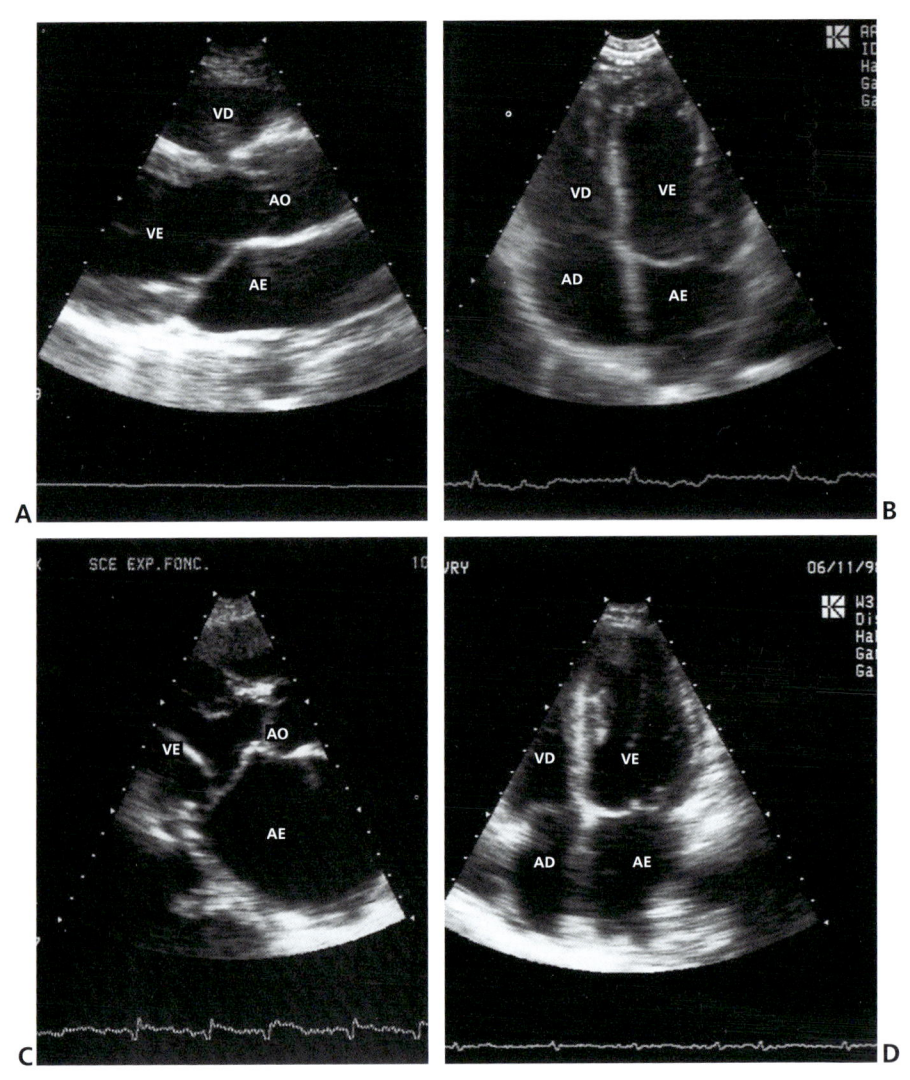

Fig. 6.34. (**A**, **B**) *Abaulamento da valva mitral visualizada em corte paraesternal longitudinal e apical das quatro cavidades.* (**C**, **D**) *Prolapso das duas valvas mitrais visto segundo os mesmos cortes.*

O desrespeito de critérios ecocardiográficos do diagnóstico de prolapso, recentemente redefinidos, pode levar aos diagnósticos exagerados ou incorretos de PVM.

Na realidade, o diagnóstico de PVM ainda é demasiadamente elevado. Além disso, veem-se sempre, na prática cotidiana, os pacientes portadores de falsos diagnósticos de "valvulopatias", em ecocardiografias antigas que utilizam critérios incorretos de prolapso.

- **Imprecisão quanto à topografia do prolapso mitral**

A ecocardiografia 2D permite identificar discretamente a valva prolapsada. Ela especifica a localização e a extensão do prolapso. Todas essas informações são particularmente úteis para avaliar a possibilidade de uma eventual intervenção cirúrgica conservadora.

Entretanto, existem algumas armadilhas do diagnóstico topográfico do prolapso a respeito:

- do caráter mono ou bivalvar do prolapso;
- do prolapso parcial da valva mitral envolvendo um segmento valvar isolado;
- do prolapso comissural.

Para evitar essas armadilhas topográficas, uma análise anatômica e funcional completa de todo o aparelho mitral é necessária. Ela deve ser realizada sistematicamente por via transtorácica, indicando-se a via transesofágica somente nas formas complicadas ou no âmbito de uma avaliação pré-operatória (Figura 6.35). Uma segmentação uniforme da valva mitral facilita a descrição precisa das lesões valvares. A multiplicação das incidências ecocardiográficas permite uma exploração de todos os segmentos mitrais e das comissuras (Figura 6.3).

Entretanto, a comparação das imagens ecocardiográficas com dados anatômicos revela algumas divergências quanto à topografia do prolapso. Com efeito, a ecocardiografia 2D pode visualizar o prolapso dos dois folhetos mitrais, apesar das lesões anatômicas degenerativas envolvendo unicamente uma cúspide. Esse fenômeno é explicado pelo mecanismo fisiológico do fechamento mitral. As valvas mitrais se afrontam ao longo da sístole ventricular, então, o prolapso de uma favorece o recuo da outra. Parece que um recuo "funcional" de importância variável da valva oposta acompanha, frequentemente, o prolapso da valva alterada pela degeneração.

- **Avaliação incompleta do espessamento da valva mitral**

O espessamento valvar mitral anormal é o reflexo da infiltração mixoide da camada esponjosa da valva mitral. Essa degeneração mixoide do tecido valvar (*floppy valve*) é afirmada em ecocardiografia pela existência dos seguintes elementos:

- uma espessura valvar máxima igual ou superior a 5 mm medida em modo M na mesossístole, a partir do corte paraesternal longitudinal;
- uma deformação em formato de cetro (taco de golfe) da extremidade do folheto mixoide;
- um aumento da cinética da valva atingida pela degeneração.

É necessário um estudo minucioso da totalidade do aparelho valvar mitral sob diversas incidências para declarar a lesão distrófica.

Essa degeneração mixoide se traduz no modo M em ecos espessos, chamados de "redundantes", às vezes vibrados. No 2D, os "inchaços mixoides" presos sobre a valva são bem visíveis em corte paraesternal transversal (Figura 6.36). A grande valva mitral, flácida e dilatada em razão da distrofia, realiza, em diástole, uma deformação característica de "casco". Às vezes o espessamento mixoide da valva mitral é tanto que a imagem se parece com vegetações, até mesmo um mixoma. No que diz respeito às cordas, elas podem ser alongadas e afinadas ou, com mais frequência, espessadas. Uma ruptura de cordas também é possível. O anel mitral é mais ou menos dilatado.

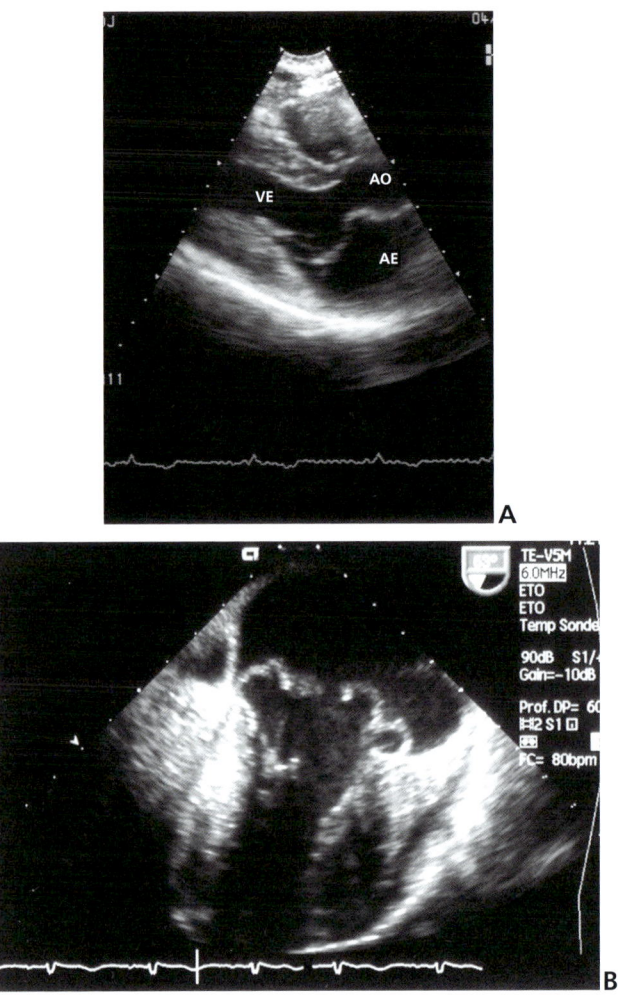

Fig. 6.35. *Prolapso da valva mitral visualizada em ETT.* (**A**) Cortes paraesternal longitudinal e (**B**) em ETE multiplanar.

A detecção ecocardiográfica da degeneração mixoide da valva mitral permite a constatação da doença de Barlow e a identificação dos pacientes com alto risco de complicações.

Enfim, a doença de Barlow deve ser diferenciada da degeneração fibroelástica do sujeito idoso, que frequentemente se complica por uma eversão valvar mitral através da ruptura de cordas. Entretanto, nessas formas distróficas particulares não há espessamento valvar normal; pelo contrário, as valvas mitrais são finas e translúcidas (Tabela 6.14).

• **Não identificação das rupturas de cordas**

A identificação ecocardiográfica das rupturas de cordas associadas ao PVM é feita em função do número e da localização valvar das rupturas. A ruptura atinge com mais fre-

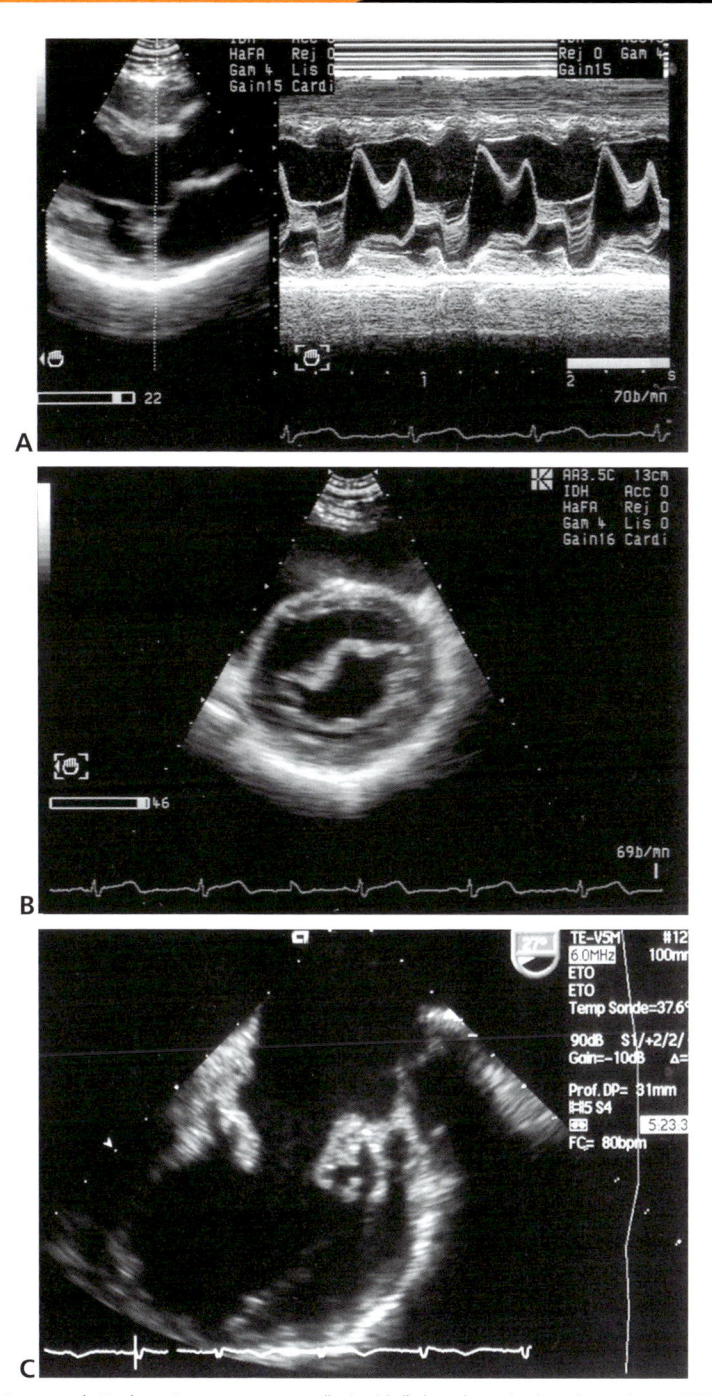

Fig. 6.36. *Doença de Barlow.* Aspecto espesso "mixoide" da valva mitral prolapsada em ETT: (**A**) incidência em modo M e (**B**) 2D paraesternal transversal e (**C**) em ETE multiplanar.

quência as cordas da pequena valva mitral e, mais particularmente, seu segmento mediano P2.

O diagnóstico positivo das rupturas das cordas baseia-se no modo 2D: ele exige a associação de dois critérios:

- ausência de coaptação das valvas mitrais em sístole;
- eversão sistólica no átrio esquerdo da extremidade livre da valva cujas cordas estão rompidas (Figuras 6.31 e 6.37).

Tabela 6.14. *Causas de espessamento anormal da valva mitral*

- Degeneração mixoide
- Degeneração fibroelástica
- Espessamento pós-reumático
- Calcificações valvares
- Vegetação aderente à valva
- Mixoma ou outro tumor valvar

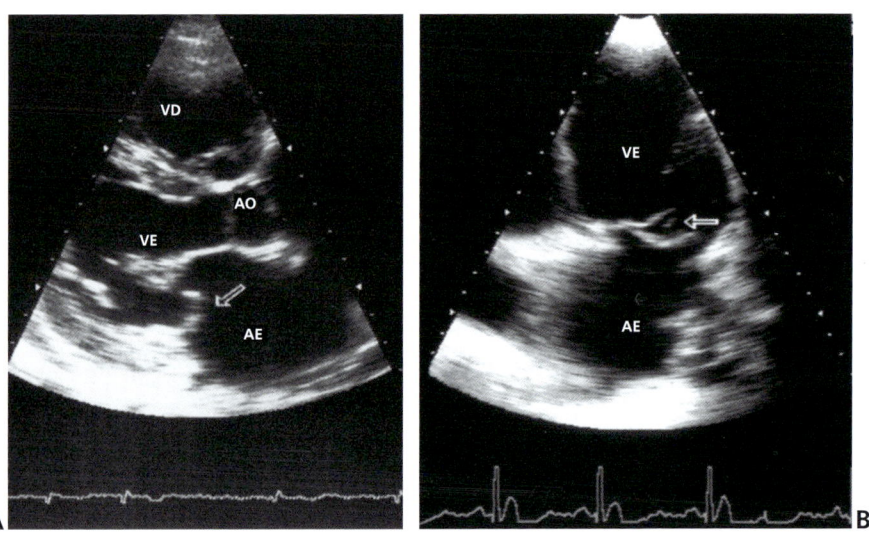

Fig. 6.37. (**A**) *Ruptura de cordas da pequena valva mitral identificada em corte paraesternal longitudinal e (**B**) apical das quatro cavidades.*

O termo "valva flutuante" *(flail mitral valve)* corresponde à forma mais grave e difusa do prolapso, complicada, muito frequentemente, por uma ruptura de cordas. Essa anomalia é acompanhada na maior parte das vezes por um escape mitral importante.

As armadilhas ecocardiográficas envolvendo o diagnóstico de ruptura das cordas compreendem:

- a distinção praticamente impossível entre uma distensão extrema de cordas e uma ruptura de cordas (imagens ecocardiográficas parecidas). Além disso, as distensões e as rupturas das cordas podem coexistir em um mesmo paciente. A visualização direta

de um pedaço da corda rompida preso à valva e que flutua na cavidade ventricular é rara, mas possível, principalmente em ETE. Essa imagem não deve ser confundida com uma vegetação valvar;
- a difícil detecção da ruptura das cordas principais basais e paracomissurais em ETT. Essa detecção é claramente melhor em ETE multiplanar.

Por fim, é preciso distinguir os verdadeiros prolapsos mitrais degenerativos (doença de Barlow) dos prolapsos mitrais "secundários" de cardiopatias diversas: endocardite reumática crônica, cardiopatia isquêmica, hipertrofia septal assimétrica, cardiomiopatia dilatada, comunicação interauricular, traumatismo cardíaco. Esse tipo de prolapso mitral é um epifenômeno semiológico na evolução dessas afecções.

Armadilhas da endocardite infecciosa

A ecocardiografia tem um papel fundamental na endocardite infecciosa. Ela fornece elementos diagnósticos essenciais. As armadilhas do diagnóstico por imagem ecocardiográfica das endocardites dizem respeito, sobretudo, à visualização das vegetações valvares e à detecção das lesões destrutivas. Em todos os casos, a interpretação das imagens ecocardiográficas deve considerar o contexto clínico.

→ Armadilhas diagnósticas ocasionadas pelas vegetações endocárdicas

Classicamente, o diagnóstico das vegetações baseia-se na manifestação, em ecocardiografia 2D, de uma massa de ecos anormais presos à valva ou a uma estrutura endocárdica, redonda ou oblonga, mais ou menos móvel, até mesmo pediculada, mais brilhante que o tecido adjacente (Figuras 6.38 e 6.39).

A sensibilidade do ETT na detecção das vegetações é da ordem de 70% contra mais de 90% para o ETE, com uma especificidade elevada e similar para as duas técnicas.

As armadilhas do diagnóstico por imagem ecocardiográfica, principalmente transtorácica, relativas ao diagnóstico positivo das vegetações, são as seguintes:

- **Vegetações valvares de espessamento inferior a 3 mm**

Essas vegetações passam, frequentemente, despercebidas na ecocardiografia transtorácica. A resolução da ecografia não é suficiente para detectar sua presença. Além disso, o ajuste do aparelho deve ser correto, pois o ganho baixo demais pode fazer uma vegetação pouco ecogênica desaparecer. Em caso de dúvida, o ETE é necessário.

- **Ausência de vegetações durante o exame**

A ausência das lesões vegetantes durante o exame ecocardiográfico não significa a ausência de uma endocardite. De fato, o aparecimento ecocardiográfico das vegetações pode ser retardado na evolução da endocardite com relação ao quadro clínico. Essa é uma causa frequente de falsos negativos (Tabela 6.15). É necessário, portanto, refazer o exame em caso de forte suspeita diagnóstica da endocardite diante de um resultado ecocardiográfico negativo.

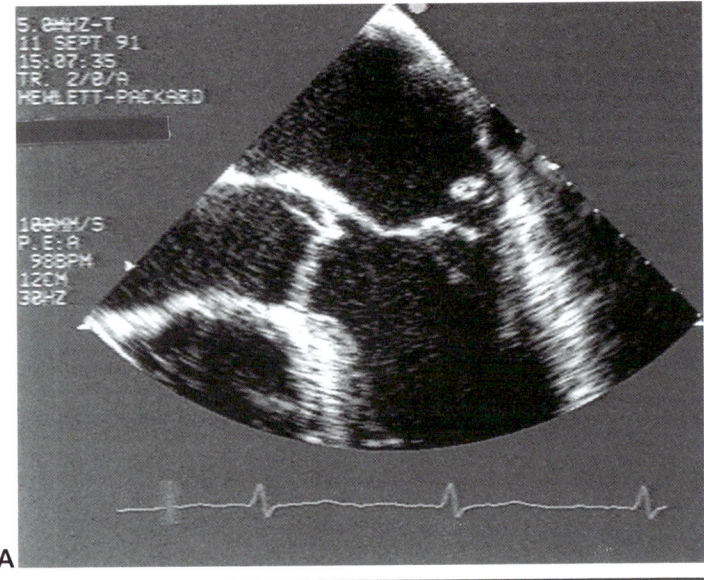

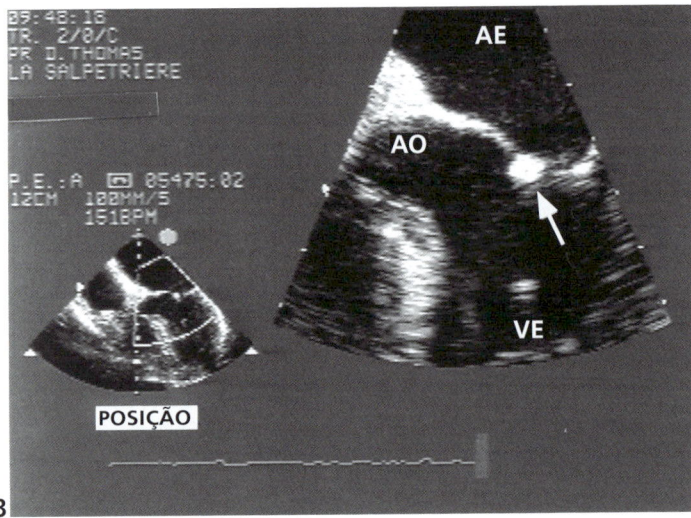

Fig. 6.38. *Endocardite mitral explorada em ETE.* (**A**) Vegetação pediculada móvel presa à pequena valva mitral. (**B**) Vegetação mitral antiga "organizada".

• **Distinção entre uma vegetação e outras lesões valvares**

A distinção ecocardiográfica entre uma vegetação e outras lesões valvares é, às vezes, difícil, até mesmo impossível. As imagens ecocardiográficas duvidosas, que sugerem uma vegetação ou não formais, podem ser observadas em um paciente suspeito de endocardite. As causas dos erros de orientação mais frequentes (falsos positivos) estão resumidas na Tabela 6.16. Elas existem, particularmente, quando, em razão da cardiopatia subjacente, as valvas são modificadas, fibrosadas, calcificadas ou mixoides.

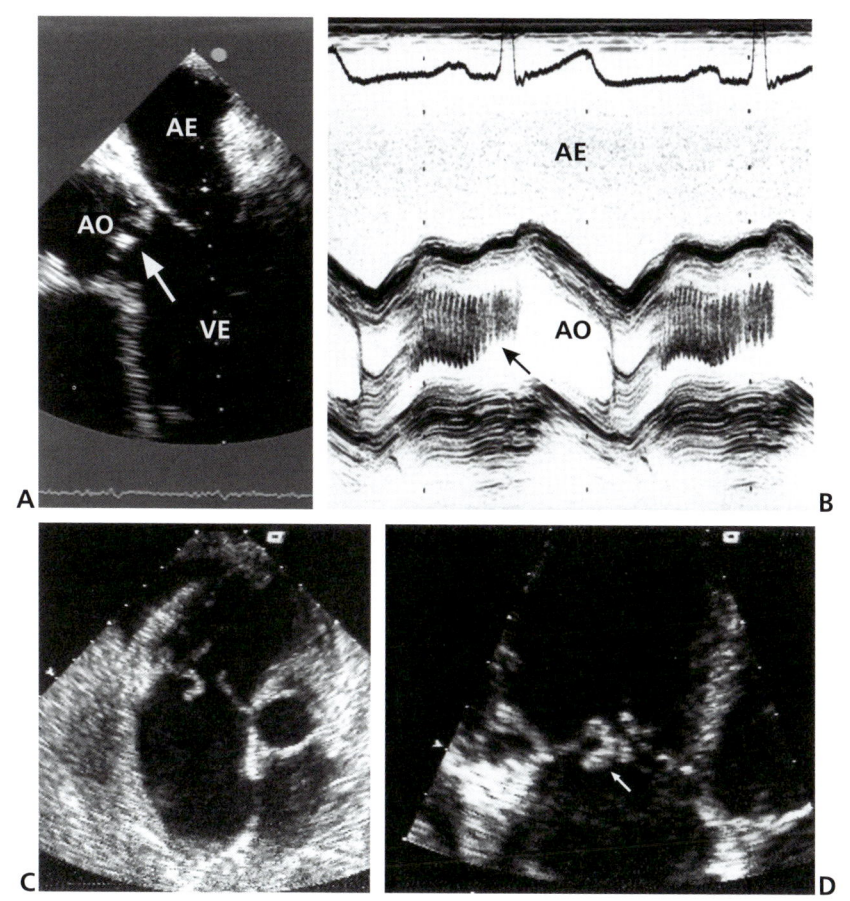

Fig. 6.39. (**A**, **B**) *Vegetação aórtica de pequeno tamanho visualizada em ETE (2D e modo M: aspecto "cabeludo" em diástole).* (**C**, **D**) *Vegetação tricúspide volumosa, pediculada, vista em ETT.*

A dificuldade de fazer o diagnóstico de endocardite apresenta-se principalmente em pacientes com uma doença distrófica da valva mitral, particularmente quando há ruptura de corda associada.

Em todas essas situações patológicas, o diagnóstico diferencial é feito referindo-se particularmente ao contexto clínico. Entretanto, na menor dúvida, não se deve hesitar em repetir o exame ecocardiográfico, *a fortiori* se a clínica chama muito a atenção. A ecocardiografia transesofágica pode ser contributiva nesses casos.

- **Distinção entre vegetação ativa e vegetação estéril ou tratada**

A distinção ecocardiográfica entre uma vegetação bacteriologicamente ativa e uma vegetação estéril ou tratada é impossível. Da mesma maneira, não se encontra correlação entre o aspecto ecocardiográfico das vegetações e a natureza do germe, além das leveduras que originam grandes vegetações muito ecogênicas.

- **Etiologia não inflamatória das vegetações**

Geralmente a vegetação é de origem bacteriana e causada por uma inflamação do endocárdio. A presença de uma vegetação não infecciosa é notada no caso de uma endocardite de Libman-Sacks ou de uma endocardite marântica. Esse tipo de vegetações constitui também a causa de falsos positivos em ecocardiografia.

- **Localização atípica das vegetações**

Classicamente, as vegetações são inicialmente valvares e localizam-se com mais frequência sobre a face ventricular da valva aórtica e sobre a face auricular da valva mitral. Outras localizações não habituais, por exemplo, as parietais, são muito mais raras (Tabela 6.17).

Tabela 6.15. *Causas de falsos negativos no diagnóstico ecocardiográfico das vegetações*

Falhas técnicas	• condições de conservação • qualidade da aparelhagem • técnica utilizada, transtorácica ou transesofágica etc.
Vegetações	• de tamanho inferior a 3 mm • ausentes na fase clínica inicial da endocardite • invisíveis em razão da sua localização atípica • ocultadas pela prótese valvar mecânica, principalmente aórtica • localizando-se sobre o trombo cavitário • impossíveis de serem encontradas em razão da sua migração embólica • plurivalvares, proliferadas ou de localizações múltiplas (orificial e parietal)

Tabela 6.16. *Causas de falsos positivos no diagnóstico ecocardiográfico das vegetações*

• Um espessamento valvar com sequela do processo inflamatório (nodosidades pós-reumáticas)
• Calcificações valvares "nodulares" localizadas
• Uma degeneração mixoide da valva em prolapso
• Uma ruptura parcial das cordas mitrais
• Uma fenda valvar
• Algumas massas valvares ou justavalvares como: mixomas, pseudotumores papilares das valvas, trombos pediculados, excrescências de Lombl (retalhos valvares)
• Vegetações marânticas (endocardite trombótica não bacteriana) ou verrucosas de Libman-Sacks
• Uma degeneração das bioproteses
• Alguns trombos em próteses valvares
• Depósitos fibrinosos, filamentos de fibrina *(strands)*
• Fios de sutura protética (página 159)

- **Presença de vegetações sobre valvas saudáveis**

A presença das vegetações sobre as valvas saudáveis é excepcional. Esse elemento diagnóstico deve ser lembrado durante a interpretação das imagens ecocardiográficas duvidosas. De maneira geral, as vegetações se enxertam quase sempre em uma valva já doente. Com muita frequência, a valva é o local de um escape.

Tabela 6.17. *Localizações atípicas das vegetações*

- Endocárdio interventricular septal (cardiomiopatia hipertrófica obstrutiva, comunicação interventricular)
- Cordas mitrais
- Anel mitral calcificado
- Seio de Valsalva
- Coração direito: sonda de estimulação, cateter venoso, toxicomania etc.
- Abscesso miocárdico, principalmente septal
- Prótese intracardíaca ou intra-aórtica
- Cardiopatia congênita complexa (tetralogia de Fallot, canal arterial, coarctação da aorta)
- Transplante cardíaco

• Escassez dos sinais clínicos de endocardite

A escassez dos sinais cardíacos clínicos da endocardite deve reforçar a busca ecocardiográfica das vegetações. Nesse contexto, a ecocardiografia tem valor diagnóstico. Uma pesquisa minuciosa da vegetação é, então, indispensável. Com frequência, continua indispensável recorrer à ecocardiografia transesofágica.

• Identificação de vegetações em próteses mecânicas

A identificação ecocardiográfica das vegetações em próteses mecânicas pode ser difícil. De fato, uma grande reflexão do material protético pode ocultar a lesão vegetante. Da mesma maneira, uma distinção entre uma vegetação e um trombo infectado preso à prótese valvar é quase impossível, visto que as duas complicações podem se associar.

• Persistência das vegetações

Frequentemente nota-se a persistência das vegetações por muito tempo após a cura clínica da endocardite. De fato, as vegetações podem permanecer iguais às iniciais. Essas vegetações residuais levantam, com frequência, um problema de diagnóstico diferencial em caso de endocardite reincidente ou de novo pico de temperatura ao longo de uma endocardite.

Enfim, as vegetações podem se organizar a longo prazo, tornando-se fibrosadas ou, ainda, calcificadas (Figura 6.38). Essa situação também pode tornar difícil o diagnóstico de reincidência. Essas vegetações antigas "cicatrizadas" devem ser atentamente interpretadas no contexto de um novo episódio febril.

• Desaparecimento brusco da lesão vegetante

O desaparecimento brusco da lesão vegetante ao longo da evolução da endocardite pode ser observado na ecocardiografia. Essa situação é vista em caso de migração embólica da vegetação. Ela se deve à friabilidade da massa vegetante, principalmente recente. O risco embólico é mais importante quando a vegetação é longa (diâmetro > 10 mm) e/ou móvel ou de volume crescente. As endocardites fúngicas se caracterizam pela forte propensão à embolia das volumosas e friáveis vegetações.

De fato, é possível não encontrar mais na ecocardiografia uma vegetação em um quadro de endocardite acompanhada por embolias.

- **Vegetações obstrutivas**

As vegetações de grande volume que provocam a obstrução de um orifício valvar são raras, mas facilmente identificáveis pela ecocardiografia. Essa forma evolutiva particular das vegetações chamadas de "obstrutivas" é, frequentemente, de etiologia fúngica e atinge, classicamente, as valvas atrioventriculares.

- **Endocardites do coração direito**

Na maioria dos casos, a localização das endocardites situa-se no coração esquerdo.

As endocardites do coração direito são raras (5 a 10% das endocardites). As vegetações atingem, habitualmente, as valvas saudáveis e são observadas:

- nas sondas de estimulação;
- no declínio de uma contaminação de um cateter venoso;
- no contexto de septicemia de germes muito virulenta;
- em pacientes imunodeprimidos;
- na toxicomania intravenosa;
- em pacientes ventilados.

Com maior frequência, as endocardites do coração direito estão associadas a uma localização esquerda. Elas podem complicar as comunicações interventriculares (CIV) restritivas em que as vegetações se localizam sobre as bordas da CIV e a valva tricúspide com mais frequência que a pulmonar.

→ Armadilhas diagnósticas causadas por lesões destrutivas da endocardite

Essas armadilhas dizem respeito, com muita frequência, ao diagnóstico ecográfico transtorácico:

- dos abscessos endocárdicos;
- das rupturas de cordas (página 68);
- das perfurações valvares.

A contribuição da ecocardiografia transesofágica é preciosa, nesse caso, para fazer uma avaliação completa das diferentes lesões.

- **Armadilhas dos abscessos endocárdicos**

Os abscessos são encontrados em 20 a 30% das endocardites infecciosas. A utilidade da ecocardiografia (ETT e/ou ETE) reside na detecção e no monitoramento dos abscessos anulares, cuja presença revela uma complicação evolutiva maior. Entretanto, apesar desse desempenho, o diagnóstico dos abscessos permanece, às vezes, difícil diante das seguintes situações:

Aspecto morfológico atípico do abscesso

Tradicionalmente, o abscesso anular apresenta-se na ecocardiografia 2D como uma cavidade encistada mais ou menos arredondada, sem-eco, perivalvar, desenvolvida ao contato do anel, ativada às vezes por uma expansão sistólica (neocavidade anecoica expansiva) (Figura 6.40).

O local predileto das lesões abscedidas é a capa aórtica. Outros aspectos ecográficos menos chamativos dos abscessos são possíveis. Eles refletem as três fases de desenvolvimento do abscesso (Figura 6.41):

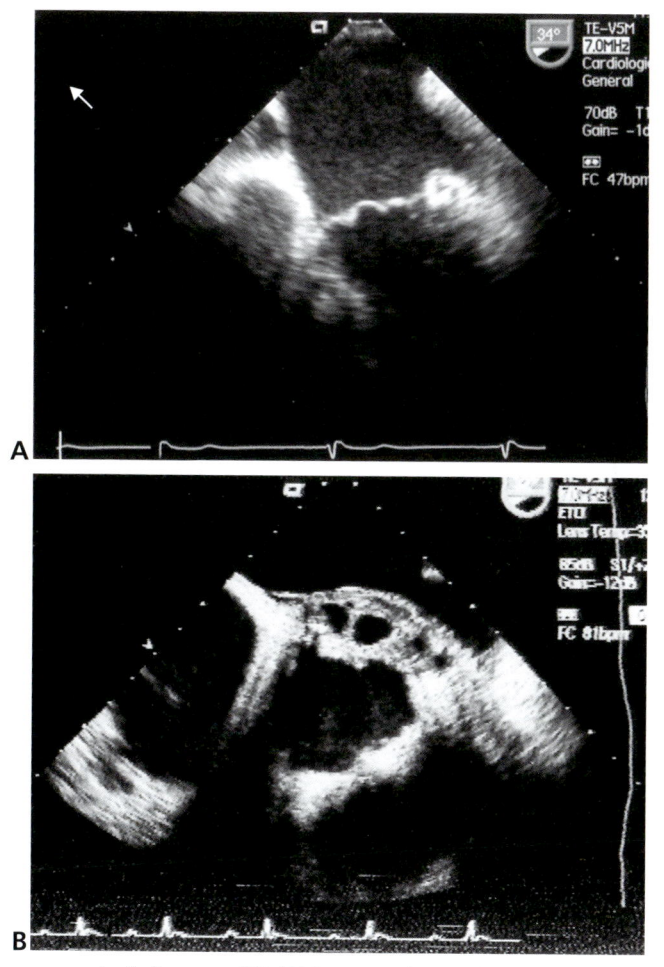

Fig. 6.40. *Abscessos endocárdicos com ETE.* (**A**) Pequeno abscesso "cístico" do anel mitral. (**B**) Abscesso detergido do anel aórtico posterior em forma de duas neocavidades.

- espessamento anormal para-anular (> 10 mm) hiperecogênico, observado em um estágio precoce do abscesso antes da necrose (fase pré-supurativa);
- massa de ecos anormais heterogêneos, por ocasião da presença do material necrótico no interior do abscesso (fase supurativa);
- cavidade cística com casca espessa, correspondendo a um estágio evolutivo do abscesso que precede, frequentemente, a fistulização (fase de pré-fistulização).

Esses aspectos particulares têm valor absoluto somente em função do contexto clínico e da evolução das imagens ecocardiográficas.

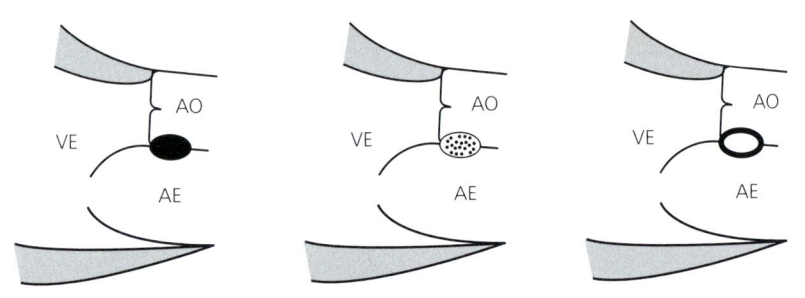

Fig. 6.41. *Três estágios de desenvolvimento do abscesso do trígono aortomitral (cf. texto).*

Pequeno volume dos abscessos

O tamanho do abscesso varia de alguns milímetros a alguns centímetros. A ecocardiografia pode ser falha no caso de pequenos abscessos (< 5 mm), principalmente iniciais, ou abscessos periprotéticos (Tabela 6.18).

Tabela 6.18. *Causas de falsos negativos relativos aos abscessos endocárdicos*

- Abscessos iniciantes (incipientes)
- Abscessos para-anulares aórticos anteriores
- Pequenos abscessos paravalvares mitrais
- Abscessos anulares tricúspides ou pulmonares
- Abscessos múltiplos do revestimento aórtico
- Abscessos paraprotéticos ocultados pela prótese valvar ("efeito de tela")
- Calcificações maciças do anel aórtico responsáveis pelo "efeito de máscara"

Para os pequenos abscessos aórticos, a sensibilidade diagnóstica da ETT é medíocre quando as paredes aórticas estão ateromatosas ou calcificadas. A ETE é claramente superior à ETT na detecção do abscesso de pequeno volume.

Localização atípica dos abscessos anulares

Os abscessos estão localizados, na maior parte das vezes, no nível do trígono fibroso aortomitral, na junção entre o seio de Valsalva posterior e a base da grande cúspide mitral (abscessos para-anulares aórticos posteriores) (Figura 6.42). Os abscessos do anel mitral são muito menos frequentes.

Outras localizações de abscesso de tamanho pequeno, em particular, que tornam sua detecção mais difícil, são possíveis. Elas são responsáveis por falsos negativos (Tabela 6.18). Tratam-se, entre outros, de pequenos abscessos atingindo a zona de fixação do septo interventricular sobre o anel aórtico, que pode evoluir para uma comunicação interventricular. Da mesma maneira, os pequenos abscessos paravalvares mitrais também escapam, frequentemente, ao diagnóstico.

Diagnóstico incorreto dos abscessos anulares

As causas de falsos positivos estão resumidas na Tabela 6.19. Elas se devem, com maior frequência, às endocardites em próteses aórticas (valvares ou vasculares).

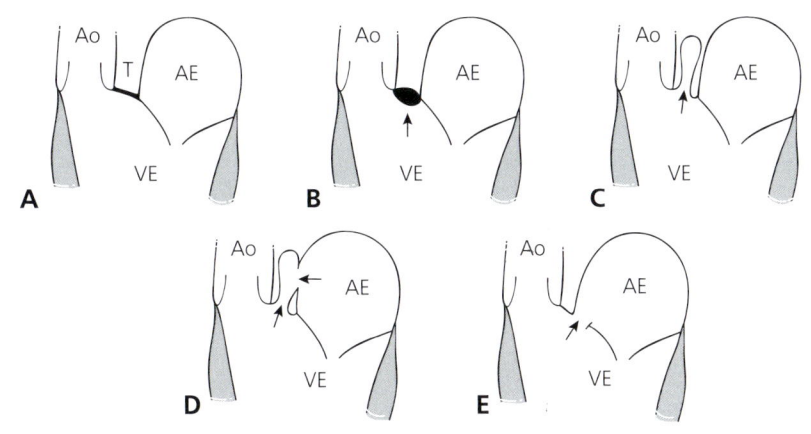

Fig. 6.42. *Diversas lesões do trígono aortomitral* (T): (**A**) *aspecto normal,* (**B**) *abscesso do trígono,* (**C**) *aneurisma do trígono,* (**D**) *falso aneurisma fistulado no AE,* (**E**) *perfuração do trígono no VE.*

Tabela 6.19. *Causas de falsos positivos relativos aos abscessos endocárdicos*

- Calcificações para-anulares aórticas
- Espessamentos fibrosos do cruzamento mitroaórtico
- Formação fibrosa anular periprotética
- Hematoma encistado periprotético
- Hematoma da aorta nativa em via de organização
- Falso aneurisma aórtico após cirurgia de Bentall
- Dissecação aórtica estreita localizada
- Falso aneurisma do trígono aortomitral
- Aneurisma do seio de Valsalva
- Coleção de fluidos do seio transverso de Theile

Extensão anatômica variável dos abscessos

Os abscessos do anel aórtico podem ser muito localizados, ou mesmo circunferenciais, destruindo todo o anel fibroso e levando a um deslocamento aortoventricular. Essa forma anatômica particular de abscesso não deve ser ignorada durante o exame ecocardiográfico. Enfim, os abscessos múltiplos do corpo aórtico podem provocar uma verdadeira dilaceração tecidual.

Fistulização dos abscessos em uma estrutura adjacente

Ela pode ocorrer na aorta, no VE, no AE, nas cavidades direitas ou no pericárdio (Figura 6.42). É preciso saber reconhecê-la precocemente em razão do grande risco infeccioso e hemodinâmico.

    Entretanto, as fistulizações podem escapar à ETT. A ETE fornece elementos essenciais em seu diagnóstico. Ela permite visualizar até mesmo as pequenas aberturas dos abscessos fistulados. O Doppler colorido 2D permite detectar, em caso de fistulização na aorta ascendente, a bolsa abscedida que se comunica com a aorta por meio de um fluxo anormal de preenchimento diastólico. A fistulização do abscesso do trígono aortomitral na câmara de saída do VE é objetivada pelo fluxo anormal de preenchimento sistólico. Por fim, um dos maiores riscos é representado pela ruptura do abscesso em pericárdio livre, podendo levar ao tamponamento cardíaco.

- **Armadilhas das perfurações valvares**

A eficácia da ecocardiografia transesofágica para a detecção das perfurações valvares está bem documentada. É possível, todavia, destacar que há dificuldades diagnósticas em ETE quando a perfuração:

- é de tamanho pequeno (< 5 mm);
- atinge a valva aórtica. O diagnóstico de perfuração mitral é mais fácil;
- não está localizada em pleno corpo valvar, mas se encontra próxima da zona de coaptação das valvas;
- é múltipla.

Armadilhas da quantificação das insuficiências valvares

A ecocardiografia com Doppler tornou-se o método escolhido para quantificar uma insuficiência valvar. Ela substituiu pouco a pouco a angiografia. A avaliação ecocardiográfica da importância de um escape valvar repousa sobre:

- um estudo da repercussão hemodinâmica do escape;
- uma análise Doppler do fluxo regurgitante.

Diante de uma insuficiência valvar o examinador deve, então, passar por todas as fases do exame ecocardiográfico: modo M, diagnóstico por imagem 2D, Doppler espectral e colorido, para trazer e confrontar o máximo de parâmetros coletados uns com relação aos outros. Esses parâmetros quantitativos coletados por via transtorácica e/ou transesofágica são numerosos, pois nenhum deles é absoluto. É necessário o conhecimento dos limites próprios a cada parâmetro. Apesar da evolução do desempenho da técnica ecocardiográfica, a quantificação de um escape valvar permanece, ainda, bastante imperfeita, em razão da multiplicidade dos fatores que podem influenciar os diversos parâmetros utilizados. As armadilhas ecocardiográficas que dizem respeito à medida e à interpretação desses parâmetros serão discutidas conjuntamente para a IM e a IA.

Armadilhas da repercussão hemodinâmica de um escape valvar

A importância de um escape valvar mitral ou aórtico pode ser avaliada de maneira aproximada por meio:

- do grau da dilatação do VE (IM, IA) e do átrio esquerdo (IM);
- da existência de uma hipertensão arterial pulmonar (IM) (página 205).

Entretanto, a dilatação das cavidades esquerdas é um índice inexato e que depende tanto da idade do escape quanto de sua importância. Tradicionalmente, um escape valvar crônico importante acarreta uma sobrecarga do volume do VE, que se torna dilatado e hipercinético. Essa dilatação ventricular esquerda habitualmente é maior nas IAs que nas IMs crônicas. A interpretação permanece difícil em caso de disfunções do VE graves que são frequentemente responsáveis por uma subestimação dos escapes mitrais. A dilatação do VE pode ser ausente nas insuficiências valvares agudas em que somente a hipercinesia está presente. Além disso, numerosos escapes menores não têm tradução ecocardiográfica, com as dimensões das cavidades permanecendo nos limites normais.

Enfim, a dilatação do átrio esquerdo geralmente é plurifatorial e depende, logicamente, da gravidade e da idade da IM, mas também da presença de uma arritmia completa como fibrilação atrial ou de uma hipertensão arterial associada. Portanto, é difícil especificar o grau da IM com esse único critério. Entretanto, a constatação de uma hipertensão arterial pulmonar (HAP) é um argumento sólido em favor do caráter volumoso de uma insuficiência mitral, quando não há outra causa. Todavia, é preciso levar em conta a influência do tamanho e da complacência do átrio esquerdo sobre o aumento das pressões pulmonares:

- a HAP só pode ser moderada em caso de IM volumosa, mais antiga, com forte dilatação do átrio esquerdo;
- a HAP geralmente é grave em caso de IM aguda, que atinge um pequeno átrio esquerdo não complacente.

Armadilhas da análise Doppler de um escape valvar

O Doppler cardíaco tomou um lugar preponderante na quantificação das insuficiências valvares. Vários parâmetros do Doppler foram propostos para avaliar a importância de um escape valvar (Tabela 6.20). A multiplicidade desses parâmetros reflete a ausência de método de referência ideal. A quantificação de um escape valvar baseia-se, então, em um conjunto de parâmetros coletados durante o exame de ecoDoppler. Ela permite classificar as escapes valvares em quatro graus: mínima (1/4), moderada (2/4), média (3/4), importante (4/4), sendo possível alguma sobreposição entre os diferentes graus ecocardiográficos. Uma classificação da importância de um escape valvar em três graus (moderada, média, grave) foi recentemente proposta.

Tabela 6.20. *Parâmetros Doppler utilizados na quantificação de um escape valvar*

- Intensidade acústica e a densidade gráfica do sinal Doppler
- Duração das turbulências ao longo da sístole (IM) ou da diástole (IA)
- Aumento da velocidade máxima do fluxo anterógrado (na ausência da estenose valvar associada)
- Extensão e o tamanho do jato regurgitante
- Diâmetro do jato regurgitante em sua origem *(vena contracta)*
- Fração de regurgitação
- Relação das integrais velocidade-tempo (IM)
- Tempo de semidecaimento em pressão (IA)
- Velocidade telediastólica subístmica (IA)
- Aspecto do fluxo venoso pulmonar (IM)
- Índices do método de PISA

Entretanto, há numerosas armadilhas técnicas e limitações diagnósticas que devem ser bem conhecidas na utilização dos parâmetros Doppler. Inicialmente, é preciso destacar que a medida da velocidade máxima da regurgitação mitral (ultrapassando com muita frequência 4 m/s) obtida no Doppler contínuo não permite quantificar a IM. De fato, a velocidade máxima depende, principalmente, das pressões sistólicas intraventriculares esquerdas. Ela é menos elevada em caso de pressões baixas (queda de pressão, por exemplo) ou, pelo contrário, é mais alta (6-8 m/s) em caso de hipertensão intraventricular (estenose aórtica, cardiomiopatia hipertrófica). Outras armadilhas da ecocardiografia com Doppler relativas aos seguintes parâmetros, utilizados na quantificação de um escape valvar, são:

→ Estudo da extensão e do tamanho do jato regurgitante ao Doppler colorido 2D

Trata-se sempre do método mais popular e mais largamente utilizado, visto que seus limites são extremamente numerosos. Os limites desse método estão ligados aos múltiplos fatores, geralmente não controláveis, que determinam a extensão e o tamanho do jato regurgitante (Tabela 6.21). Entre esses fatores, é preciso insistir na importância da direção do jato com subestimação do escape para os jatos excêntricos e aderentes às estruturas vizinhas (Figura 6.43). Trata-se, sobretudo, das IMs excêntricas aderentes às paredes do átrio esquerdo em razão do prolapso de uma valva mitral ou da ruptura de cordas mitrais que correm o risco de serem subestimadas por esse método. Da mesma maneira, regurgitações paraprotéticas também podem manifestar-se por jatos aderentes e levar a uma subestimação do escape. Essa aderência particular dos jatos nas paredes cardíacas é explicada pelo efeito Coanda: o jato estudado em um plano perpendicular à parede se espalha sobre a superfície, permanecendo relativamente pouco espesso.

Tabela 6.21. *Fatores determinantes da extensão e do tamanho do jato regurgitante*

- Importância e a energia cinética do escape
- Tamanho do orifício regurgitante
- Tamanho e a complacência da cavidade receptora
- Condições de carga (pré- ou pós-carga)
- Período do ciclo cardíaco considerado
- Direção do jato regurgitante (jato central ou excêntrico)
- Variações temporais da regurgitação
- Caráter do jato "livre" ou aderente
- Número dos jatos regurgitantes
- Fatores técnicos: ecogenicidade do paciente, resolução espacial do ecógrafo, nível dos ganhos coloridos e dos filtros, taxas de quadros, frequência de emissão, tamanho do setor colorido, pós-tratamento da imagem etc.
- Incidências ecocardiográficas estudadas
- Via ecocardiográfica utilizada: transtorácica ou transesofágica (mono ou multiplanar)
- Experiência do examinador

A análise quantitativa do escape valvar também é prejudicada pela presença dos jatos múltiplos em Doppler colorido, revelando ser difícil concluir sobre a gravidade do escape.

Para avaliar a importância de uma IM, mede-se, geralmente, a superfície máxima e a superfície relativa do jato regurgitante (superfície do jato/superfície do átrio esquerdo) planimetrada em Doppler colorido 2D. De fato, a superfície ao Doppler colorido da IM depende, certamente, da gravidade da regurgitação, mas também de muitos outros fatores, como o *status* hemodinâmico do paciente ou o nível dos ganhos. Com efeito, quanto mais elevado o ganho de cor, maior parece ser o escape na tela. Além disso, a variabilidade inter e intraobservador para a medida da superfície do jato regurgitado ao Doppler

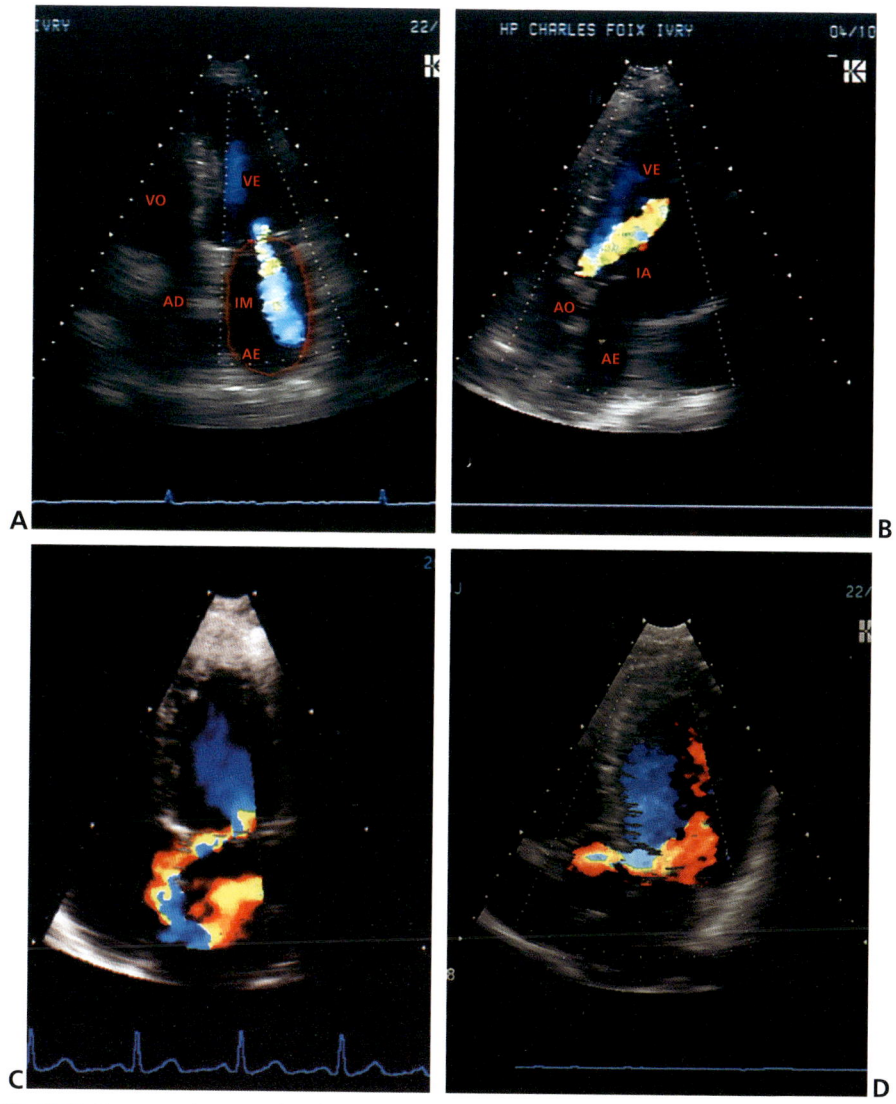

Fig. 6.43. *Escapes valvares explorados em Doppler colorido 2D transtorácico.* (**A**) IM moderada (superfície IM/AE = 32%) central. (**B**) IA central. (**C**) IM importante excêntrica: jato dirigido em direção ao septo interatrial. (**D**) IA excêntrica dirigida para a valva mitral.

colorido é importante e varia de 15 a 20%. Os valores limites da superfície do jato que sugerem uma IM importante são de 8 cm² (ETT) e de 6 cm² (ETE). Enfim, uma subestimação da IM é mais frequente em caso de dilatação importante do AE tanto quando em ETT e ETE.

Na prática, a análise do jato de insuficiência mitral ou aórtica ao Doppler colorido 2D permite, normalmente, diferenciar os escapes mínimos (grau 1) e os escapes importantes (grau 4). O problema da quantificação diz respeito, mais frequentemente, aos escapes intermediários (graus 2 e 3).

→ **Medida do diâmetro do jato regurgitante em sua origem** *(vena contracta)*
A medida da largura do jato na origem permite uma boa apreensão da importância do escape valvar. Ela deve ser realizada em Doppler colorido no nível da parte mais estreita do jato regurgitante, através do orifício valvar correspondente à *vena contracta* (Figura 6.44). Ela pode ser efetuada por ETT ou, de preferência, por via transesofágica (Figura 6.45).

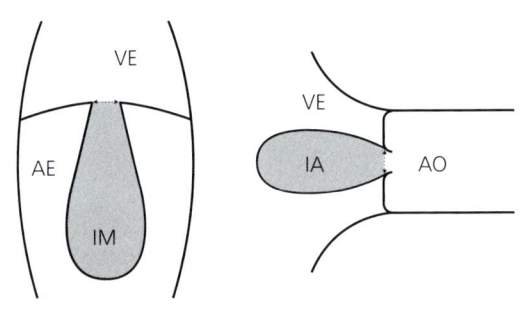

Fig. 6.44. *Medida do diâmetro do jato de IM e de IA na origem (*vena contracta*) em ecoDoppler colorido 2D transtorácico.*

A vantagem do método que mede a *vena contracta* é ser menos dependente das condições hemodinâmicas e, particularmente, da pós-carga do que a fração de regurgitação. Os limites desse método estão ligados aos fatores determinantes da largura da *vena contracta* (Tabela 6.22). Com efeito, a medida do diâmetro de um jato colorido supõe, implicitamente, que o orifício regurgitante é grosseiramente circular. Ora, isso está longe de ser sempre verdade, pois existe uma grande variedade de formas dos orifícios, dos quais é medida apenas uma dimensão.

A existência dos jatos excêntricos ou dos orifícios regurgitantes não circulares torna difícil a aplicação do método. Em caso de jato excêntrico, uma medida feita precisamente com Doppler colorido 2D pode ser tolerada em algumas circunstâncias. Entretanto, o método é inutilizável em caso de jatos regurgitantes múltiplos. Com efeito, a soma dos diversos jatos leva a superestimar a importância do escape. Na prática, o diâmetro do jato regurgitante deve ser medido estritamente em sua origem, no nível da união entre a zona de convergência e o jato divergente em um plano de seção ideal. Com efeito, além disso, ele se alarga rapidamente, o que pode levar a variações significativas em alguns milímetros. Notemos que o diâmetro da *vena contracta* permanece constante em sístole (para a IM) ou em diástole (para a IA) quando o orifício regurgitante é fixo. O método não é aplicável aos escapes, à grande variabilidade do orifício regurgitante no tempo. Para os prolapsos mitrais, aconselha-se medir a *vena contracta* em mesossístole.

Em caso de fibrilação atrial é necessário, entretanto, realizar diversas medidas para calcular o valor médio.

A medida da *vena contracta* é feita preferencialmente com Doppler colorido 2D (IM, IA). No modo M colorido, ela deve ser feita o mais próximo possível das sigmoides aórticas (IA). O ajuste dos ganhos coloridos também é importante: ganhos demais superestimam o diâmetro do jato e, portanto, a importância do escape; ganhos insuficientes podem subestimar o escape. É necessário, em todos os casos, utilizar o *zoom* e mediar diversas me-

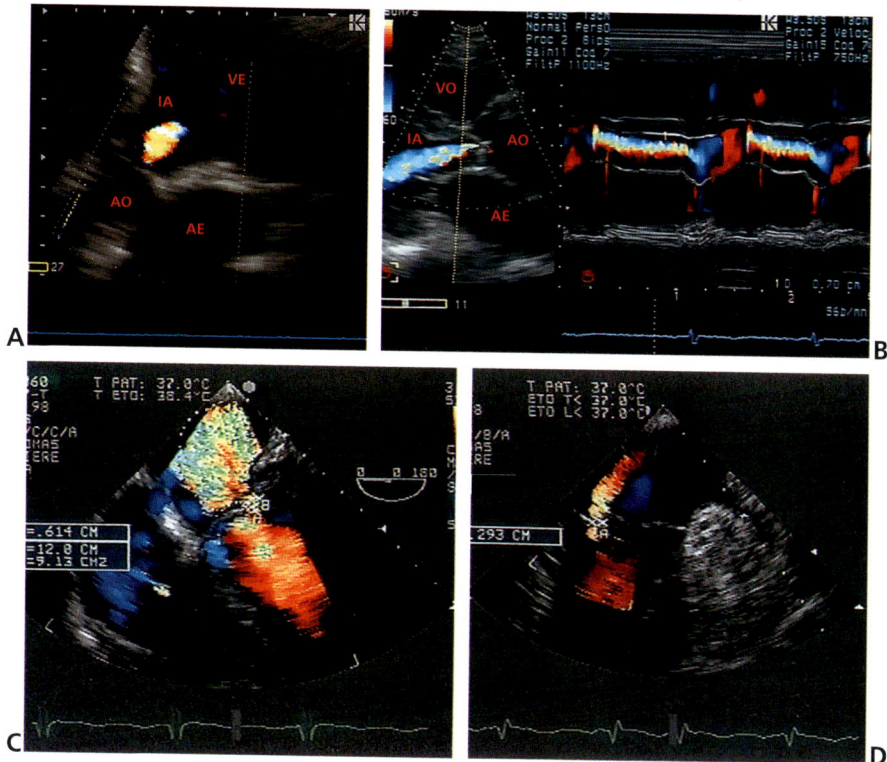

Fig. 6.45. (**A**, **B**) *Quantificação dos escapes valvares através da medida da* vena contracta *(vc) em Doppler colorido de ETT* (**C**, **D**) *e ao ETE.* (**A**) IA moderado com vc = 2,6 mm em 2D; (**B**) IA média com vc = 7 mm no modo M colorido; (**C**) IM importante com superfície = 9,1 cm², vc = 6,1 mm; (**D**) IM moderada com média excêntrica com vc = 2,9 mm nessa incidência.

Tabela 6.22. *Fatores determinantes da largura da* vena contracta

- Visualização da *vena contracta*: integral ou incompleta
- Incidência de medida com relação ao eixo do jato regurgitante (risco de superestimação da *vena contracta* em caso de incidência oblíqua)
- Caráter do jato regurgitante: jato central ou excêntrico, chamado de oblíquo
- Forma do orifício regurgitante: circular ou não circular
- Número dos jatos regurgitantes: jato único ou jatos múltiplos
- Tamanho do orifício regurgitante ao longo do ciclo cardíaco: fixo ou variável
- Valva aórtica bicúspide (cúspides assimétricas)
- Estenose membranosa subvalvar aórtica
- Ajuste insuficiente dos ganhos de cor
- Sombra acústica trazida sobre a *vena contracta* pelas calcificações valvares
- Via de registro: transtorácica ou transesofágica
- O modo de medida em Doppler colorido: 2D ou modo M

didas. Um comprimento da *vena contracta* ≥ 6 mm corresponde a um escape mitral ou aórtico importante. Certos estudos sugerem valores limites entre 5 e 6,5 mm. Com efeito, os valores limites dependem da resolução espacial do Doppler colorido utilizado. Enfim, existem zonas de sobreposição entre os graus 2 e 3 de escape, tornando a separação desses dois graus difícil com esse único critério.

→ Cálculo da fração de regurgitação (FR)

Em teoria, esse é o método mais preciso para quantificar um escape valvar. Ele consiste em comparar o fluxo mitral (QM) e o fluxo aórtico (QA) calculados com ecoDoppler pulsado:

$$FR = \frac{QM - QA}{QM} \text{ (IM)} \qquad FR = \frac{QA - QM}{QA} \text{ (IA)}$$

Uma FR > 50% favorece um escape importante (grau 3 a 4).

Entretanto, esse método quantitativo de rotina é bastante exigente e necessita das medidas meticulosas, às vezes difíceis de serem reproduzidas. Os limites do método fluxométrico são igualmente numerosos (Tabela 6.23). A imprecisão ecocardiográfica da medida das superfícies mitral e aórtica constitui o principal limite do cálculo da FR pelo ecoDoppler. Erros podem ser igualmente cometidos no nível da medida dos diâmetros anulares e/ou das IVTs. Além disso, esse método não permanece válido na presença de IA ou de EM associada à IM. Em caso de IA, ele é utilizável na ausência de EA ou de IM. Sua aplicação é difícil em caso de fibrilação atrial ou no portador de uma prótese valvar. De fato, esse método dá bons resultados quando é aplicado em pacientes selecionados.

A complexidade do cálculo da fração de regurgitação em caso de IM levou à proposta da utilização da simples relação das IVTs do fluxo mitral e do fluxo aórtico. Uma relação superior a 1,3 corresponde a uma fração regurgitada superior a 40%. Entretanto, esse método também só é válido na ausência de EM e de IA.

Tabela 6.23. *Limites relativos ao cálculo da fração de regurgitação a partir dos débitos dos orifícios*

- Erro sobre a medida dos diâmetros anulares é elevado ao quadrado
- Forma do orifício aórtico é circular, a do orifício mitral é elíptica
- Variações de calibre do orifício mitral são baixas em sístole; as do orifício mitral são incessantes ao longo da diástole
- Método não se aplica se há uma valvopatia associada
- Fibrilação atrial é responsável por IVTs variáveis
- Reprodutibilidade das medidas dos débitos dos orifícios é baixa.

→ Medida do tempo de semidecaimento em pressão de IA (T 1/2 p)

Essa medida é efetuada sobre o fluxo de regurgitação aórtica registrada ao Doppler contínuo (Figura 6.46). O T 1/2 p é tão curto quando a IA é grave. O T 1/2 p inferior à 300 ms favorece uma IA importante.

Os fatores que determinam a duração do T 1/2 p de IA estão resumidos na Tabela 6.24. Eles são de ordem técnica ou hemodinâmica. É necessário conhecê-los a fim de evitar os resultados discordantes (Figuras 6.47 e 6.48).

Na prática, a medida do T 1/2 p exige uma excelente definição dos contornos do espectro de IA registrado integralmente com a velocidade protodiastólica ultrapassando 3

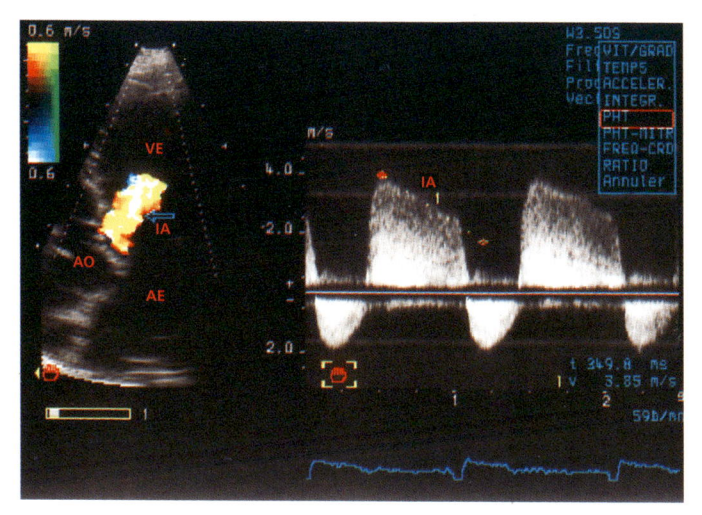

Fig. 6.46. *Registro correto da insuficiência aórtica em Doppler contínuo unido ao diagnóstico por imagem 2D colorido (alinhamento correto). Definição perfeita dos contornos do espectro de IA (velocidade protodiastólica: 3,8 m/s; T 1/2 p: 349 ms).*

Tabela 6.24. *Fatores que determinam a duração do tempo de semidecaimento em pressão da IA, (T 1/2 p)*

Fatores técnicos	• Grau do alinhamento sobre o jato regurgitante • Totalidade do espectro de IA • Definição do envelope espectral
Fatores hemodinâmicos	• Nível da pressão telediastólica do VE (↓ T 1/2 p: EA associada, cardiopatia isquêmica ou hipertrófica, insuficiência cardíaca) • Grau de alteração da função diastólica do VE (↓ T 1/2 p: perturbação da complacência do VE) • Insuficiência aórtica aguda (T 1/2 p < 200 ms) • Resistência arterial sistólica • Complacência aórtica

m/s. Entretanto, é normal que nos escapes excêntricos o alinhamento em Doppler contínuo seja muito difícil, o que torna a medida do T 1/2 p muito aleatória. Além disso, qualquer aumento da pressão telediastólica do VE acarreta uma diminuição do tempo de meia-pressão, correndo-se o risco de fazer a insuficiência aórtica ser superestimada. Por fim, o tempo de meia-pressão é muito curto (< 200 ms) em caso de IA aguda, em razão de uma elevação brusca da pressão telediastólica do VE (Tabela 6.30 e Figura 6.55).

→ **Medida da velocidade telediastólica subístmica da IA**

Um refluxo positivo telediastólico registrado em Doppler pulsado na aorta descendente reflete a importância do escape aórtico. A velocidade telediastólica superior a 0,2 m/s evoca uma IA importante. A medida do refluxo telediastólico permanece válida na presença de uma estenose aórtica associada. Os limites desse método são, principalmente,

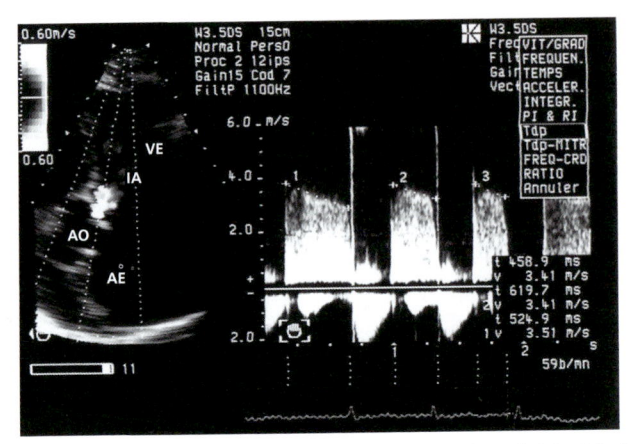

Fig. 6.47. Variabilidade do tempo de semidecaimento em pressão de IA (524, 619, 458 ms) em caso de arritmia complexa por fibrilação atrial.

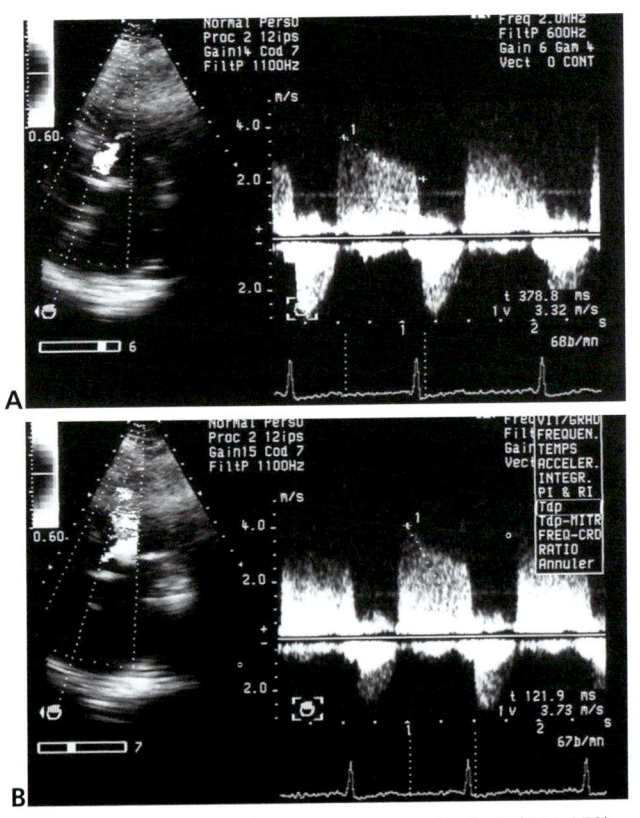

Fig. 6.48. Variabilidade do tempo de semidecaimento em pressão de IA (497, 378) em função da incidência Doppler e da definição da inclinação diastólica no mesmo paciente.

de ordem técnica ou ocasionados por patologias associadas que perturbam a medida (Tabela 6.25). Em alguns casos, a crossa da aorta pode ser difícil de ser extraída; trata-se, principalmente, de sujeitos idosos. No que diz respeito ao ajuste do ecógrafo, é indispen-

Tabela 6.25. *Fatores que determinam o valor da velocidade telediastólica subístmica da IA*

Fatores técnicos	grau de alinhamento sobre o jato regurgitante definição do espectro em telediástole local de registro correto (a jusante da artéria subclávia esquerda)
Patologias associadas	coarctação aórtica canal arterial dissecação aórtica fístula aortopulmonar ruptura de aneurisma de Valsalva
Frequência cardíaca	taquicardia (> 120 batimentos/minuto) bradicardia (< 50 batimentos/minuto)
Complacência aórtica	
Insuficiência aórtica aguda	

sável reduzir ao mínimo os filtros parietais para poder visualizar corretamente um refluxo telediastólico. As variações extremas da frequência cardíaca também podem influenciar a medida da velocidade telediastólica de IA. A importância do refluxo diastólico depende, igualmente, da complacência aórtica, que frequentemente é baixa no sujeito idoso. Enfim, a IA aguda provoca uma anulação da velocidade telediastólica subístmica, invalidando o método (Tabela 6.30).

→ Aspecto do fluxo venoso pulmonar

A análise do fluxo venoso pulmonar (FVP) em Doppler pulsado é útil para a quantificação das insuficiências mitrais.

O FVP normal é constituído por duas ondas positivas, sistólica e diastólica e por uma onda retrógrada ligada à contração atrial (Figura 9.17, página 183).

Na presença de uma IM importante, assiste-se a uma inversão telessistólica ou holossistólica do FVP. Uma IM volumosa pode ser praticamente descartada quando a velocidade da onda sistólica é superior à da onda diastólica. De fato, as IMs graves tiveram um fluxo inverso em 93% dos casos. Entretanto, essa inversão sistólica do FVP depende de diversos fatores (Tabela 6.26). As armadilhas diagnósticas dizem respeito, principalmente, às IMs excêntricas pelo prolapso da valva mitral. A direção do jato regurgitante determinada pela topografia do prolapso mitral influencia o fluxo venoso pulmonar da seguinte maneira (Figura 6.49):

- o prolapso da grande valva mitral gera um jato que adere à parede lateral do átrio esquerdo e uma inversão sistólica atingindo, preferencialmente, o fluxo das veias pulmonares esquerdas;
- o prolapso da pequena valva mitral é responsável por um jato voltado para o septo interatrial e um refluxo preferencial nas veias pulmonares direitas.

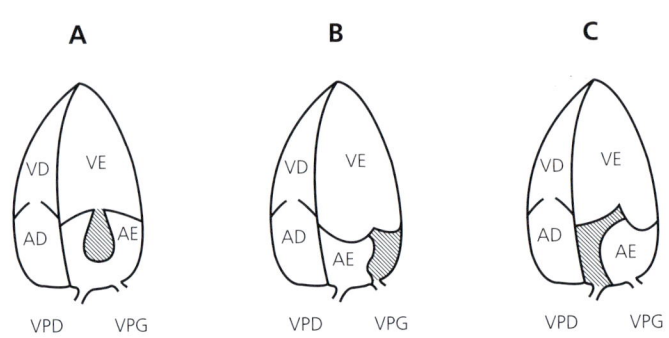

Fig. 6.49. *Trajetórias do jato de IM segundo o mecanismo de IM.* (**A**) IM central por dilatação anular; (**B**) IM excêntrica por prolapso da grande cúspide mitral; (**C**) IM excêntrica por prolapso da pequena cúspide mitral.

Tabela 6.26. *Fatores determinantes da inversão sistólica do fluxo venoso pulmonar em caso de IM*

- Importância do escape mitral
- Direção do jato regurgitante
- Tamanho do átrio esquerdo
- Complacência auricular esquerda
- Anomalias associadas (fibrilação atrial, estenose mitral, disfunção ventricular esquerda)

É necessário, portanto, buscar sistematicamente o refluxo sistólico no nível das veias pulmonares direitas e esquerdas em razão da possibilidade de uma inversão eletiva em uma das quatro veias pulmonares. Isso implica recorrer à ETE, que permite visualizar as quatro veias. Na ETT somente a veia pulmonar superior direita está geralmente acessível.

O tamanho e a complacência do átrio esquerdo influenciam igualmente o FVP em caso de IM. A inversão sistólica do fluxo será mais aberta na medida em que o átrio esquerdo for menor e mais complacente. Enfim, as IMs moderadas têm um FVP normal ou somente a onda sistólica diminuída. Entretanto, a diminuição da onda sistólica do FVP pode ser vista, também, em outras circunstâncias, como uma arritmia complexa como fibrilação atrial, uma estenose mitral ou uma disfunção ventricular esquerda grave. Somente a inversão sistólica do FVP constitui um sinal correto e específico de IM importante.

→ Estudo da zona de convergência

Ao longo de uma insuficiência valvar, é possível visualizar ao Doppler colorido 2D a zona de convergência centrada em torno do orifício com escape. Essa zona de convergência de forma hemisférica corresponde ao fluxo laminar de isovelocidade que converge em direção ao orifício regurgitante. Ela é identificável em Doppler colorido modificando-se o nível de *aliasing* na escala de velocidade (Figuras 6.50 e 6.51). A zona de convergência ou de PISA (Área de Superfície de Isovelocidade Proximal) serve como meio de quantificação de um escape valvar. Conforme o princípio de continuidade dos débitos, o débito calculado no nível da zona de convergência é igual ao débito do orifício regurgitante.

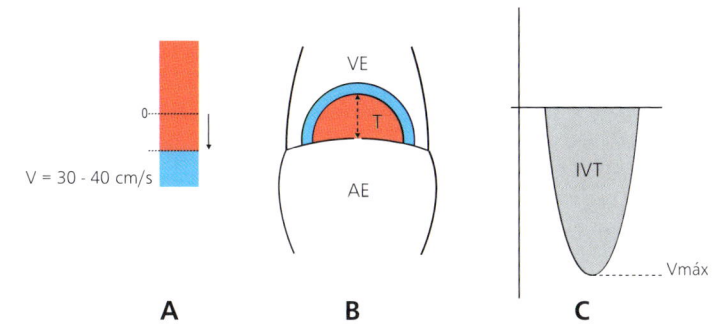

Fig. 6.50. *Técnica de exame da zona de convergência de uma IM conforme o método de PISA.* (**A**) Linha de base da escala de velocidade deslocada para baixo (nível de *aliasing* 30-40 cm/s). (**B**) Identificação e medida do raio da zona de convergência intra-VE. (**C**) Coleta do espectro de IM em Doppler contínuo, permitindo medir a integral das velocidades (IVT) e a velocidade máxima (Vmáx).

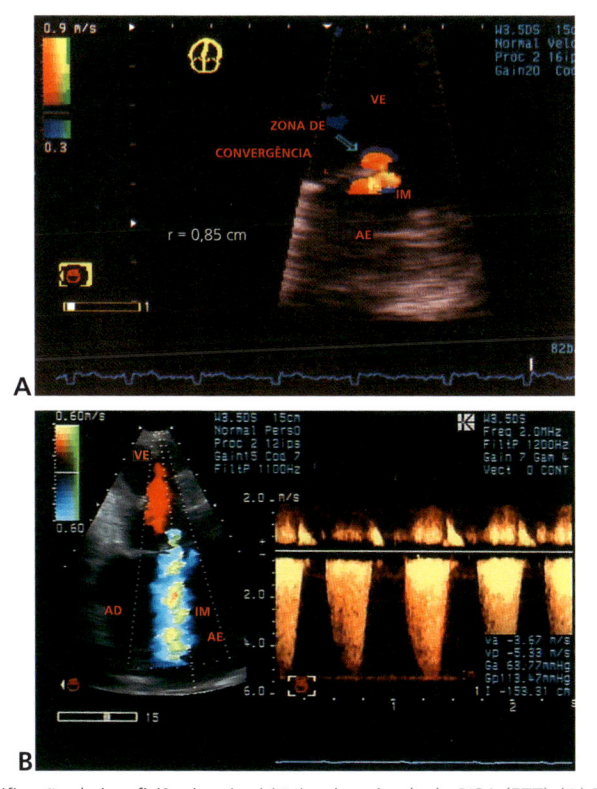

Fig. 6.51. *Quantificação da insuficiência mitral (IM) pelo método de PISA (ETT).* (**A**) Estudo da zona de convergência: raio (r) = 0,85 cm, velocidade de *aliasing* (V) = 30 cm/s. (**B**) IM registrada em Doppler colorido e contínuo: velocidade máxima (Vmáx) = 533 cm/s, IVT = 153 cm.

Na prática, mede-se a distância que separa o orifício do primeiro *aliasing*, que corresponde ao raio (r) da zona de convergência da qual se conhece a velocidade (velocidade de *aliasing*). É possível, portanto, calcular a superfície da zona de convergência conhecendo-se seu raio (r) através da fórmula: $2\pi r^2$. A medida do raio "r" deve ser particularmente cuidadosa, pois qualquer erro é elevado ao quadrado durante o cálculo da superfície.

É possível, em seguida, calcular outros índices que permitem a quantificação de uma IM ou uma IA como:

- o fluxo instantâneo máximo regurgitado: $Qr = 2\pi r^2 V$;
- a superfície do orifício regurgitante: SOR = Qr/Vmáx. de IM (ou de IA);
- o volume regurgitado pelo ciclo cardíaco: VR = SOR × IVT de IM (ou de IA).

A utilização prática do método de PISA necessita de uma técnica rigorosa. O desrespeito às condições de exame (Tabela 6.27) pode levar a resultados incorretos. Da mesma maneira, convém conhecer os limites do método, a fim de evitar resultados discordantes (Tabela 6.28).

Tabela 6.27. *Condições de exame da zona de convergência de um escape valvar em Doppler colorido 2D*

- Corte apical das quatro cavidades (IM) ou de duas cavidades esquerdas com a aorta (IA)
- Setor colorido reduzido (30°)
- Gama verde (turbulências) retirada
- Linha de base deslocada para baixo (IM) ou para o alto (IA)
- Ganho de cor corretamente regulado
- Imagem em *zoom*
- Zona de convergência identificada em *cine mode*
- Raio (r) da zona da convergência medido com precisão
- Velocidade de *aliasing* (v) fornecida pelo aparelho transferido para o *software* de cálculo

Tabela 6.28. *Limites potenciais do método de PISA*

Zona de convergência	• Mal visualizada: hipoecogenicidade do paciente; sensibilidade do Doppler colorido (taxa de quadros, frequência de emissão etc.), ajuste dos ganhos coloridos • Deformada (não hemisférica): hemisfério truncado, semielipse, "mais larga" que um hemisfério • Não única em caso de jatos regurgitantes múltiplos
Raio da zona de convergência	• Mal medido: pacientes pouco ecogênicos, má definição do plano do anel valvar • Variável durante o ciclo cardíaco • Difícil de ser medido na presença de um escape mínimo
Velocidade de *aliasing*	• Muito alta: zona de convergência "achatada" • Muito baixa: zona de convergência "alargada"

Esses limites estão ligados, principalmente:

- às más condições de exame, que não permitem a visualização perfeita da zona de convergência ou a medida precisa de seu raio;

- à deformação eventual da zona de convergência;
- às variações do raio da zona de convergência ao longo do ciclo cardíaco;
- à escolha inapropriada da velocidade de *aliasing*.

• **Deformação da zona de convergência**

O método de PISA supõe que a zona de convergência, situada exatamente a montante do orifício regurgitante, seja hemisférica. Entretanto, sua forma é hemisférica somente se o orifício regurgitante for circular e estiver localizado em um plano. Na realidade, a zona de convergência pode ser "deformada" em algumas situações.

As principais causas da deformação da zona de convergência são:

- algumas etiologias das insuficiências valvares (prolapso mitral, valva aórtica bicúspide, ectasia anuloaórtica, aneurisma da aorta ascendente etc.);
- geometria complexa, não circular, do orifício mitral ou aórtico;
- nível de *aliasing* mal ajustado;
- fenômeno de confinamento.

Resultam disso formas particulares não hemisféricas da zona de convergência como:

- hemisfério truncado ou semielipse, observados em algumas IM por prolapso mitral. Essas formas são responsáveis por uma superestimação do escape valvar;
- hemisfério "alargado" (> 180°), notado em caso de ectasia anuloaórtica em que as valvas têm um aspecto de funil invertido (Figura 6.52). Essa forma expõe a um risco de subestimação do escape (Figura 6.53).

Nessas duas situações é necessário efetuar uma correção angular multiplicando-se o fluxo regurgitado pela relação do ângulo $\alpha/180$ ($Qr = 2\pi r^2 V\alpha/180$). O ângulo α delimitado pelas valvas corresponde, com efeito, ao ângulo da zona de convergência.

Enfim, uma compreensão clara da zona de convergência pelas paredes ventriculares (fenômeno de confinamento) deve levar à renúncia da utilização do método de PISA. Essa situação é vista, sobretudo, em algumas IMs lateralizadas dos prolapsos da pequena valva mitral, mas também em algumas IMs restritivas. Da mesma maneira, o método de PISA deixa de ser útil na presença de jatos regurgitantes múltiplos observados às vezes (escape bicomissural, por exemplo), que acarretam diversas zonas de convergência (Figura 6.54). Contudo, alguns autores propõem a adição de raios de cada zona de convergência para calcular uma SOR fictícia que representa a soma dos orifícios regurgitantes.

• **Variações do raio da zona de convergência**

O raio (r) da zona de convergência medido em um determinado instante corresponde a uma distância máxima e não dá conta das variações que podem intervir ao longo do ciclo cardíaco. Esse é o caso dos prolapsos mitrais nos quais se nota, habitualmente, um aumento do raio r em mesossístole. Nas IMs reumáticas, o raio da zona de convergência permanece estável ao longo da sístole. O raio de PISA > 9 mm em mesossístole (para a velocidade de *aliasing* a 40 cm/s) suscita uma IM importante (orgânica). Nas IMs funcionais, o raio é frequentemente aumentado em proto e telessístole. Com efeito, as variações do raio da zona de convergência, bem visíveis no modo M colorido, correspondem a variações do fluxo regurgitado. Nessas situações é necessária a utilização do raio médio de rotina. Por fim, nas IAs, as variações do raio da zona de convergência ao longo da diás-

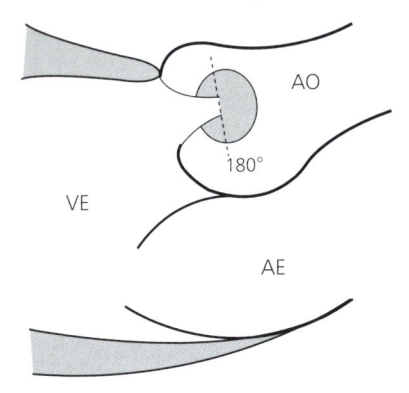

Fig. 6.52. *Estudo da zona de convergência de insuficiência aórtica em caso de dilatação aneurismática da aorta inicial.* Nesse caso, a zona de convergência é mais ampla que um hemisfério e o ângulo $\alpha > 180°$.

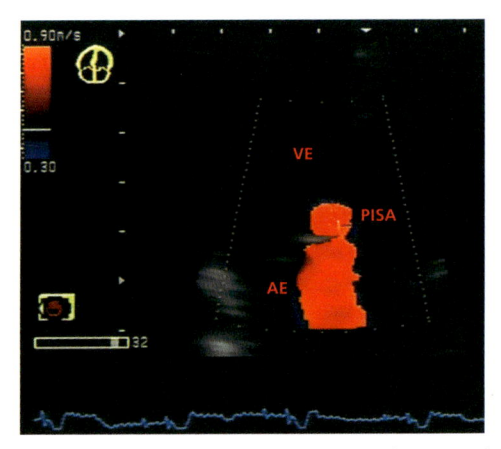

Fig. 6.53. *Forma particular da zona de convergência intraventricular esquerda: hemisfério "alargado".*

tole são muito menos importantes. Assim, o raio da IA medido em protodiástole é um bom reflexo da superfície média do orifício regurgitante.

- **Nível de *aliasing***

A velocidade da zona de convergência corresponde à velocidade do primeiro *aliasing* escolhido pelo operador para otimizar a visualização dessa zona. Trabalha-se, com mais frequência, com valores de *aliasing* compreendidos entre 30 e 40 cm/s, diminuindo-se a linha de base da escala de velocidade para as IM e aumentando-se em caso de IA.

A escolha da velocidade de *aliasing* ideal é primordial para poder quantificar um escape valvar de maneira confiável. De fato, uma velocidade de *aliasing* muito alta acarreta um achatamento da zona de convergência e, portanto, uma subestimação do fluxo regurgitado. Por outro lado, uma velocidade muito baixa é responsável por um alargamento da zona de convergência; isso tem como resultado uma superestimação do fluxo regurgitado.

Valvas cardíacas

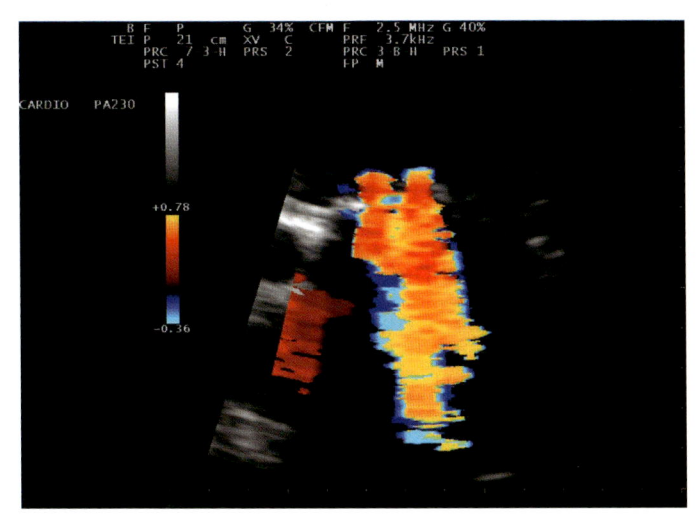

Fig. 6.54. Zona dupla de convergência de insuficiência mitral.

Apesar de todos esses limites, o estudo da zona de convergência merece ser integrado na quantificação das insuficiências valvares. O método permanece válido na presença de uma fibrilação atrial de uma estenose valvar associada. Os critérios de uma IM e de uma IA orgânicas importantes (grau IV), estabelecidos a partir do método de PISA, estão resumidos na Tabela 6.29.

A importância do escape valvar é mais bem quantificada pela superfície do orifício regurgitante e pelo volume regurgitado. Notemos os valores limites mais baixos para uma IM isquêmica importante (grau IV) (SOR > 30 mm², VR > 45 mL).

Tabela 6.29. Principais critérios ao ecoDoppler de uma IM e de uma insuficiência aórtica (IA) importantes

Parâmetros	IM	IA
Extensão espacial	No fundo do AE	Além do funil mitral
Superfície regurgitada	> 8 cm² (ETT) > 6 cm² (ETE)	
Vena contracta	> 6 mm	> 6 mm
Fração regurgitada	> 50%	> 50%
Tempo de meia pressão		< 300 ms
Velocidade telediastólica		> 0,2 m/s
Fluxo venoso pulmonar	Refluxo sistólico	
Índices de PISA	Qr > 140 mL/s SOR > 40 mm² VR > 60 mL	SOR > 30 mm² VR > 50 mL

Qr = débito regurgitado; SOR = superfície do orifício regurgitante; VR = volume regurgitado.

Casos particulares

É preciso colocar à parte as insuficiências aórticas agudas e as insuficiências mitrais diastólicas que surgem em um contexto clínico particular. O desconhecimento dos sinais ecocardiográficos dessas valvopatias particulares pode levar aos diagnósticos-padrão. A IM dinâmica pode ser descoberta pela ecocardiografia de esforço. Da mesma maneira, uma insuficiência mitral classificada como importante ao ecoDoppler, mas assintomática, justifica a prática da ecocardiografia de esforço.

Insuficiência aórtica aguda (Figura 6.55)

A IA aguda pode ser secundária a uma endocardite, uma dissecação aórtica ou a uma ruptura valvar de origem traumática. Na ecocardiografia com Doppler, observam-se as consequências da elevação brusca da pressão telediastólica do VE que ultrapassa a do AE (Tabela 6.30). O VE é mais frequentemente hipercinético e de dimensão normal.

Tabela 6.30. *Sinais ao ecoDoppler da insuficiência aórtica (IA) aguda*

- Fechamento prematuro da valva mitral
- Abertura prematura das sigmoides aórticas
- T 1/2 p < 200 ms
- Anulação da velocidade telediastólica subístimica (velocidade zero)
- Um fluxo mitral hipernormal com relação E/A elevado e T 1/2 p mitral curto
- IM telediastólica (equivalente Doppler do fechamento mitral prematuro)

Insuficiência mitral diastólica

A IM diastólica corresponde a um refluxo sanguíneo através do orifício mitral antes do início da contração do VE. Ela pode estar isolada ou associada a uma IM sistólica (Figuras 6.55 e 6.56).

A IM diastólica é observada nas seguintes situações:

- blocos atrioventriculares;
- insuficiência aórtica aguda;
- algumas elevações da pressão telediastólica ventricular esquerda;
- alguns casos de anomalias do preenchimento ventricular esquerdo de tipo restritivo (página 179).

O Doppler cardíaco pulsado e contínuo permite que ela seja exposta e que seja feito um estudo preciso de sua cronologia e velocidade.

Insuficiência mitral dinâmica

O caráter dinâmico de algumas insuficiências mitrais, assim como isquêmicas, pode ser demonstrado pela ecocardiografia de esforço. Durante o esforço é possível, ao longo do mesmo exame, buscar uma eventual modificação da contratilidade segmentar e uma evolução da gravidade do escape mitral. Com efeito, o escape pode diminuir com esforço ou, pelo contrário, aumentar de maneira importante. A exposição desses escapes mitrais dinâmicos é melhor com esforço do que durante a ecocardiografia de estresse com

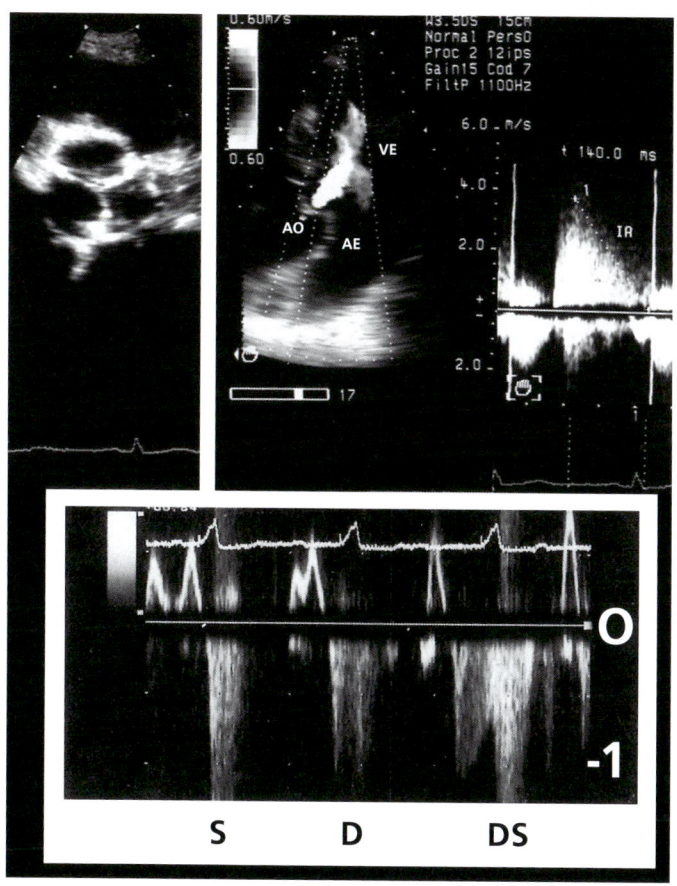

Fig. 6.55. *Escapes valvares particulares*. No alto: insuficiência aórtica de origem endocárdica. T 1/2 p medido no espectro de IA registrado em Doppler contínuo curto (140 ms). Abaixo: insuficiência mitral diastólica (**D**) registrada em caso de dissociação atrioventricular em um portador de estimulador VVI. Há, também, uma pequena insuficiência mitral sistólica (**S**). (A partir do clichê do Dr. T. Touche).

dobutamina. Com efeito, o teste com dobutamina diminui a gravidade de muitos dos escapes dinâmicos pela diminuição da pós-carga. Os valores limites que definem uma IM isquêmica de grau III são: SOR > 20 mm² em repouso e elevada em 13 mm² com esforço; VR > 30 mL, PAP sistólica > 60 mmHg com esforço. Enfim, a deformação do aparelho mitral na IM isquêmica é caracterizada por um aumento da superfície sob a tenda mitral ou *tenting area* (superfície compreendida entre os folhetos mitrais e o plano do anel mitral). Essa superfície de *tenting* medida na incidência paraesternal longitudinal, em sístole, é igual a 0,6 ± 0,2 cm² nos sujeitos normais. Ela é correlata à importância do escape mitral. Uma superfície sob a tenda > 2,5 cm² representa um risco ampliado do escape residual após plastia mitral.

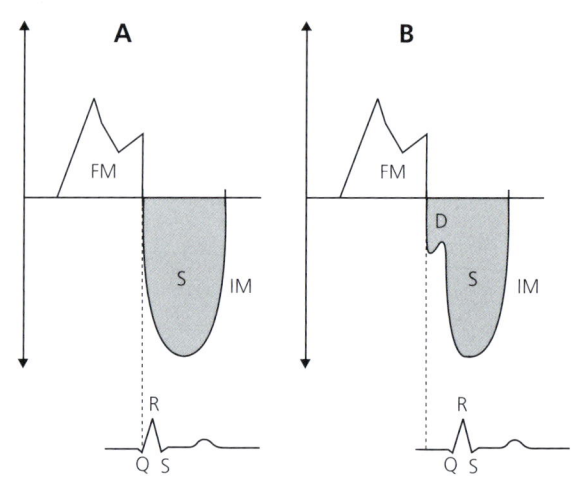

Fig. 6.56. *IM registrada em Doppler contínuo.* (**A**) IM sistólica (S). (**B**) IM diastólica (D) associada a uma IM sistólica (**S**); a linha vertical indica o início da IM que surge antes do começo do QRS.

Insuficiência mitral assintomática importante

Pacientes assintomáticos com uma IM considerada importante. Para esses pacientes, a ecocardiografia de esforço tem uma utilidade certa. Ela permite avaliar a real tolerância hemodinâmica da IM. Os sinais clínicos (aparecimento de dispneia) e ecocardiográficos da disfunção sistólica do VE com esforço (↓ da fração de ejeção e do volume de ejeção sistólica, surgimento de uma HAP) comprovam a péssima tolerância funcional da IM.

7 Paredes cardíacas

Quanto às paredes cardíacas, as armadilhas ecocardiográficas dizem respeito ao diagnóstico:
- da hipertrofia parietal;
- da isquemia miocárdica;
- das lesões pericárdicas.

Armadilhas no diagnóstico da hipertrofia parietal

Na prática cotidiana, a ecocardiografia é o método de escolha para identificar e quantificar a hipertrofia ventricular esquerda (HVE). Entretanto, esse método tem algumas limitações:
- medida das espessuras parietais;
- cálculo da massa miocárdica do VE;
- distinção entre hipertrofia ventricular esquerda fisiológica e patológica;
- diagnóstico da cardiomiopatia hipertrófica primitiva;
- HVE no hipertenso idoso.

A prevalência ecocardiográfica da HVE varia de acordo com as populações estudadas, os métodos de cálculo utilizados e os critérios estabelecidos para sua definição. Ela é da ordem de 35% em pacientes hipertensos. A ecocardiografia com Doppler tecidual (IDT) permite a identificação das anomalias miocárdicas precoces no hipertenso sem hipertrofia parietal. De fato, as velocidades miocárdicas diastólicas são significativamente diminuídas nos hipertensos com relação aos normotensos, e de maneira difusa na ausência de HVE. A nova técnica ecocardiográfica de *strain* miocárdico apresenta, igualmente, um interesse no estudo da hipertrofia parietal.

Armadilhas na medida das espessuras parietais

As medidas em modo M do VE são indispensáveis para a busca de uma hipertrofia parietal. A interpretação das medidas realizadas (espessura telediastólica do septo e da parede posterior do VE) é confiável apenas se rigorosos critérios de qualidade no registro em modo M são aplicados (Tabela 7.1). Tradicionalmente, o exame em modo M guiado pelo modo 2D se inicia pela via paraesternal esquerda, permitindo obter medidas em modo M a partir do corte longitudinal. Outras incidências ecocardiográficas podem ser utilizadas (paraesternal transversal no nível dos pilares sob a valva mitral ou subcostais) no caso em que a vista paraesternal longitudinal é inexplorável.

Tabela 7.1. *Condições ideais de exame ecocardiográfico das espessuras parietais do VE*

- Paciente examinado em decúbito lateral esquerdo em repouso
- Transdutor colocado no espaço intercostal que fornece a melhor janela ecocardiográfica
- Estudo em modo M realizado sob controle 2D (vistas 2D e modo M simultâneas)
- Linha do modo M colocada sobre a junção pilar-cordas, identificada em 2D
- Profundidade de exame escolhida entre 17 e 21 cm no adulto, seguindo o tamanho do coração
- Desdobramento do modo M desejado de 50 cm/s
- Escala de profundidade visível sobre o traçado de modo M
- Registro do modo M efetuado em tempo real, durante três ciclos cardíacos no mínimo (média de três medidas interpretáveis)
- Medidas de modo M realizadas conforme a convenção inicialmente escolhida

As causas de erros na medida das espessuras parietais estão resumidas na Tabela 7.2.

Tabela 7.2. *Causas de erro na medida das espessuras parietais em modo M*

- Má definição ecocardiográfica do endocárdio parietal
- Identificação imprecisa da telediástole
- Incidência de modo M oblíqua com relação às paredes ventriculares
- Inclusão na medida das espessuras parietais do aparelho tricúspide, das cordas mitrais, do falso tendão
- Presença de um abaulamento septal subaórtico ou de uma faixa muscular
- Existência de uma curvatura septal

→ Má definição do endocárdio

Essa má definição ecocardiográfica do endocárdio é explicada pelo ajuste incorreto, principalmente dos ganhos e do *reject*, ou pela baixa ecogenicidade dos pacientes examinados.

De fato, a taxa de pacientes pouco "ecogênicos" não pode ser negligenciada: de 20 a 30% dos casos, conforme o tipo de recrutamento. Nesses pacientes, qualquer mensuração ecocardiográfica é duvidosa, até mesmo totalmente enganosa. A técnica de imagem harmônica permite melhorar a definição das paredes ventriculares nesses pacientes particularmente difíceis.

→ Identificação imprecisa da telediástole

Ela condiciona a medida das espessuras parietais. A telediástole é identificável conforme a convenção aplicada, seja pelo início da onda Q do QRS, seja pelo ápice da onda R (Figuras 7.1 e 7.2), que destacam a necessidade de um traçado de ECG simultâneo ao registro ecocardiográfico. Esse critério não pode ser mantido em caso de bloqueio de ramo esquerdo.

→ Incidência oblíqua em modo M com relação às paredes ventriculares

Ela é responsável por uma superestimação das espessuras parietais (Figura 7.3).

Normalmente, a linha em modo M deve ser posicionada perpendicularmente no grande eixo ou no pequeno eixo ventricular esquerdo, e exatamente sobre a borda livre da valva mitral.

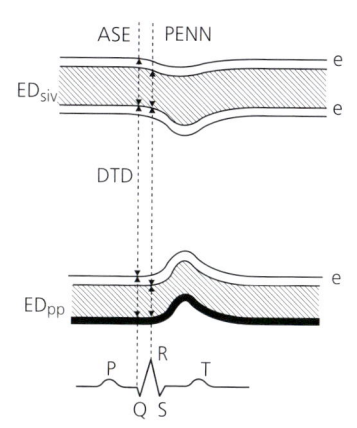

Fig. 7.1. Duas técnicas ecocardiográficas em modo M de medida da espessura septal (EDsiv), do diâmetro ventricular (DTD) e da espessura da parede posterior (EDpp), em telediástole conforme:
- a convenção da ASE: no início do QRS, seguindo a técnica "borda de ataque-borda de ataque": o endocárdio anterior do septo e da parede posterior está incluso na medida da espessura parietal; o endocárdio posterior, excluído;
- a convenção de PENN: no ápice da onda R do QRS, excluindo-se o endocárdio para a medida das espessuras parietais (e = endocárdio).

Na prática, a obtenção da ortogonalidade dos cortes é, às vezes, difícil. Em alguns casos, é possível para atingi-la:

- montar a sonda de ultrassom em um espaço intercostal e se aproximar do esterno se, todavia, as condições de ecogenicidade permanecerem boas;
- obter as medidas por via subcostal se ela for de boa qualidade.

Uma nova técnica de modo M, chamada de anatômica, é particularmente interessante no caso de incidência modo M transventricular oblíqua. Ela permite corrigir a superestimação das medidas ao modo M do VE (Figura 7.4).

→ Inclusão da medida das espessuras parietais do aparelho tricúspide, das cordas mitrais, do falso tendão septosseptal (Figura 7.5)

Na medida do septo, é preciso tomar cuidado para distinguir bem o aparelho subvalvar tricúspide e a borda endocárdica septal anterior. Entre as duas estruturas há, normalmente, um espaço claro sem-ecos. Da mesma maneira, a inclusão das cordas mitrais pode acarretar um posicionamento incorreto do cursor de medida para a identificação da borda anterior da parede posterior do VE. Entretanto, a inclinação modo M da parede posterior é superior à das cordas.

A presença do falso tendão septosseptal pode ser responsável por uma superestimação da espessura septal. O falso tendão constituído por tecido muscular revela-se na ecocardiografia 2D como uma estrutura linear presa à face esquerda do septo, sob forma de um ponto. Ele deve ser identificado pelo exame ecocardiográfico minucioso do septo para ser excluído da medida em modo M da espessura septal. A fim de eliminar essas causas anatômicas de erro, é preciso, imperativamente, multiplicar as incidências ecocardiográficas (paraesternal esquerda baixa, eixo pequeno, apical subcostal) para obter um traçado em modo M claro, mensurável e interpretável.

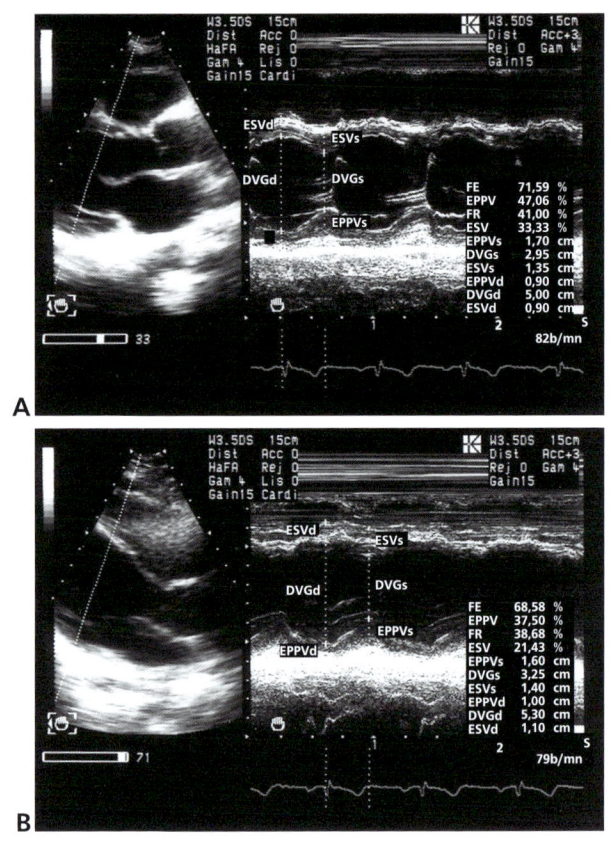

Fig. 7.2. *Medida das espessuras parietais do VE em modo M.* No alto: incidência transventricular correta, perpendicular às paredes ventriculares (EDsiv = 9 mm, ED pp = 9 mm).
Abaixo: incidência incorreta oblíqua superestimando espessuras parietais (EDsiv = 11 mm, ED pp = 10 mm) no mesmo paciente.

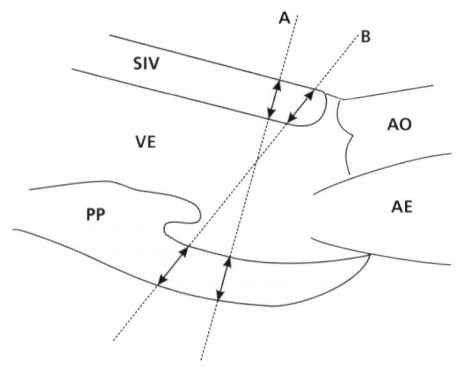

Fig. 7.3. *Medidas diastólicas do VE a partir do corte paraesternal longitudinal.* (**A**) Incidência em modo M correta ortogonal. (**B**) Incidência modo M oblíqua superestimando as espessuras parietais e o diâmetro do VE.

Paredes cardíacas 103

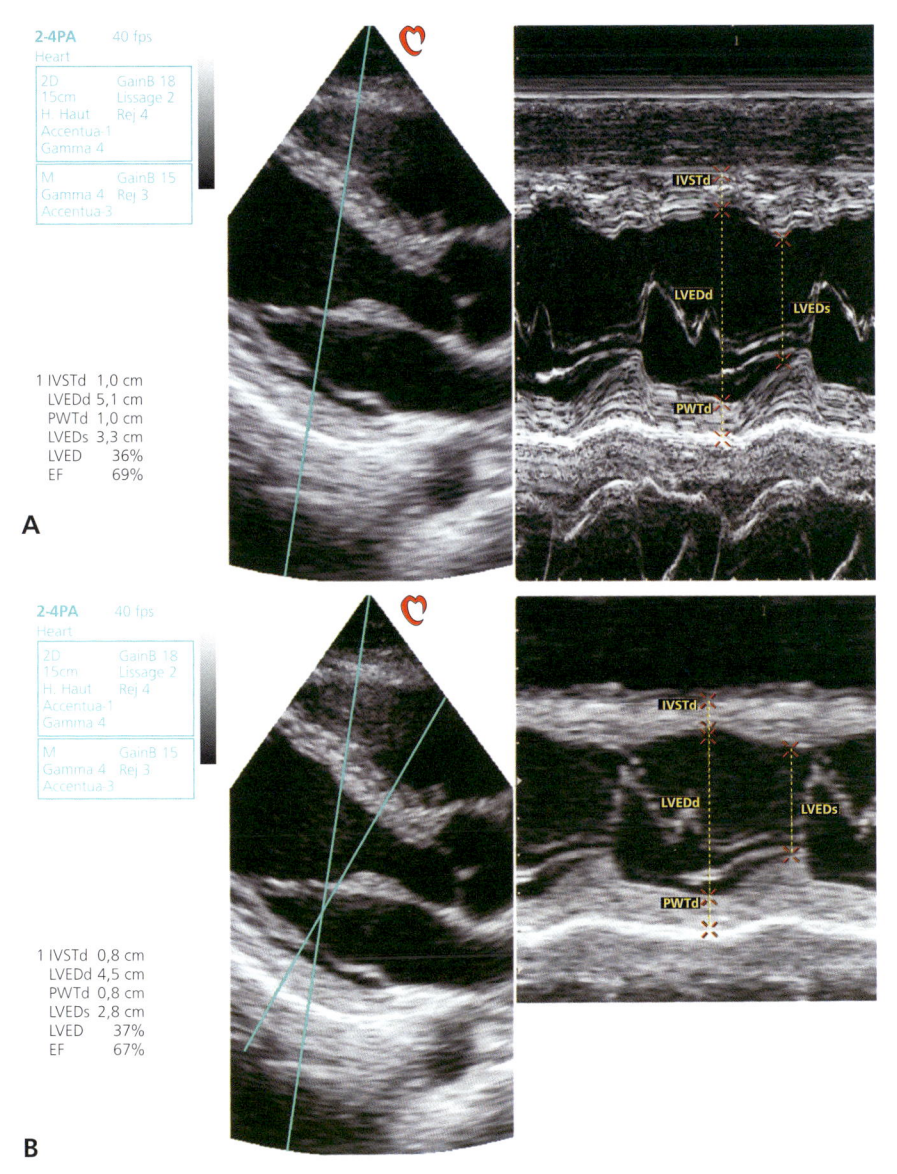

A

1 IVSTd 1,0 cm
  LVEDd 5,1 cm
  PWTd 1,0 cm
  LVEDs 3,3 cm
  LVED 36%
  EF 69%

B

1 IVSTd 0,8 cm
  LVEDd 4,5 cm
  PWTd 0,8 cm
  LVEDs 2,8 cm
  LVED 37%
  EF 67%

Fig. 7.4. (**A**) *Técnica ecocardiográfica de modo M anatômica* (**B**) *que permite a correção da medida oblíqua das espessuras parietais do VE.* (Sistema Imagic de Kontron Médical.)

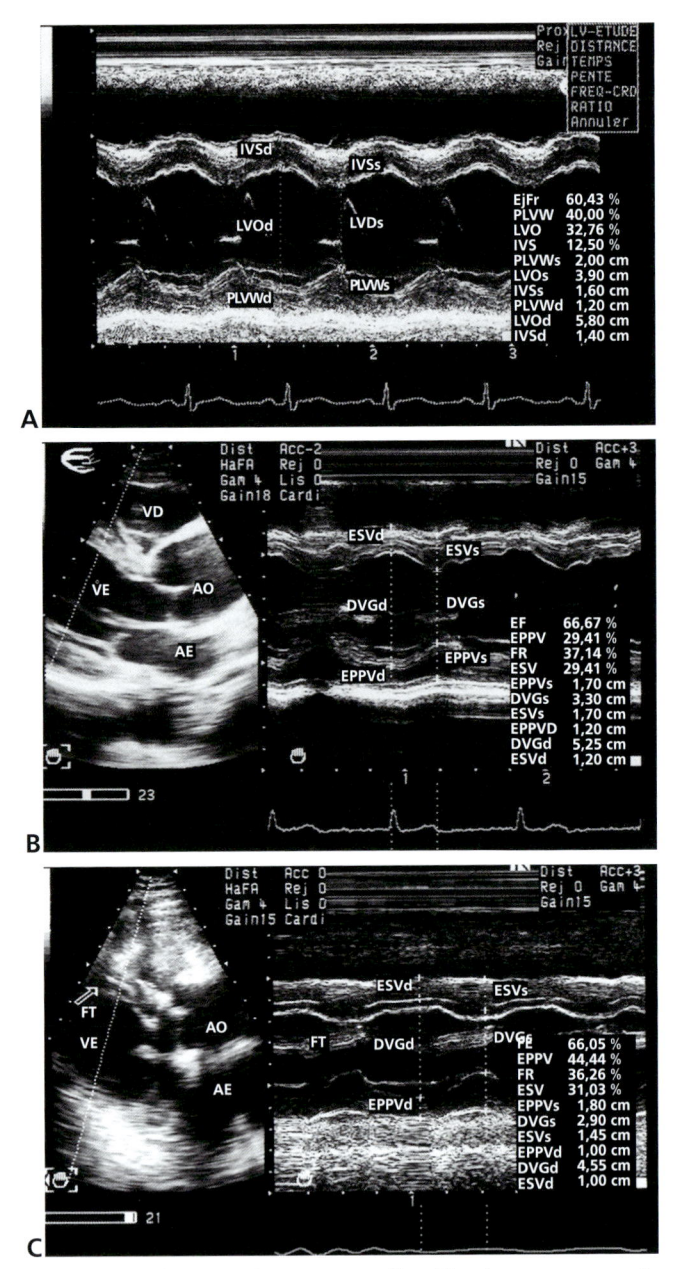

Fig. 7.5. *Causas anatômicas da superestimação ecocardiográfica das espessuras parietais.*
(**A**) Inclusão incorreta possível na medida em modo M do aparelho tricúspide, (**B**) das cordas mitrais, (**C**) do falso tendão septosseptal. Medidas realizadas corretamente nessas fotos.

→ **Presença de um abaulamento septal subaórtico ou de uma faixa muscular**

O abaulamento septal subaórtico define-se como uma hipertrofia localizada exclusivamente na parte basal do septo interventricular, cuja espessura diastólica é superior a 13 mm. Ele é identificável conforme o corte 2D paraesternal longitudinal ou apical (duas cavidades esquerdas com aorta). O abaulamento pode provocar uma superestimação da espessura septal por meio de uma incidência inapropriada ao modo M. Para evitar essa armadilha, a linha do modo M deve, então, estar posicionada abaixo do abaulamento septal (Figuras 7.6 e 7.7). Às vezes, é preferível utilizar a via subcostal. Um abaulamento septal subaórtico deve ser diferenciado de uma hipertrofia septal ocasionada por cardiomiopatia hipertrófica obstrutiva, constituindo uma armadilha diagnóstica ecocardiográfica a ser conhecida (Tabela 7.8).

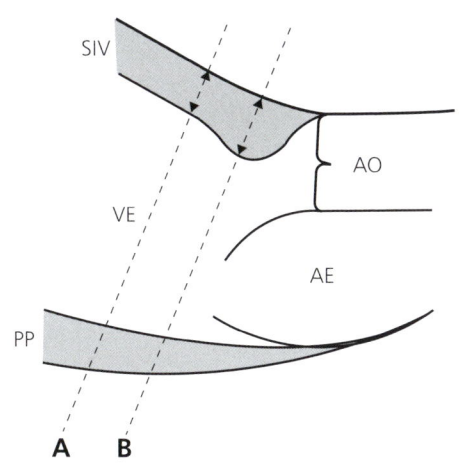

Fig. 7.6. *Abaulamento septal subaórtico.* (**A**) Incidência em modo M ideal. (**B**) Incidência em modo M passando pelo abaulamento e superestimando a espessura septal.

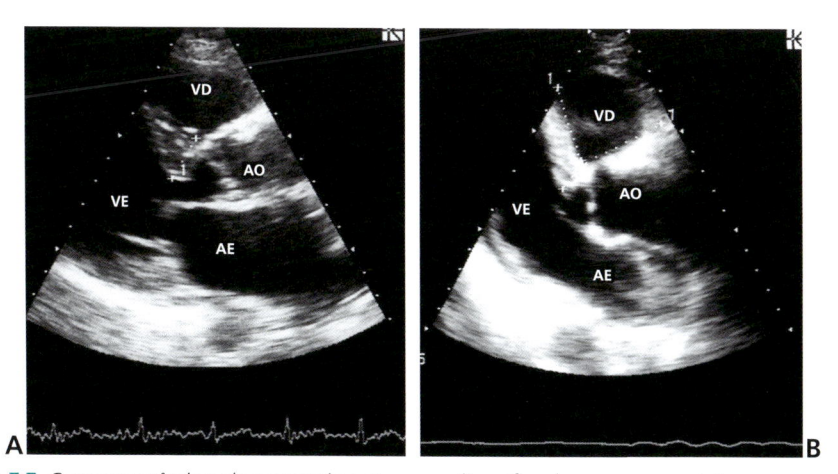

Fig. 7.7. *Causas anatômicas da superestimação ecocardiográfica da espessura septal.* (**A**) Abaulamento septal subaórtico; (**B**) curvatura septal com o ângulo aortosseptal igual a 80°.

Tabela 7.3. *Duas fórmulas (ASE, PENN) do cálculo da massa ventricular esquerda (MVE) com base na medida de modo M do diâmetro do VE (DTD), da espessura septal (ED_{siv}) e da parede posterior (ED_{pp}) em telediástole (Figura 7.1)*

Fórmula da American Society of Echocardiography (ASE): MVE = $0,8[1,04 \times (DTD + ED_{siv} + ED_{pp})^3 - DTD^3] + 0,6$
Fórmula de PENN/Devereux: MVE = $1,04 [(DTD + ED_{siv} + ED_{pp})^3 - DTD^3] - 13,6$

Da mesma maneira, a presença de uma faixa muscular anormal no ventrículo direito pode prejudicar a medida exata da espessura septal. A faixa ansiforme passa da parte inferior do septo interventricular para a parte anterior do ventrículo direito, onde ela se prende ao músculo papilar anterior. Ela se aproxima da face ventricular direita na sístole e se distancia na diástole. A faixa é identificada multiplicando-se os cortes ecocardiográficos do coração direito.

→ Existência de uma curvatura septal

Ela constitui uma morfologia particular do septo, identificável em corte paraesternal longitudinal (Figura 7.7). Normalmente, a angulação do septo com relação ao eixo da aorta está compreendida entre 140° e 125°. Em caso de curvatura septal (ângulo aortosseptal igual ou inferior a 90°), o feixe de ultrassom mal orientado atinge o septo obliquamente, dando um aspecto de falsa hipertrofia septal (Figura 7.8).

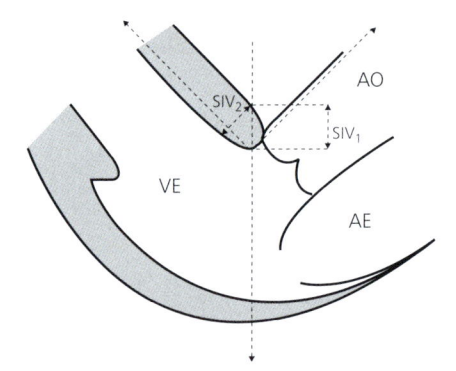

Fig. 7.8. *Curvatura septal. Ângulo aortosseptal anormal (< 90°) responsável pela medida da espessura septal exagerada (SIV1). Espessura septal normal (SIV2) refletindo a realidade anatômica.*

Assim, frequentemente seremos levados a reposicionar a sonda para evitar a curvatura septal, que pode superestimar a espessura do septo. A linha de modo M deve ser perpendicular ao septo e à parede posterior, na medida do possível. O modo M anatômico é particularmente útil nessa situação. Todavia, em alguns casos, a presença de uma curvatura septal pode invalidar as medidas.

Armadilhas do cálculo da massa ventricular esquerda

A hipertrofia ventricular esquerda (HVE) se traduz, anatomicamente, por um crescimento da massa miocárdica do VE. A massa ventricular esquerda (MVE) pode ser calculada com a ecocardiografia:

- ou a partir das medidas em modo M, conforme duas técnicas recomendadas: a convenção da American Society of Ecocardiography (ASE) ou a convenção da Pensilvânia (PENN) (Figura 7.1);
- ou recorrendo-se ao modo 2D, que permite se libertar parcialmente do caráter heterogêneo do VE, mas com um ganho em reprodutibilidade muito baixo para justificar sua complexidade.

O método de medida da MVE mais utilizado baseia-se na ecocardiografia em modo M. Ele é relativamente confiável para quantificar a HVE, já que dá conta da espessura parietal e do diâmetro da cavidade ventricular. Ele foi validado por correlações anatômicas.

Na realidade, o tamanho do VE varia, frequentemente, em razão de variações da volemia e condições de carga, o que torna a medida isolada das espessuras parietais insuficiente para quantificar a hipertrofia.

Duas fórmulas de cálculo da HVE são correntemente utilizadas em ecocardiografia em modo M: a fórmula da ASE e a fórmula de PENN/Devereux (Tabela 7.3). Essas fórmulas se baseiam na hipótese comum de um VE geometricamente similar a um elipsoide de revolução truncada em seus polos, cujo grande eixo mede o dobro do pequeno. Para calcular a MVE, utilizam-se as fórmulas matemáticas fundamentadas no princípio dos cubos. Todavia, é indispensável associar à fórmula escolhida a convenção de medida que corresponde a ela. Assim, é preciso conhecer a fórmula de cálculo da MVE integrada ao programa do ecocardiógrafo.

Para ser confiável, a medida dos parâmetros em modo M (espessuras e diâmetro), que servem para o cálculo de massa, deve ser rigorosa e precisa (Figura 7.2). Entretanto, a medida ecocardiográfica da MVE pode confrontar-se com dificuldades técnicas e metodológicas que o examinador deve conhecer a fim de trazer um olhar crítico sobre o resultado final (Tabela 7.4). É preciso lembrar que alguns trabalhos mostram uma superestimação da MVE em imagem harmônica com relação ao método de referência que é o diagnóstico por imagem fundamental.

Tabela 7.4. *Principais limites no cálculo da massa ventricular esquerda por ecocardiografia em modo M*

- Ecogenicidade reduzida do paciente
- Abaulamento septal subaórtico
- Hipertrofia septal assimétrica
- Cinética septal paradoxal
- Anomalia segmentar da contratilidade parietal (cardiopatia isquêmica)
- Dilatação ventricular esquerda (cardiopatia dilatada)
- Deformação da cavidade ventricular esquerda (aneurisma)
- Bloqueio de ramo esquerdo do feixe de His

As armadilhas envolvendo o cálculo da MVE em ecocardiografias em modo M são as seguintes:

→ Utilização inapropriada das fórmulas do cálculo da MVE

Com efeito, essas fórmulas são válidas apenas para os ventrículos esquerdos de forma elíptica e morfologicamente homogêneos.

Além disso, é indispensável verificar qual dessas fórmulas matemáticas está integrada ao *software* de cálculo do ecocardiógrafo para aplicar a técnica de medida correspondente (convenção ASE ou PENN). Isso permite evitar erros de diagnóstico da HVE.

→ Resultado incorreto do cálculo da massa miocárdica

Quando as condições de exame são difíceis ou, em algumas situações, patológicas, o modelo elíptico do VE torna-se inaplicável (Tabela 7.4). As dificuldades técnicas do registro do traçado em modo M de alta qualidade nos pacientes pouco ecogênicos constituem uma limitação preponderante na medida precisa das espessuras parietais.

→ Desrespeito a condições de medida em modo M (Tabela 7.1)

Com efeito, uma metodologia ecocardiográfica não rigorosa traz um resultado pouco confiável.

→ O erro da medida "ao cubo"

Na prática, um erro mínimo de medida pode ter consequências importantes, pois as espessuras e os diâmetros ventriculares são elevados ao cubo. A título de exemplo, para espessuras parietais de 12 mm e um diâmetro ventricular de 55 mm, uma superestimação de 1 mm da espessura do septo e da parede posterior acarreta um erro de 40 g em uma MVE de 351 g.

→ Reprodutibilidade medíocre do cálculo da MVE

O coeficiente de variação torna-se 20, até mesmo 30 g no cálculo da MVE que gera, durante exames repetidos, sendo uma regressão espontânea aparente da hipertrofia ventricular esquerda ligada ao fenômeno de regressão para a média.

→ Variabilidade intra e interobservador importante

A existência dessa variabilidade limita o valor de reprodutibilidade do exame e deve tornar os examinadores muito prudentes na interpretação dos resultados individuais. No mesmo paciente, a comparação de dois exames sucessivos ou, ainda, a leitura em dois momentos distintos do mesmo exame podem acarretar diferenças notáveis no cálculo da MVE. Enfim, para uma reprodutibilidade correta, em termos de variabilidade intraobservador, diferenças de menos de 1 mm na medida das paredes e de menos de 2 mm na medida das cavidades são dispensáveis. É, portanto, prudente utilizar pelo menos três ciclos cardíacos para uma boa reprodutibilidade das medidas. Os valores definitivos serão, então, médias.

→ Variabilidade dos valores limites estabelecidos para o diagnóstico de HVE

Os parâmetros que modificam significativamente a massa ventricular esquerda (MVE) são o sexo e o tamanho do paciente. Em rotina, a MVE é tradicionalmente corrigida pela superfície corporal, com um limite médio frequentemente aplicado de 134 g/m² no homem, e de 110 g/m² na mulher. Entretanto, os valores limites propostos na literatura são bastante variáveis. Eles variam de 110 a 134 g/m² no homem, e de 90 a 125 g/m² na mulher. Os valores "limites baixos" propostos são: 115 g/m² (para o homem) e 95 g/m² (para a mulher). Não há, portanto, resposta clara para a questão desses limites dispersos.

As incertezas na escolha do limite têm consequências maiores no diagnóstico final de HVE. Aplicando-se limites baixos, a prevalência global do HVE aumenta consideravelmente. A escolha dos limites que definem o HVE tem, portanto, uma grande influência na estimação dessa prevalência. Em contrapartida, uma subestimação da hipertrofia ventricular esquerda é observada nos pacientes obesos relacionando-se com MVE à superfície corporal. Por essa razão, uma indexação da MVE ao tamanho do paciente, elevada à potência 2,7 de preferência, foi então proposta. No sujeito normal, esse índice da MVE deve ser inferior a 50 g/m^{2,7} no homem, e 47 g/m^{2,7} na mulher. Geralmente, os limites que determinam a HVE são mais baixos na mulher (Tabela 7.5).

Dessa maneira, no sujeito "magro", é possível utilizar ou MVE/superfície corporal, ou MVE/tamanho^{2,7}. No obeso, somente a MVE/tamanho^{2,7} deve ser utilizada.

Enfim, o cálculo da MVE deve ser completado pela medida conjunta da espessura parietal relativa (EPR) para poder definir a geometria ventricular esquerda.

A EPR é expressa pela seguinte fórmula:

Tabela 7.5. *Valores normais da massa ventricular esquerda (MVE) indexada à superfície corporal e ao tamanho do paciente*

MVG indexada	Homem	Mulher
À superfície corporal (g/m²)	< 134	< 110
Ao tamanho (g/m^{2,7})	< 50	< 47

$$ED_{SIV} + ED_{PP}/DTD \ (n < 0,45)$$

Esse parâmetro ecográfico interpretado em função dos valores da MVE indexada permite determinar o caráter concêntrico ou excêntrico da HVE, que frequentemente é motivo de confusão (Tabela 7.6, Figuras 7.9 e 7.10). Com efeito, a MVE também pode ser normal, mas a EPR superior a 0,45 já permite distinguir a remodelagem concêntrica do VE. A vantagem de uma análise morfológica da geometria do VE deve-se à sua significação prognóstica (estratificação do risco cardiovascular no hipertenso). Assim, as HVE concêntricas apresentam o risco cardiovascular mais elevado.

Tabela 7.6. *Três tipos morfológicos da geometria anormal do VE (MVE = massa ventricular esquerda; EPR = espessura parietal relativa)*

Geometria anormal VE	MVE	EPR
Remodelagem concêntrica	Normal	> 0,45
HVE excêntrica	Aumentada (↑)	< 0,45
HVE concêntrica	Aumentada (↑↑)	> 0,45

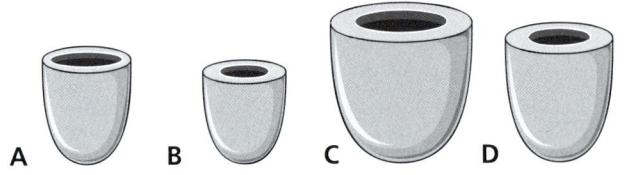

Fig. 7.9. (**A**) *Formas geométricas do VE: geometria normal,* (**B**) *remodelagem concêntrica,* (**C**) *hipertrofia excêntrica,* (**D**) *hipertrofia concêntrica.*

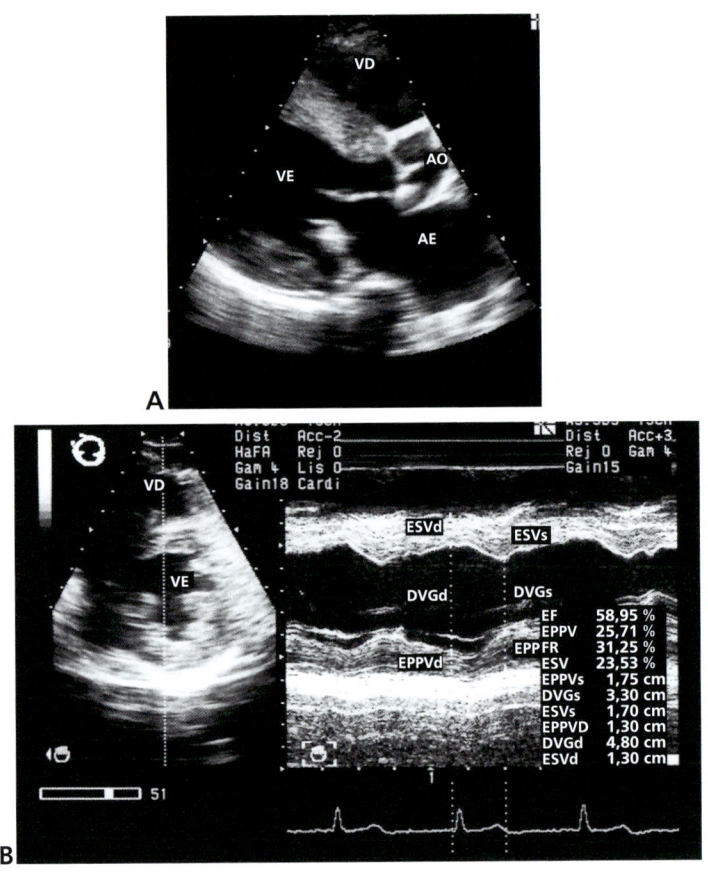

Fig. 7.10. *Hipertrofia concêntrica das paredes do VE em ecografia 2D e TM (espessuras parietais diastólicas: 13 mm, EPR = 0,54).*

Por fim, a quantificação da MVE em ecocardiografia 2D, a partir dos contornos miocárdicos, nunca comprovou sua clara superioridade sobre a medida em modo M. Ela parece, contudo, interessante para os ventrículos de configuração irregular "deformados", já que seu cálculo repousa especialmente na medida de superfícies da cavidade do VE.

Dados preliminares dizendo respeito ao cálculo da MVE por ecocardiografia tridimensional parecem promissores, particularmente em caso de hipertrofia não homogênea.

Distinção entre a hipertrofia ventricular esquerda fisiológica e patológica

A prática regular de uma atividade esportiva intensa é acompanhada por modificações morfológicas do VE, particularmente por um aumento da espessura de suas paredes. Às vezes é difícil traçar a fronteira exata entre hipertrofia "fisiológica" ligada ao esporte e hipertrofia patológica. Os dados ecocardiográficos que permitem diferenciar esses dois tipos de hipertrofia ventricular esquerda estão resumidos na Tabela 7.7, que compara o coração de atleta com a cardiomiopatia hipertrófica (CMH). A aplicação do Doppler tecidual (IDT) e da técnica de *strain* miocárdico é muito útil nesse diagnóstico diferencial.

Hipertrofia ventricular esquerda do paciente idoso

Há uma relação positiva entre a MVE e a idade, mas é a geometria do VE que varia mais claramente com a idade. Nos hipertensos, a prevalência da remodelagem concêntrica e da HVE concêntrica aumenta com a idade, mas não da HVE excêntrica. De fato, a predominância das formas concêntricas é particularmente marcada no hipertenso idoso. Além disso, formas particulares foram isoladas no sujeito idoso. Trata-se dos hipertensos que apresentam uma HVE concêntrica grave (espessura parietal $\geq$ 16 mm), com uma pequena cavidade do VE (diâmetro diastólico < 40 mm) e uma função contrátil aumentada (FR > 40%). Nesses pacientes idosos, um fluxo de obstrução dinâmica intra-VE frequentemente negligenciável no estado basal se torna, a partir de então, significativo após o teste de trinitrina. Essas formas particulares de HVE são difíceis de serem diferenciadas das CMH obstrutivas associadas a uma hipertensão arterial (página 120).

Armadilhas ocasionadas pelo diagnóstico de cardiomiopatia hipertrófica primitiva

A cardiomiopatia hipertrófica (CMH) é a mais frequente das cardiomiopatias hereditárias monogênicas. Classicamente, ela se caracteriza por uma hipertrofia desproporcional do VE com ou sem obstrução dinâmica intraventricular na ejeção. A ecocardiografia Doppler é considerada o método de referência diagnóstica de CMH, mas, às vezes, ela é difícil de ser interpretada, na medida em que a doença é muito heterogênea.

As dificuldades diagnósticas e as armadilhas potenciais dessa técnica dizem respeito:
- ao diagnóstico precoce da CMH;
- à topografia e ao grau da hipertrofia parietal;
- à detecção de uma obstrução dinâmica intraventricular;
- à distinção entre a CMH e o abaulamento septal subaórtico (Tabela 7.8);
- à CMH associada a uma hipertensão arterial;
- à coexistência de uma estenose aórtica com a CMH;
- à distinção entre a CMH e a HVE do esportista de alto nível (Tabela 7.7.);
- à cardiomiopatia hipertrófica do sujeito idoso;
- ao diagnóstico diferencial com a doença de Fabry, uma doença sistêmica ou um tumor cardíaco;
- à pseudocardiomiopatia hipertrófica causada por uma malformação congênita.

Tabela 7.7. *Diagnóstico diferencial entre o coração de atleta (hipertrofia fisiológica) e a cardiomiopatia hipertrófica (hipertrofia patológica)*

Parâmetros	Coração de atleta	Cardiomiopatia hipertrófica
Espessura parietal	< 13 mm	≥ 13 mm
	(13-15 mm em 5% dos casos)	
Relação SIV/PP	< 1,3	> 1,3
Espessura parietal relativa	Variável	> 0,45
Massa VE	↑	↑↑
DTD do VE	≥ 55 mm	< 50 mm
	(> 60 mm em 14% dos casos)	
Função sistólica do VE	Normal	Normal
Função diastólica do VE		
Fluxo mitral	E/A > 1; TD > 150 ms	E/A < 1 ou > 1
	TRIV ≤ 90 ms	TD > 220 ms TRIV > 90 ms
Vp (modo M colorido)	VP > 45 cm/s	VP < 45 cm/s
Ea (IDT anular)	Ea > 8 cm/s	Ea < 8 cm/s
Pressão de enchimento	Normal	Normal ou ↑
IDT miocárdico		
Velocidades miocárdicas	Normais	Diminuídas
Gradiente transparietal	Normal	Aumentado
Obstrução dinâmica intra-VE	Ausente	Frequentemente presente
Regurgitação mitral	Ausente ou mínima	Moderada
Pressões arteriais pulmonares	Normais	Normais ou aumentadas
Evolução	Regressão da hipertrofia com o descondicionamento	Persistência da hipertrofia

SIV/PP = relação das espessuras diastólicas septais sobre a parede posterior; DTD = diâmetro telediastólico do VE; E/A = relação das velocidades das ondas E e A do fluxo mitral; TD = tempo de desaceleração da onda E do fluxo mitral; TRIV = tempo de relaxamento isovolumétrico; Vp = velocidade de propagação do fluxo mitral em modo M colorido; Ea = velocidade da onda E em Doppler tecidual aplicado ao anel mitral (Ea); IDT = Doppler tecidual.

Tabela 7.8. *Diagnóstico diferencial entre abaulamento septal subaórtico e cardiomiopatia hipertrófica obstrutiva (CMHO)*

	Abaulamento septal	CMHO
Contexto clínico	Paciente idoso frequentemente hipertenso	Paciente jovem Afecção primitiva familiar
Hipertrofia septal	Localizada sobre o septo basal	Mais difusa, englobando o segmento médio do septo
Espessura septal diastólica	13-20 mm	Frequentemente > 20 mm
Ecoestrutura septal	Normal	Aspecto hiperecogênico
Cinética septal	Normal	Hipocinética
VE	De tamanho normal	De tamanho pequeno, deformado
Obstrução dinâmica	Rara: cerca de 18% dos casos	Frequente em mais de 50% dos casos
Função diastólica	Conservada	Alterada

Diagnóstico precoce da CMH

O surgimento da hipertrofia ventricular nos portadores de uma forma familiar de CHM é, com muita frequência, retardado. De fato, cerca de 30% dos portadores de mutação genética não apresentam hipertrofia cardíaca. A ecocardiografia padrão não permite, então, identificar esses pacientes com mutação, mas sem-hipertrofia. Por outro lado, o Doppler tecidual (IDT) é capaz de revelar precocemente anomalias miocárdicas nos pacientes atingidos por CMH, antes mesmo do surgimento da hipertrofia. Ele mostra, sobretudo, uma diminuição significativa das velocidades miocárdicas sistólicas e diastólicas nesses portadores de mutação genética. Da mesma maneira, a técnica de *strain* miocárdico apresenta um interesse claro no diagnóstico precoce da CMH.

Topografia e grau de hipertrofia parietal

Em sua forma habitual, a hipertrofia ventricular esquerda é mais frequentemente assimétrica, predominando em 90% dos casos sobre o septo interventricular em sua parte subaórtica (Figura 7.11). A medida da espessura das paredes, particularmente septal, exige muito rigor (Tabela 7.1). O caráter arbitrário dos limites de positividade determina a sensibilidade diagnóstica da ecocardiografia. A espessura septal requerida para o diagnóstico ecográfico das formas esporádicas de CMH é superior ou igual a 15 mm, em diástole (Figura 7.12). Nas investigações genéticas, o valor limite de 13 mm é o admitido com mais frequência, a fim de aumentar a sensibilidade de detecção das formas familiares de CMH (em detrimento da especificidade). A relação das espessuras septo/parede posterior superior a 1,5 é mais específica, mas menos sensível que o número 1,3, considerado outro valor limite.

O septo hipertrofiado é tipicamente hipocinético ou acinético e hiperecogênico (aspecto de granito) em caso de CMH.

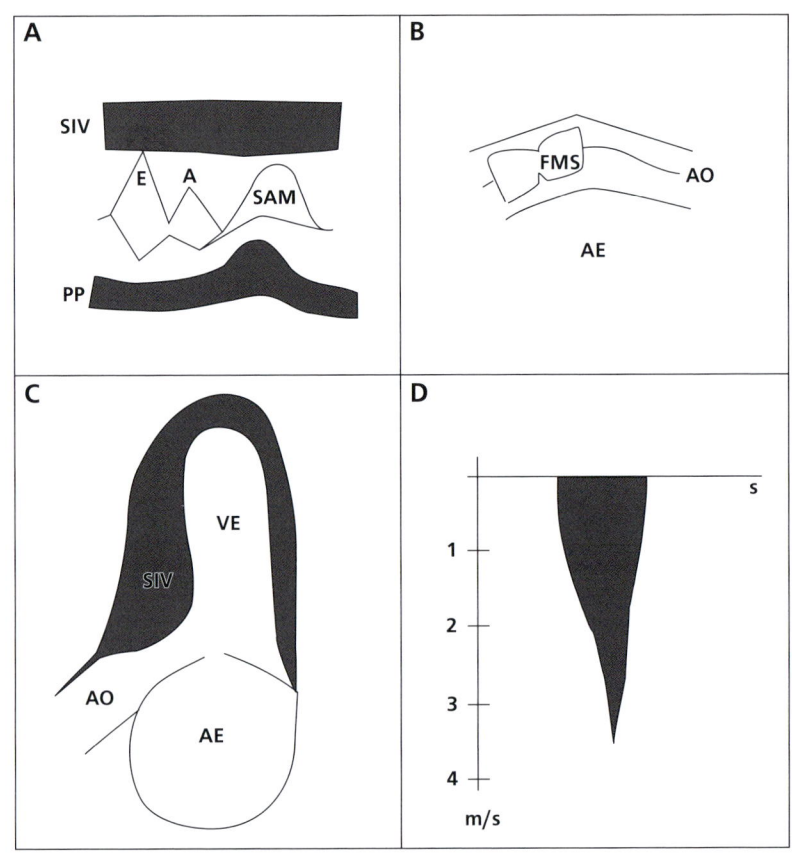

Fig. 7.11. *Anomalias ecoDoppler de cardiomiopatia hipertrófica obstrutiva.* (**A**) Movimento sistólico anterior anormal da valva mitral em modo M (MSA). (**B**) Fechamento parcial mesossistólico dos sigmoides aórticos em modo M (FMS). (**C**) Hipertrofia septal subaórtica em corte apical 2D. (**D**) Fluxo de obstrução dinâmico intra-VE em Doppler contínuo.

Ao lado das formas clássicas de CMH com predominância septal, a distribuição da hipertrofia pode ser variável: medioventricular, apical, anterolateral, posterior, extensiva ao ventrículo direito.

Essa divisão atípica da hipertrofia deve ser necessária no modo 2D utilizando-se todas as vias ecocardiográficas possíveis, a fim de evitar os erros diagnósticos por ausência. A multiplicação dos cortes 2D permite ter uma representação "espacial" real da hipertrofia. Será buscada, sistematicamente, uma hipertrofia associada ao ventrículo direito (forma biventricular de CMH). Enfim, é preciso notar que as causas da hipertrofia septal assimétrica podem ser numerosas (Tabela 7.9). Elas devem, então, ser discutidas sistematicamente durante a interpretação do exame ecocardiográfico em função do contexto clínico.

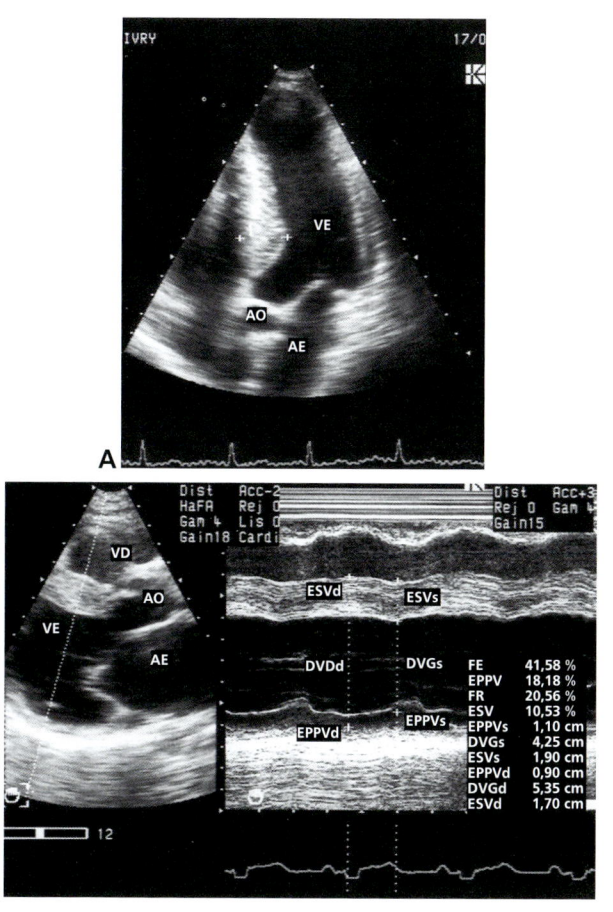

Fig. 7.12. *Cardiomiopatia hipertrófica primitiva.* Hipertrofia assimétrica do VE predominando sobre a parte subaórtica do septo interventricular hipocinético e hiperecogênico (espessura septal diastólica: 17 mm).

Tabela 7.9. *Possíveis causas de uma hipertrofia septal assimétrica (HSA)*

Recém-nascido	HSA fisiológica
Criança	HSA induzida por: – qualquer obstáculo à ejeção do ventrículo direito ou esquerdo (estenose aórtica congênita, coarctação aórtica) – hipertensão arterial pulmonar – tumor do coração
Adulto	HSA causada por: – atividade esportiva (hipertrofia fisiológica do esportista) – estenose aórtica – hipertensão arterial – infarto do miocárdio inferior (HSA reacional compensadora) – paciente idoso (abaulamento septal subaórtico) – uma malformação congênita persistente – uma doença sistêmica (amiloidose cardíaca) – um tumor infiltrativo do coração

Detecção da obstrução dinâmica intraventricular esquerda

A CMH constitui uma causa potencial de obstrução dinâmica à ejeção ventricular esquerda. Essa obstrução, situada em subaórtica com mais frequência (na câmara de saída do VE, entre o septo e a valva mitral), revela-se em ecocardiografia com Doppler:

- pelo movimento sistólico anterior do aparelho valvar e subvalvar mitral em direção ao septo interventricular (MSA) visualizado em modo M e 2D (Figura 7.12);
- pelo fechamento parcial mesossistólico dos sigmoides aórticos (FMS) registrado em modo M;
- pelo gradiente de pressão intraventricular esquerdo avaliado em Doppler contínuo.

As armadilhas ecocardiográficas relativas ao diagnóstico da obstrução dinâmica causada por CMH estão resumidas na Tabela 7.10. Trata-se, principalmente, dos limites técnicos no registro completo do fluxo de obstrução dinâmica de alta velocidade, permitindo medir o gradiente de pressão intra-VE, refletindo a gravidade do obstáculo na ejeção (Figura 7.13). Na prática, mantém-se o gradiente máximo, já que o gradiente médio tem menos sentido, considerando-se a evolução assimétrica do fluxo. Esse gradiente é considerado grave além de 50 mmHg.

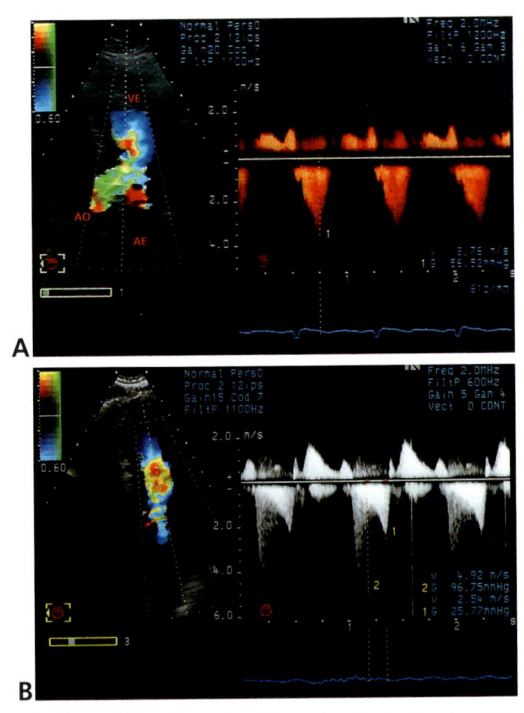

Fig. 7.13. *Cardiomiopatia hipertrófica obstrutiva*. Exemplos de obstrução dinâmica subaórtica identificada em Doppler colorido 2D e contínuo: gradiente de pressão sistólica intraventricular esquerda máxima: (**A**) 56 mmHg (**B**) e 26 mmHg. (**B**) Superposição dos fluxos obstrutivos e de insuficiência mitral associada.

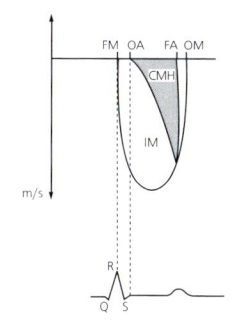

Fig. 7.14. *Morfologia do fluxo de obstrução dinâmica de cardiomiopatia hipertrófica (CMH), em forma de sabre, e do fluxo de IM, aspecto arredondado.* Superposição dos dois fluxos coletados em Doppler contínuo a partir do ápice com o traçado de ECG simultâneo. O tempo de contração isovolumétrica é respeitado em caso de CMH.
FM = fechamento mitral; AA = abertura aórtica; FA = fechamento aórtico; AM = abertura mitral.

Tabela 7.10. *Armadilhas ecocardiográficas relativas ao diagnóstico da obstrução dinâmica na CMH*

Limites técnicos	• Má qualidade do traço de modo M, não permitindo a visualização do MSA ou da FMS • Ausência de alinhamento ideal do feixe Doppler com o fluxo de obstrução, provocando uma subestimação do gradiente
Especificidade limitada de MSA ou da FMS	• Falso MSA: síndromes hipercinéticas, hipovolemia aguda, tamponamento, prolapso mitral, estenose aórtica subvalvar, em pós-valvoplastia mitral, após substituição valvar por EA, fenda mitral, mau posicionamento das cordas ou dos pilares mitrais • Outros casos de FMS: baixo débito, prolapso mitral, dissecação aórtica, estenose aórtica subvalvar, comunicação interventricular septal alta
Possível confusão entre o fluxo de obstrução e o fluxo de insuficiência mitral	
Ausência de obstrução dinâmica	• No estado basal (em 50-70% das CMH) • Nas formas apicais de CMH
Não realização do teste de provocação, permitindo a indução eventual da obstrução dinâmica	
Obstrução dinâmica sistodiastólica (CMH medioventricular)	

O fluxo de obstrução pode ser registrado em Doppler contínuo unido ao diagnóstico por imagem 2D após identificação do nível de obstrução *(aliasing)* em Doppler colorido 2D (Figura 7.13). Entretanto, esse fluxo obstrutivo é frequentemente muito localizado e necessita de uma pesquisa minuciosa das velocidades máximas "às cegas", ou seja, com a sonda de tipo Pedoff (sem-diagnóstico por imagem acoplado) em razão de sua manobrabilidade. O espectro registrado ao Doppler contínuo deve ser claro e bem desenhado para ser válido.

Enfim, o fluxo de obstrução identificado em Doppler contínuo deve ser diferenciado do fluxo sistólico de insuficiência mitral, visto que ela se associa em mais de 50% dos casos às CMHs obstrutivas (Tabela 7.11). A IM pode ter uma forma similar e sobrepor-se ao fluxo obstrutivo (Figura 7.14). Entretanto, ela é mais ampla, mais rápida em velocidade e com pico mais precoce. Ela inclui, contrariamente ao fluxo obstrutivo, os períodos de contração e relaxamento isovolumétrico do VE. Esse elemento é importante no diagnóstico diferencial entre os dois fluxos. O Doppler colorido ajuda a separar bem esses dois fluxos sistólicos.

Tabela 7.11. *Diagnóstico diferencial entre o fluxo obstrutivo da CMH e o fluxo de IM em Doppler contínuo e colorido*

	Fluxo obstrutivo	**Fluxo de IM**
Doppler contínuo		
Morfologia	Em forma de sabre	Simétrico
Ápice	Pontudo e tardio	Redondo
Pico	Telessistólico	Mesossistólico
Velocidade máxima	3 a 6 m/s	> 4 m/s
Início	Mais tardio (desde a abertura aórtica)	Em protossístole (desde o fechamento mitral)
Fim	Durante o fechamento aórtico	Durante a abertura mitral
Doppler colorido 2D		
Aspecto do fluxo	Fluxo ejecional intra-VE com *aliasing*	Fluxo de regurgitação mitral intra-AE mais ou menos com *aliasing*

No que diz respeito ao MSA, ele não é patognomônico de uma CMH. Com efeito, ele pode ser encontrado em outras circunstâncias, sem hipertrofia parietal (Tabela 7.10). Esse falso MSA é habitualmente protossistólico, o MSA de CMH sendo, no máximo, mesossistólico. Da mesma maneira, a FMS também é encontrada em outras condições nas quais ela é principalmente proto ou telessistólica (Figura 7.10).

A obstrução dinâmica intraventricular esquerda pode ser permanente, lábil (gradiente variável no tempo) ou latente. Ela pode ser provocada pelos seguintes testes:
- manobra de Valsalva;
- exames farmacodinâmicos (trinitina, isuprel, nitrito de amila);
- ecocardiografia de esforço.

Esses testes de provocação permitem revelar a obstrução intra-VE ausente ou baixa no estado basal, ou seja, em repouso.

Algumas particularidades da obstrução dinâmica se devem às formas atípicas de CMH. Na presença de uma hipertrofia medioventricular o VE é separado, durante a sístole, em duas câmaras: uma basal e outra apical. Nessa câmara apical as pressões elevadas podem provocar, a longo prazo, uma necrose da ponta. A região apical necrosada se torna acinética ou discinética e o regime de pressão se torna absolutamente particular e inabitual. Nesse caso, o Doppler permite evidenciar um gradiente intraventricular esquerdo tanto sistólico quanto diastólico. A obstrução sistólica localizada no nível dos músculos papilares hipertrofiados (Figura 7.15) surge em razão da oclusão muscular e não do contato valva mitral–septo. A parte diastólica da obstrução parece se dever ao atraso de relaxamento da zona medioventricular, da mesma maneira que a ponta em que ainda predominam pressões altas continua a se esvaziar em direção à base do VE.

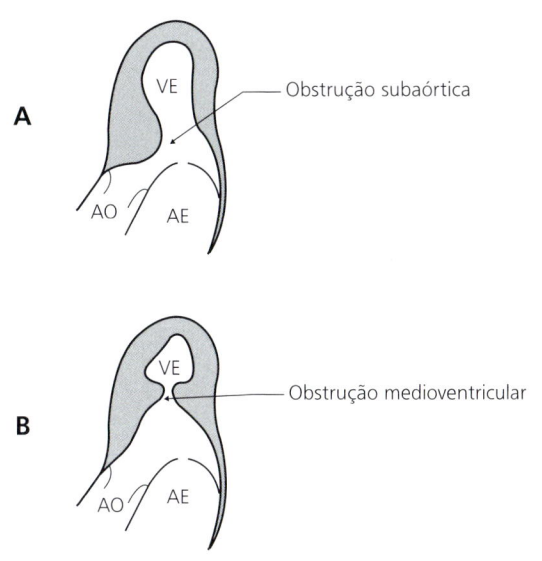

Fig. 7.15. *Dois tipos de obstrução dinâmica intraventricular esquerda.* (**A**) Obstrução subaórtica localizada na câmara de saída do VE (em decorrência de hipertrofia septal subaórtica). (**B**) Obstrução medioventricular localizada no nível dos músculos papilares hipertrofiados.

A forma apical de CMH é um exemplo de armadilha diagnóstica: somente a ecocardiografia 2D permite rastrear a hipertrofia completa da ponta do VE, que é esmagada em sístole. Essa forma apical de CMH normalmente não é acompanhada por nenhum gradiente intraventricular esquerdo, quer esteja no estado de base ou após provocação farmacológica. O MSA está igualmente ausente.

A hipertrofia ventricular esquerda pode predominar no nível da parede posterior, deixando livre a parede septal (hipertrofia assimétrica invertida). Nesse caso, a câmara de saída ventricular esquerda é estreitada e um MSA pode ser visto na maior parte dos casos. Um gradiente de obstrução dinâmica está presente em Doppler contínuo em cerca de 60% dos casos.

Enfim, é preciso eliminar outras causas possíveis de obstrução dinâmica intra-VE (Tabela 7.12). Nessas situações, o obstáculo é com mais frequência medioventricular, sem MSA.

Deve-se notar, também, que as CMHs obstrutivas são acompanhadas, frequentemente, por um pequeno fluxo positivo (oposto ao fluxo obstrutivo) de baixa velocidade que surge durante o período de relaxamento isovolumétrico do VE. Esse fluxo parece corresponder a um assincronismo do relaxamento entre a parte apical e a parte basal do septo, criando um gradiente de pressão local que provoca um movimento sanguíneo em direção à ponta do VE.

Assim, a análise do fluxo de preenchimento mitral em Doppler permite registrar, em diástole, três fluxos positivos sucessivos: pequena onda de relaxamento isovolumétrico que precede a onda E mitral, seguida pela onda A atrial. Uma outra armadilha a ser notada: 25% dos pacientes que têm uma CMH com uma relação Em/Ea > 15 têm pressões de enchimento do VE não aumentadas.

Por fim, o procedimento de alcoolização da artéria coronária septal na CMH subaórtica permite obter uma diminuição, até mesmo um desaparecimento, de obstrução intra-VE. Nota-se, também, a remodelagem da espessura do septo basal com uma câmara de saída do VE alargada. Esse adelgaçamento septal muito localizado sucede a constituição de um infarto terapêutico no território responsável pela obstrução. Ele constitui uma armadilha diagnóstica a ser conhecida.

Tabela 7.12. *Possíveis causas de uma obstrução dinâmica intra-VE além de uma CMH*

- Indivíduos normais em hipovolemia
- Hipertrofia concêntrica do VE, com pequena cavidade ventricular
- Abaulamento septal subaórtico obstrutivo
- Doença sistêmica: amiloidose cardíaca
- Durante o tamponamento cardíaco (colapso inspiratório do VE)
- Em pós-cirurgia valvar cardíaca (substituição valvar para estenose aórtica, plastia mitral)
- Algumas cardiopatias congênitas (transposição dos grandes vasos, estenose aórtica subvalvar etc.)
- Durante a ecocardiografia de estresse

Casos particulares

→ CMH associada a uma hipertensão arterial

Diversos elementos tornam difícil a distinção entre uma CMH obstrutiva associada a uma hipertensão arterial (HA) e uma HVE secundária a uma HA. Esse problema aparece, principalmente, nos sujeitos idosos hipertensos. De fato, uma verdadeira obstrução intraventricular esquerda pode existir em algumas formas rotuladas: cardiomiopatias hipertróficas hipertensivas. As causas de uma possível obstrução dinâmica no hipertenso idoso em particular são:

- hipertrofia concêntrica do VE com uma pequena cavidade ventricular;
- hipertrofia assimétrica do VE sob a forma de um abaulamento septal subaórtico obstrutivo (Tabela 7.8).

Na prática, identificar esse grupo de pacientes é importante em razão de um possível agravamento sintomático através de um tratamento vasodilatador e/ou diurético.

→ CMH do paciente idoso

Algumas particularidades ecocardiográficas se associam às formas de CHM de descoberta tardia. Os elementos que permitem distinguir as CMH do sujeito idoso das formas encontradas no sujeito jovem são:

- menor importância da hipertrofia parietal;
- grande frequência de uma obstrução dinâmica (60 a 80% dos casos);
- distorção frequente do VE (inversão da curvatura septal, forma em crescente);
- coexistência com calcificações do anel mitral.

De fato, a conjunção de uma hipertrofia do septo basal e de uma calcificação do anel mitral no sujeito idoso predispõe a uma obstrução dinâmica por estenose da câmara de saída do VE.

→ CMH e doença de Fabry

A doença de Fabry é uma doença cromossômica que leva a um acúmulo de esfingolipídios em diversos tecidos como o miocárdio. Ela pode ser isolada (variante cardíaca da doença) ou, ainda, se integrar em uma forma sistêmica. A hipertrofia cardíaca causada por doença de Fabry pode imitar a CMH e deve, então, ser sistematicamente buscada em todo paciente portador de uma cardiopatia hipertrófica inexplicada.

Entretanto, essa hipertrofia é, na maior parte das vezes, homogênea e simétrica. A ecoestrutura do miocárdio normalmente não é modificada. A vantagem do diagnóstico precoce da doença de Fabry reside na possibilidade de utilizar um tratamento específico por enzimoterapia substitutiva.

→ CMH e doenças sistêmicas

Algumas doenças sistêmicas como a amilose ou a hemocromatose podem provocar uma hipertrofia do coração através de infiltração miocárdica (Figura 7.16).

A ecocardiografia permite detectar uma hipertrofia parietal de importância variável, uni ou biventricular, que pode ser responsável por uma obstrução dinâmica em alguns casos isolados. Essa forma de lesão cardíaca com expressão miocárdica deve ser diferenciada de uma CMH obstrutiva.

As anomalias ecocardiográficas das doenças sistêmicas que atingem o coração são não específicas isoladamente, mas sua associação é, às vezes, muito reveladora de uma infiltração miocárdica, por exemplo, amiloide (aspecto hiperecogênico e heterogêneo "de granito" do miocárdio hipertrofiado).

→ CMH e tumor cardíaco

Uma hipertrofia septal assimétrica pode ser devida a um tumor do coração e, particularmente, o rabdomioma com localização septal. O diagnóstico desse tumor é feito no contexto de esclerose tuberosa de Bounerville e o aspecto hiperecogênico do tumor.

→ Pseudocardiomiopatia hipertrófica

A presença de uma estenose aórtica congênita subvalvar (em forma de membrana, por exemplo) pode provocar uma hipertrofia septal assimétrica chamada de reacional, simulando uma CMH (pseudocardiomiopatia hipertrófica).

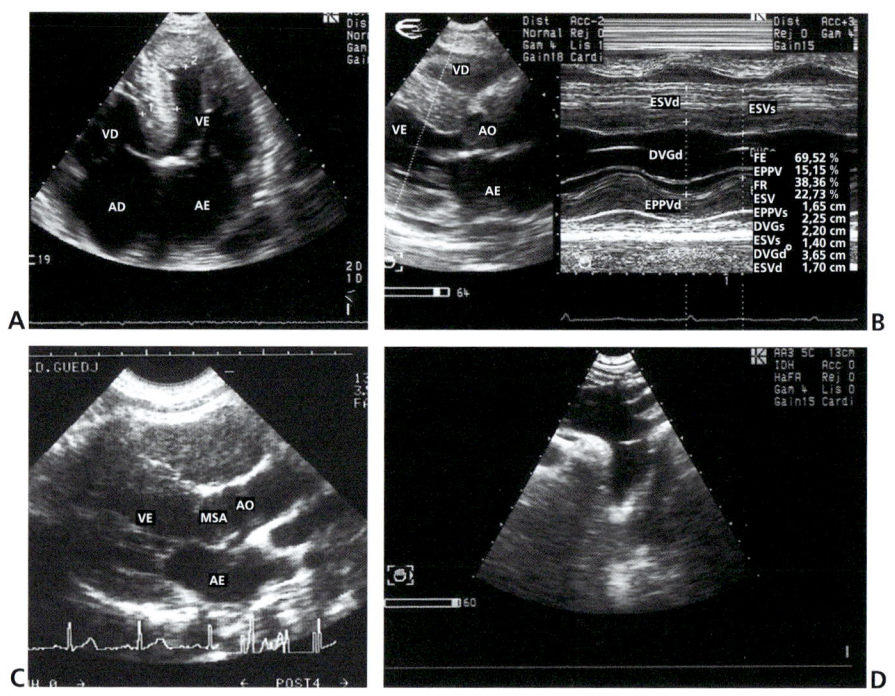

Fig. 7.16. *Casos particulares de hipertrofia ventricular esquerda (HVE).* (**A**, **B**) Amiloidose cardíaca: parede septoapical hipertrofiada e hiperecogênica (a ser notado: mínimo derrame pericárdico). (**C**, **D**) Malformações congênitas responsáveis pela HVE: (**C**) diafragma subaórtico, (**D**) coarctação aórtica.

Entretanto, o exame ecocardiográfico 2D meticuloso da câmara de saída do VE permite a identificação do obstáculo fixo subaórtico. O Doppler colorido vai confirmar uma aceleração do fluxo de ejeção do VE em contato com esse obstáculo.

→ **Não compactação do ventrículo esquerdo (NCVE)**

A NCVE é considerada uma cardiomiopatia particular rara, responsável por uma disfunção sistólica do VE (FE ≤ 45%).

Seu diagnóstico tem base em quatro critérios:
- a ausência de anomalias cardíacas coexistentes (por definição);
- uma estrutura do miocárdio em duas camadas: não compactada, local de profundas trabeculações e compactada (relação das espessuras > 2 em telessístole);
- a localização predominante na ponta do VE com uma hipocinesia não confinada nos únicos territórios não compactados;
- recessos intratrabeculares profundos onde o Doppler colorido é sugerido.

A NCVE é frequentemente confundida com uma CMH apical, uma cardiomiopatia restritiva ou uma fibrose endomiocárdica. Seu diagnóstico ecocardiográfico tornou-se mais fácil por meio da melhora do diagnóstico por imagem e do uso da ecocardiografia com contraste.

→ **Displasia arritmogênica do ventrículo direito (DAVD)**

Trata-se de uma cardiomiopatia que é caracterizada por uma infiltração fibroadiposa do miocárdio direito. Classicamente, a ecocardiografia mostra:

- uma dilatação do ventrículo direito (da câmara de saída, particularmente);
- uma acentuação das trabeculações ventriculares ou uma faixa espessa e densa com aspecto sacular, particularmente na ponta do VD (bolhas apicais);
- uma disfunção ventricular direita segmentar (zonas acinéticas ou discinéticas) ou global.

A DAVD pode simular uma outra cardiomiopatia: hipertrófica, isquêmica...

Armadilhas da isquemia miocárdica

A ecocardiografia Doppler desempenha um papel crescente na avaliação dos pacientes que apresentam uma cardiopatia isquêmica. A análise ecocardiográfica da contratilidade de uma parede ventricular torna necessário um estudo conjunto:

- da amplitude da excursão do endocárdio durante a sístole;
- do espessamento sistólico da parede.

Esses dois parâmetros são mais bem medidos em modo M, com o feixe de ultrassom perpendicular às paredes. Infelizmente, somente as paredes septal e posterior basal do VE são analisadas por meio dessa técnica. O estudo regional completo das paredes ventriculares torna necessário o uso da ecocardiografia 2D. Entretanto, a análise 2D da cinética regional do VE também tem suas falhas técnicas e suas limitações diagnósticas (Tabela 7.13). Inicialmente, ela é puramente visual, subjetiva e qualitativa. Em seguida, ela necessita da visualização dos diferentes segmentos ventriculares por intermédio do emprego de múltiplos cortes 2D, de boa qualidade. Na prática, a contratilidade segmentar do VE é julgada de maneira comparativa, segmento por segmento, a fim de identificar uma assinergia contrátil que se pode manifestar sob três formas (Figura 7.17):

- hipocinesia: contração insuficiente;
- acinesia: ausência de contração;
- discinesia: cinética paradoxal.

Tabela 7.13. *Armadilhas ecocardiográficas relativas à análise da cinética segmentar do VE*

- Má qualidade do diagnóstico por imagem em modo M e/ou 2D (hipoecogenicidade do paciente, ajuste incorreto do ecocardiógrafo, falta de tecnologia de imagem harmônica etc.)
- Experiência insuficiente do examinador
- Não multiplicação das incidências ecocardiográficas (análise completa de todos os segmentos ventriculares)
- Interpretação imprecisa ou incorreta do estado da cinética parietal
- Subjetividade na avaliação da contratilidade parietal
- Ausência de critérios quantitativos confiáveis de assinergia

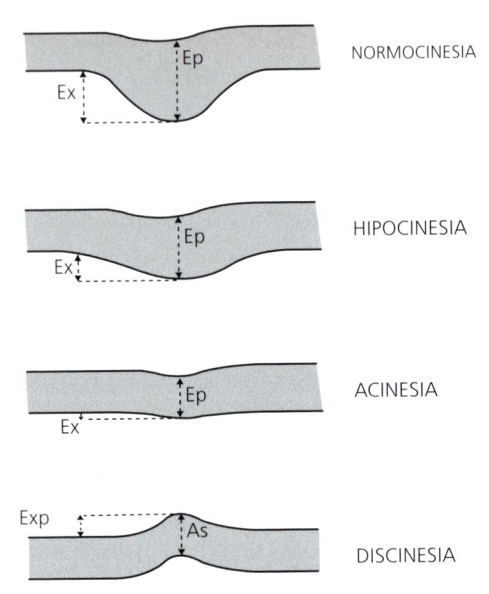

Fig. 7.17. Cinética parietal normal (normocinesia) e anomalias contráteis (hipocinesia, acinesia, discinesia).
Ep = espessamento sistólico; Ex = excursão endocárdica; As = Adelgaçamento sistólico; Exp = expansão paradoxal.

A definição precisa dessas assinergias está resumida na Tabela 7.14. Entretanto, o diagnóstico da assinergia ventricular (Figura 7.18) em ecocardiografia convencional pode ser impreciso, difícil ou impossível de ser feito em algumas situações. Esse método sofre, sobretudo, dificuldades de delimitação precisa do endocárdio ventricular.

Tabela 7.14. Definição de uma cinética segmentar normal (normocinesia) e das anomalias contráteis: hipocinesia, acinesia e discinesia

Normocinesia	excursão endocárdica > 5 mm espessamento sistólico ≥ 50%
Hipocinesia	excursão endocárdica 2 a 5 mm espessamento sistólico < 50%
Acinesia	excursão endocárdica 0 a 2 mm ausência de espessamento sistólico
Discinesia	expansão paradoxal em sístole ausência de espessamento, até mesmo um adelgaçamento sistólico

A análise da contratilidade ventricular de uma cardiopatia isquêmica pode ser melhorada pela aplicação de técnicas ecocardiográficas complementares como:

- imagem harmônica;
- ecocardiografia de estresse;

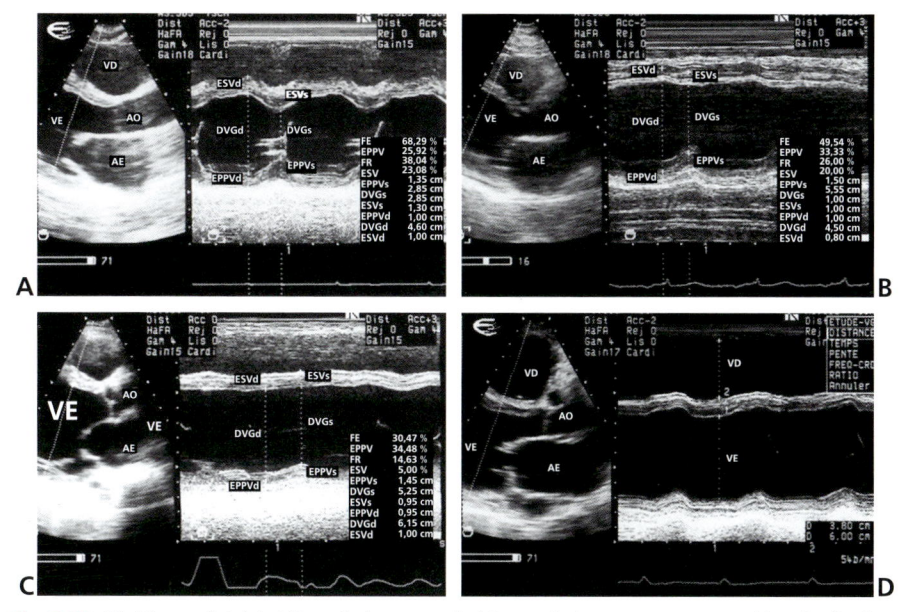

Fig. 7.18. *Cinética parietal do VE avaliada em modo M a partir do corte paraesternal longitudinal.* (**A**) Normocinesia. (**B**) Hipocinesia septal. (**C**) Acinesia septal. (**D**) Discinesia septal.

- *color kinesis*;
- Doppler tecidual miocárdico (IDT) (Figura 7.19);
- ecocardiografia com contraste miocárdico;
- diagnóstico por imagem de *strain* miocárdico (Figuras 9.12 e 9.13).

A técnica ecocardiográfica inovadora de 2D *strain* permite uma análise da deformação miocárdica *(strain)* a partir de um diagnóstico por imagem 2D bruto, utilizando a técnica de *speckle tracking* (rastreamento de marcadores intramiocárdicos acústicos naturais refletores de ultrassons) (página 176). Ela é particularmente útil e precisa na avaliação da cardiomiopatia isquêmica (detecção precoce da lesão isquêmica, estudo da viabilidade miocárdica em repouso ou em estresse, quantificação temporal da contração miocárdica...).

O futuro pertence, igualmente, à ecocardiografia tridimensional nessa área, especialmente com sondas matriciais que permitem uma aquisição dos volumes cardíacos em um único ciclo cardíaco.

Armadilhas ecocardiográficas que dizem respeito ao diagnóstico de infarto do miocárdio

O diagnóstico ecocardiográfico de infarto do miocárdio (IAM) baseia-se na descoberta de uma alteração segmentar da contração miocárdica. Os limites da técnica ecocardiográfica, assim como as armadilhas relativas a esse diagnóstico, são importantes de serem conhecidas (Tabela 7.15). Com efeito, a assinergia segmentar que associa uma falha da excursão do endocárdio (diminuído, abolido, até mesmo paradoxal) a uma falha de es-

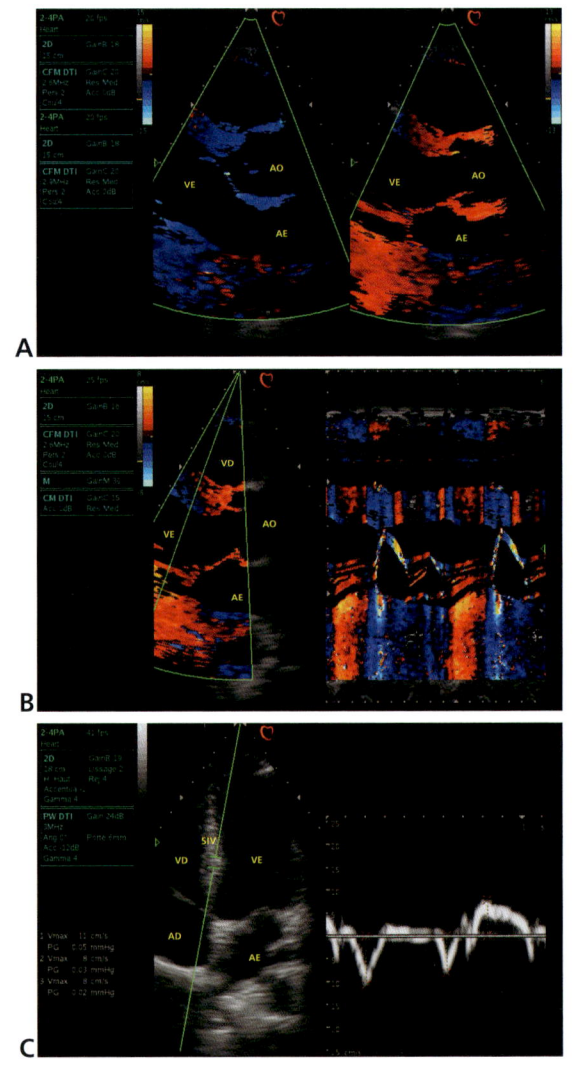

Fig. 7.19. *Diagnóstico por imagem de Doppler tecidual normal (Sistema Imagic de Kontron Médical) em modo 2D.* (**A**) Análise visual da cinética das paredes do VE cujas velocidades intramiocárdicas estão codificadas em cores. Corte apical das quatro cavidades: imagem em diástole (à esquerda) e em sístole (à direita). (**B**) *Em modo M a partir do corte paraesternal longitudinal.* Análise em modo M da avaliação temporal das velocidades miocárdicas e de sua distribuição espacial ao longo do ciclo cardíaco. (**C**) *Em modo espectral. Registro do sinal Doppler pulsado na parede septal do VE.* Aspecto normal trifásico do espectro: duas ondas negativas em diástole (11 cm/s e 8 cm/s) seguidas por uma onda positiva em sístole (8 cm/s).

pessamento da parede, surge em uma extensão transmural do infarto superior a 20%. Ela está presente, muito precocemente, em mais de 90% dos pacientes em fase aguda de infarto transmural. A zona assinérgica do território de infarto contrasta, habitualmente, com a hipercinesia compensadora dos segmentos não isquêmicos opostos à necrose.

Tabela 7.15. *Armadilhas ecocardiográficas do infarto do miocárdio*

- Armadilhas provocadas por análise da cinética segmentar do VE (Tabela 7.13)
- Diagnóstico por ausência ou por excesso do infarto (Tabela 7.16)
- Avaliação imprecisa da topografia e da extensão do infarto
- Dificuldades na avaliação objetiva da gravidade da necrose
- Não diagnóstico de remodelagem ventricular esquerda pós-infarto
- Possível desconhecimento de algumas complicações do infarto (ruptura septal, ruptura de pilar, trombo mural etc.)
- Distinção às vezes difícil entre:
    - uma insuficiência mitral secundária na remodelagem e uma insuficiência mitral isquêmica;
    - um aneurisma ventricular esquerdo e um falso aneurisma.
- Reversibilidade eventual das assinergias seguida por uma revascularização miocárdica

Em contrapartida, os segmentos adjacentes de infarto são frequentemente hipocinéticos sem que uma alteração isquêmica, mas mecânica, intervenha, em razão de sua proximidade com a zona infartada (fenômeno de estiramento). Zonas "distantes" também podem ser assinérgicas. Trata-se, com mais frequência, de uma causa isquêmica ligada a microinfartos subendocárdicos.

Entretanto, uma assinergia ventricular visualizada com ecocardiografia pode não corresponder a um infarto. As causas desses falsos positivos (anomalias de cinética não específicas) estão resumidas na Tabela 7.16. De fato, qualquer parede acinética ou hipocinética não está obrigatoriamente necrosada (fenômeno de atordoamento ou de hibernação, lesão primitiva, miocardite focal etc.). Além disso, uma cinética septal paradoxal é possível fora da isquemia. Em caso de infarto sem elevação do segmento ST em ECG, as anomalias contráteis são inconstantes e uma ecocardiografia normal não elimina o diagnóstico de IAM. Além disso, a má resolução lateral pode prejudicar a análise da cinética da parede lateral do VE, e o ápice tem, fisiologicamente, um espessamento menor. Enfim, a isquemia miocárdica crônica, como o infarto, também pode ser fonte de anomalias segmentares de contratilidade.

→ Topografia e extensão do infarto

A topografia do infarto deve ser definida em ecocardiografia por meio de uma análise rigorosa de todos os segmentos ventriculares, utilizando-se, por exemplo, o modelo da *Société Américaine d'Échocardiographie* de 17 segmentos (Figura 7.20). Essa análise, realizada nas incidências 2D múltiplas, permite obter as informações de ordem diagnóstica sobre a lesão coronária do paciente. Essas informações devem ser, entretanto, interpretadas com prudência. De fato, há uma ambiguidade de distribuição coronária para o segmento apical da parede inferior e da parede lateral, podendo levar a erros de diagnóstico topográfico da lesão coronária. Diante do infarto em fase aguda, a extensão inicial das alterações de cinética é bem correlata à zona de risco, ou seja, à zona ameaçada de necrose na ausência de reperfusão. Em contrapartida, após reperfusão eficaz, a zona assinérgica identificada na ecocardiografia superestima o tamanho definitivo do infarto, com uma parte dessa zona correspondendo à do miocárdio atordoado.

Tabela 7.16. *Causas de falsos negativos e de falsos positivos no diagnóstico do infarto do miocárdio*

Falsos negativos	• Infartos não transmurais • Infartos de tamanho pequeno, os de localização posterior em particular • Infartos que atingem as paredes do ventrículo direito, dificilmente analisáveis
Falsos positivos	• Causa técnica (incidência tangencial) • Causa isquêmica sem-infarto (síndrome de ameaça, angina de Prinzmetal) • Na presença de uma cinética septal paradoxal de origem não isquêmica (sobrecarga ventricular direita, bloqueio de ramo esquerdo, em pós-operatório: *bypass* coronário, substituição valvar etc.) • Lesão miocárdica iniciante não isquêmica (cardiomiopatia, miocardite) • Causa extrínseca: pseudodiscinesia interior • Síndrome de Tako-Tsubo

Enfim, uma anomalia da contração segmentar pode ser observada em uma parede ventricular à distância do infarto. Essa assinergia é a tradução, na maioria dos casos, de uma lesão multiarterial.

Uma análise quantitativa da cinética segmentar do VE em ecocardiografia 2D, baseada no cálculo do escore ventricular numérico, é cada vez mais utilizada, graças aos progressos da informática. Ela permite avaliar a gravidade da isquemia miocárdica. Entretanto, o método de classificação utilizado em rotina reflete a apreciação visual da contratilidade regional. É mais bem realizada em releitura das incidências ecocardiográficas 2D. Esse método revela-se confiável e reprodutível em mãos experientes. Ele sofre, contudo, por sua objetividade.

→ Remodelagem ventricular esquerda pós-infarto

A remodelagem reflete a adaptação do VE à perda de uma parte de seu potencial contrátil. Ela associa uma expansão da zona necrosada a uma dilatação da zona saudável, seguida por uma hipertrofia parietal compensadora. Essa remodelagem ventricular envolvendo, exclusivamente, os IAMs transmurais deve ser identificada precocemente pela ecocardiografia, pois ela constitui um dos principais fatores determinantes do prognóstico. A expansão da zona infartada é o estado inicial do processo de remodelagem ventricular esquerda e da evolução para o aneurisma parietal. Ela se caracteriza por uma dilatação e um adelgaçamento da zona de infarto. Deve ser diferenciada da extensão do infarto, que corresponde ao surgimento de um novo episódio de necrose miocárdica.

A consideração da espessura da parede ajuda a diferenciar os infartos antigos cicatrizados fibrosos (aspecto adelgaçado) e os infartos mais recentes, cuja espessura diastólica ainda é normal.

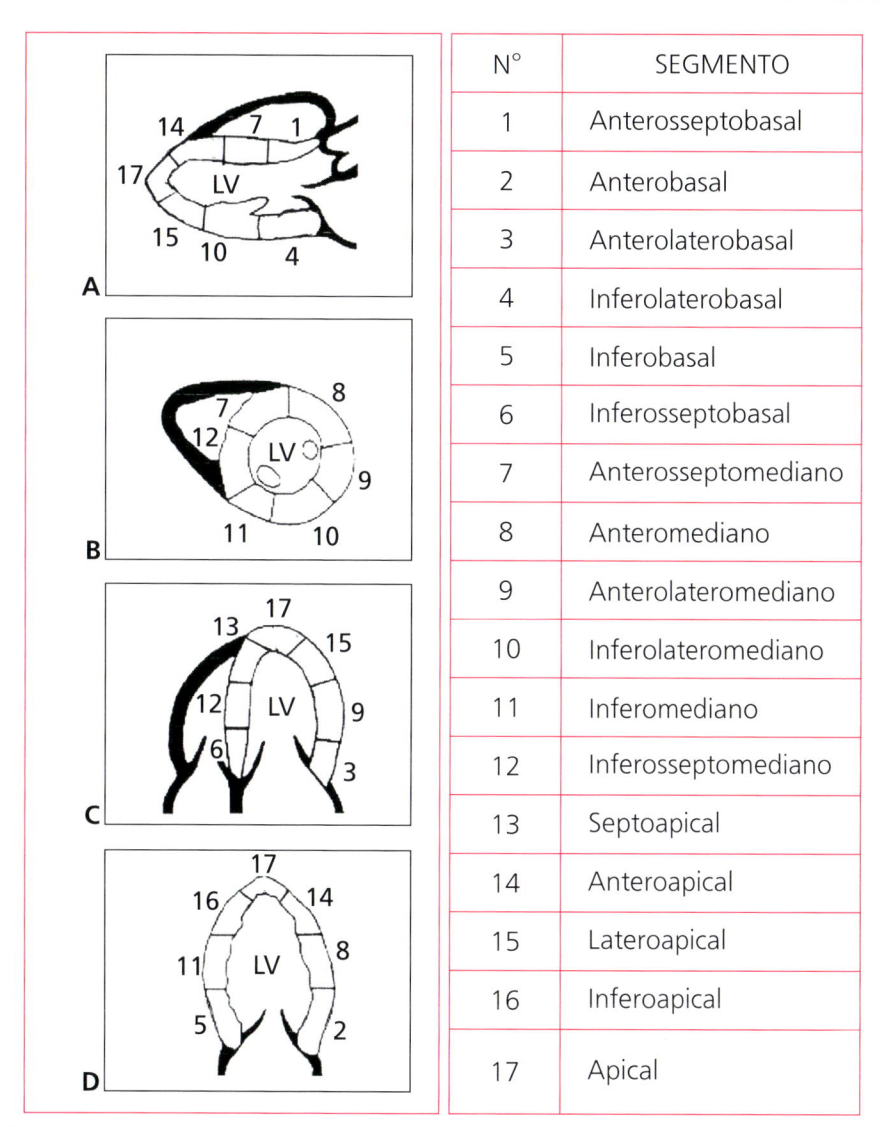

N°	SEGMENTO
1	Anterosseptobasal
2	Anterobasal
3	Anterolaterobasal
4	Inferolaterobasal
5	Inferobasal
6	Inferosseptobasal
7	Anterosseptomediano
8	Anteromediano
9	Anterolateromediano
10	Inferolateromediano
11	Inferomediano
12	Inferosseptomediano
13	Septoapical
14	Anteroapical
15	Lateroapical
16	Inferoapical
17	Apical

Fig. 7.20. *Segmentação das paredes do VE conforme diferentes cortes ecocardiográficos.*
(**A**) Paraesternal longitudinal. (**B**) Paraesternal transversal. (**C**) Apical quatro cavidades. (**D**) Apical duas cavidades.

→ **Complicações do infarto**

A ecocardiografia permite pesquisar algumas complicações do infarto. Essa busca deve ser sistemática e mais particularmente focada nas complicações mecânicas (ruptura parietal ou septal, ruptura de pilar), na insuficiência mitral isquêmica e nos trombos mitrais.

Entretanto, a distinção entre uma insuficiência mitral secundária na remodelagem ventricular e uma insuficiência mitral isquêmica, mais grave, é, às vezes, difícil (Tabela 7.17). A ecocardiografia de esforço permite confirmar o caráter dinâmico das insuficiências mitrais isquêmicas. Da mesma maneira, é indispensável diferenciar o aneurisma ventricular esquerdo que complica o infarto do falso aneurisma secundário com uma ruptura miocárdica em pericárdio particionado. O aneurisma ventricular realiza uma imagem 2D de bolsa discinética ou acinética, deformando em diástole o contorno do VE (Figura 7.21). O falso aneurisma aparece na ecocardiografia sob forma de uma bolsa, às vezes expansivo em sístole, podendo conter um trombo e se comunicando com a cavidade ventricular por meio de um gargalo estreito. No que diz respeito aos trombos apicais que complicam os infartos tumorais anteriores, eles devem ser diferenciados de trabeculações apicais ou falsos tendões (Figura 7.22). A utilização da imagem harmônica e de agentes de contraste permite melhorar sua detecção.

Tabela 7.17. *Distinção entre a IM secundária na remodelagem ventricular esquerda e uma IM isquêmica por disfunção musculopapilar*

	IM de remodelagem	IM isquêmica
Causas	modificações geométricas da cavidade VE	remodelagem ventricular disfunção VE global e regional dilatação do anel mitral
Mecanismos	deslocamento lateral e posterior dos pilares	restrição valvar fechamento incompleto da valva mitral
Frequência	elevada	mais rara
Grau	mínimo a moderada	moderada a importante
Localização	central	mais ou menos excêntrica

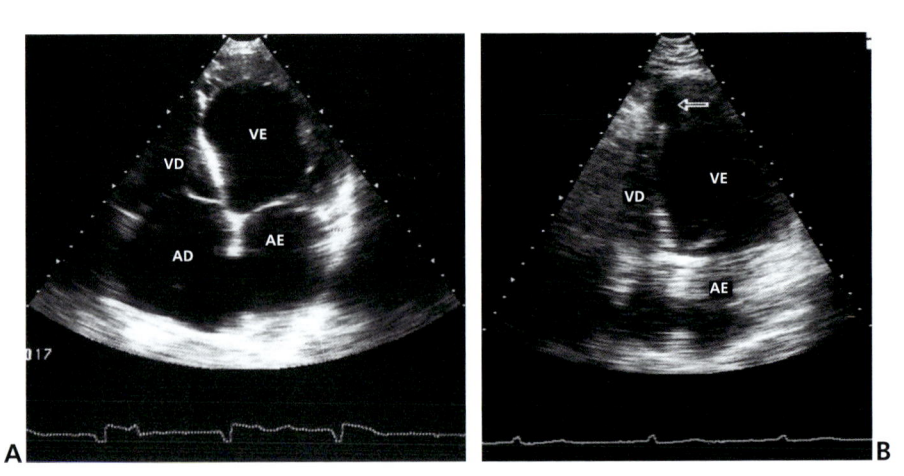

Fig. 7.21. *Aneurismas ventriculares esquerdos vistos em corte apical das quatro cavidades.* (**A**) Ampla zona apical aneurismática coberta por um trombo. (**B**) Aneurisma pouco volumoso do ápice do VE.

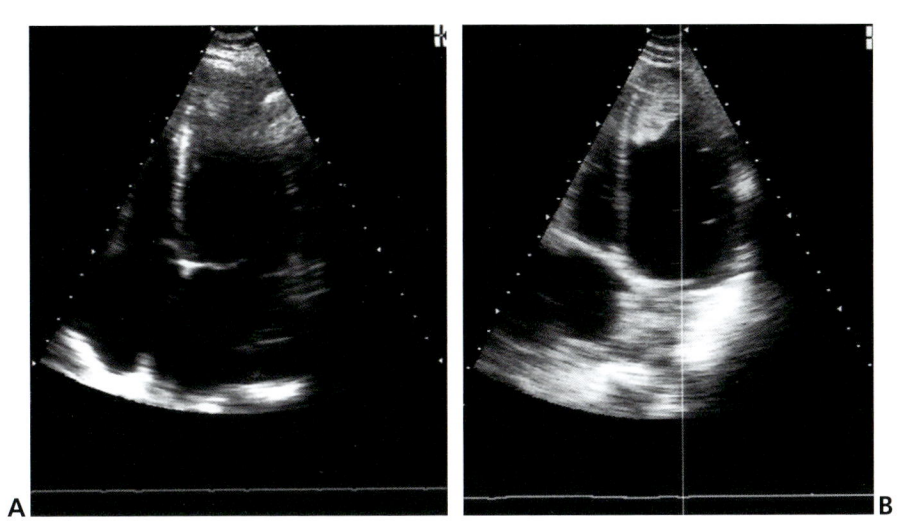

Fig. 7.22. *Trombos apicais pós-infarto.* (**A**) Trombo de pequeno tamanho, recente, pouco ecogênico. (**B**) Trombo volumoso localizando-se sobre a parede septoapical do VE.

Casos particulares

→ Pseudodiscinesia inferior

A pseudodiscinesia da parede inferior do VE constitui uma armadilha diagnóstica particular, pois pode simular um infarto do miocárdio. Ela se caracteriza por um achatamento da parede inferior do VE em diástole, desaparecendo em sístole, associado a um espessamento sistólico parietal normal (o que diferencia a pseudodiscinesia de um infarto inferior). A pseudodiscinesia poderia estar ligada a uma compressão extrínseca da parede inferior do VE através do diafragma (superelevação diafragmática esquerda, qualquer que seja a causa), e deve ser diferenciada de um infarto miocárdico.

→ Síndrome de Tako-Tsubo

Essa nova entidade diagnóstica, chamada também de cardiomiopatia de estresse, caracteriza-se pelo surgimento, em um contexto de estresse psicológico, de um quadro revelador de síndrome coronária aguda, mas sem lesão coronária significativa. Associa-se a ela um aspecto muito particular do ventrículo esquerdo com uma larga acinesia ou discinesia apical *(apical ballooning)* contrastando com uma contratilidade normal, até mesmo uma hipercinesia dos segmentos do VE (FE a 20% em média). Essas anomalias são atribuídas ao fenômeno de atordoamento miocárdico brusco, mas transitório, ligado ao estresse. De fato, a evolução da síndrome de Tako-Tsubo se caracteriza por uma melhora e uma normalização rápida da função do VE, com maior frequência em 3 a 4 semanas. A síndrome de Tako-Tsubo constitui uma verdadeira armadilha diagnóstica, pois pode simular as outras patologias cardíacas (infarto do miocárdio, miocardite aguda, cardiomiopatia secundária...).

Armadilhas pelas lesões pericárdicas

Essas armadilhas ecocardiográficas dizem respeito principalmente:

- à detecção e à quantificação do derrame pericárdico;
- à identificação do tamponamento cardíaco;
- ao diagnóstico de uma pericardite crônica constritiva.

Armadilhas das pericardites fluidas

A ecocardiografia tornou-se a técnica diagnóstica de referência na pericardite fluida. O diagnóstico de derrame pericárdico se baseia na presença de uma zona sem-ecos (espaço claro) entre o epicárdio e o pericárdio. O derrame pericárdico significativo se caracteriza em ecocardiografia em modo M (incidência transventricular) por um descolamento epipericárdico sistodiastólico com uma retidão do pericárdio tendendo a perder sua mobilidade (Figuras 7.23 e 7.24.). Em modo 2D, todas as incidências ecocardiográficas são úteis para encontrar um derrame pericárdico. Com efeito, um derrame não segmentado predomina na zona declive (na frente da parede inferior do VD e atrás da parede posterior do VE). A extensão ocorre em direção à parede lateral dos ventrículos, antes do VD. Além disso, o derrame se estende por atrás dos átrios e se torna circunferencial. As armadilhas da ecocardiografia Doppler relativas à detecção e à quantificação do derrame pericárdico estão resumidas na Tabela 7.18.

Tabela 7.18. *Armadilhas ecocardiográficas relativas à detecção e à quantificação do derrame pericárdico*

Erros por excesso
– descolamento pericárdico unicamente sistólico com um pericárdio móvel
– gordura pericárdica retroesternal
– derrame pleural
– ascite
– seio coronário dilatado
– tumores mediastinais e pericárdicos
– hematoma intrapericárdico
– cisto pericárdico
Erros por ausência
– derrame pericárdico segmentado ou encistado
– derrame mínimo não detectável em caso de pericardite "seca"
Associação do derrame pericárdico ao derrame pleural **Semiquantificação** da abundância do derrame **Identificação** ecocardiográfica do tamponamento cardíaco **Extensão** possível do derrame pericárdico abundante em direção ao seio pericárdico oblíquo

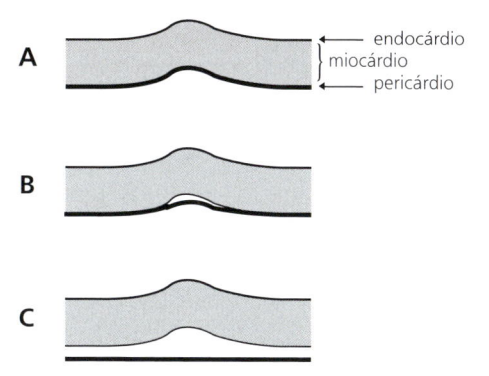

Fig. 7.23. *Três aspectos do complexo epipericárdico identificáveis em ecocardiografia em modo M.* (**A**) Aspecto normal (ausência de espaço claro). (**B**) Variante normal (espaço claro unicamente sistólico, retificação móvel). (**C**) Derrame significativo (descolamento sistodiastólico, retificação do pericárdio).

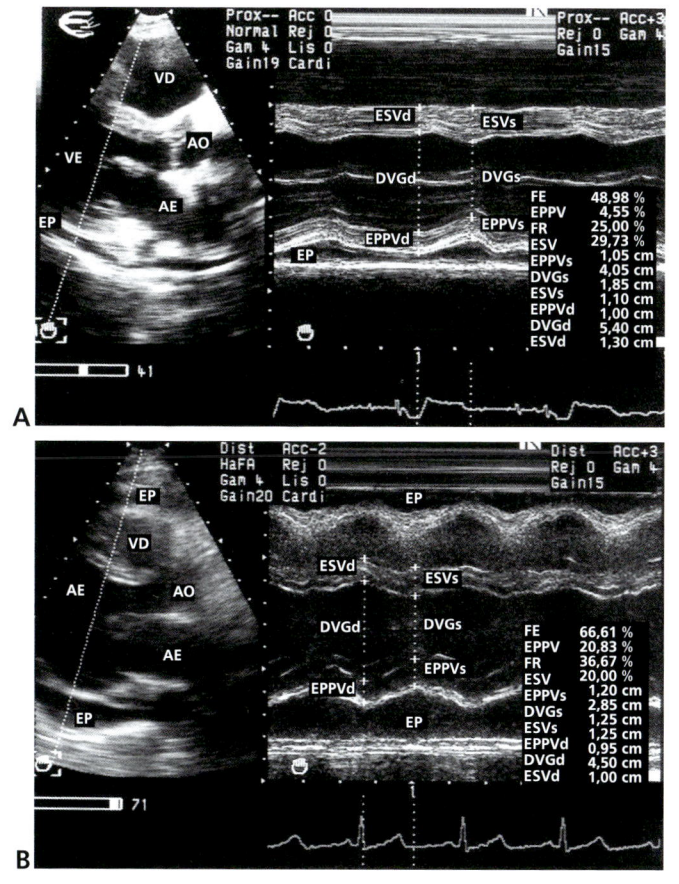

Fig. 7.24. (**A**) *Exemplos de derrame pericárdico: posterior pouco abundante,* (**B**) *de média abundância, circunferencial não compressivo.*

→ **Armadilhas diagnósticas**

A fim de confirmar a existência do derrame pericárdico em ecocardiografia, é necessário eliminar as causas de erro por excesso, até mesmo por ausência. De fato, um descolamento epipericárdico unicamente sistólico, com o pericárdio conservando sua mobilidade, deve ser considerado fisiológico (variante da normal) (Figura 7.23).

• **Erros diagnósticos por excesso**

Dizem respeito, principalmente, à gordura pericárdica que simula a pericardite fluida e o derrame pleural que pode ser confundido com um derrame pericárdico. Com efeito, um descolamento pericárdico isolado anterior ao ventrículo direito é causado, com maior frequência, pela gordura pericárdica retroesternal (franjas de gordura). Ele é menor e particularmente frequente nas mulheres, nos obesos e nos diabéticos. A gordura pericárdica raramente é responsável por um descolamento posterior. Na verdade, os ultrassons são incapazes de diferenciar a densidade acústica das massas de gordura e das coleções fluidas. Em caso de dúvida, a natureza do descolamento pode ser precisada por tomografia ou RM.

Um derrame pericárdico apresenta um aspecto ecocardiográfico frequentemente difícil de ser diferenciado de um derrame pleural esquerdo. Entretanto, esse último é encontrado não somente atrás do VE, mas também atrás do átrio esquerdo, ao contrário do derrame pericárdico (Figura 7.25).

Em 2D, a posição da aorta torácica descendente com relação ao derrame é determinante: o derrame pericárdico realiza um espaço claro pré-aórtico, o derrame pleural esquerdo é retroaórtico em vista paraesternal longitudinal (Figura 7.26). Quando eles estão associados, a linha pericárdica separa o derrame pleural do derrame pericárdico.

O derrame pleural direito é mais bem visualizado em corte subcostal, no qual ele se localiza atrás da anastomose da veia cava inferior no átrio direito.

A confusão ecocardiográfica da ascite com o derrame pericárdico permanece rara. Com efeito, a ascite pode ser identificada por via subcostal diante da presença do ligamento falciforme do fígado no centro do derrame.

A ecocardiografia 2D também permite diferenciar o derrame pericárdico do seio coronário patologicamente dilatado, situado na junção atrioventricular.

O diagnóstico diferencial entre o derrame pericárdico e os tumores mediastinais ou pericárdicos pode ser mais bem feito com ETE. Em caso de dúvida, uma tomografia de tórax ou uma RM permitem, na maioria dos casos, fazer o diagnóstico.

O hematoma intrapericárdico é encontrado, principalmente, em pós-operatório. Frequentemente, tem localização retroauricular direita. O cisto pericárdico realiza o espaço claro que normalmente fica junto ao átrio direito.

• **Erros diagnósticos por ausência**

Devem-se, principalmente, aos derrames septados ou encistados cuja localização não é habitual (lateral ou apical). Essas formas particulares do derrame são ignoradas na ecocardiografia em modo M, mas identificáveis através da ecocardiografia 2D, multiplicando-se as incidências. A ETE auxilia no diagnóstico desses derrames localizados, especialmente ao nível do átrio direito. Esses derrames, que complicam, principalmente, a cirurgia cardíaca, podem comprimir o átrio direito e reduzi-lo a uma fenda fina.

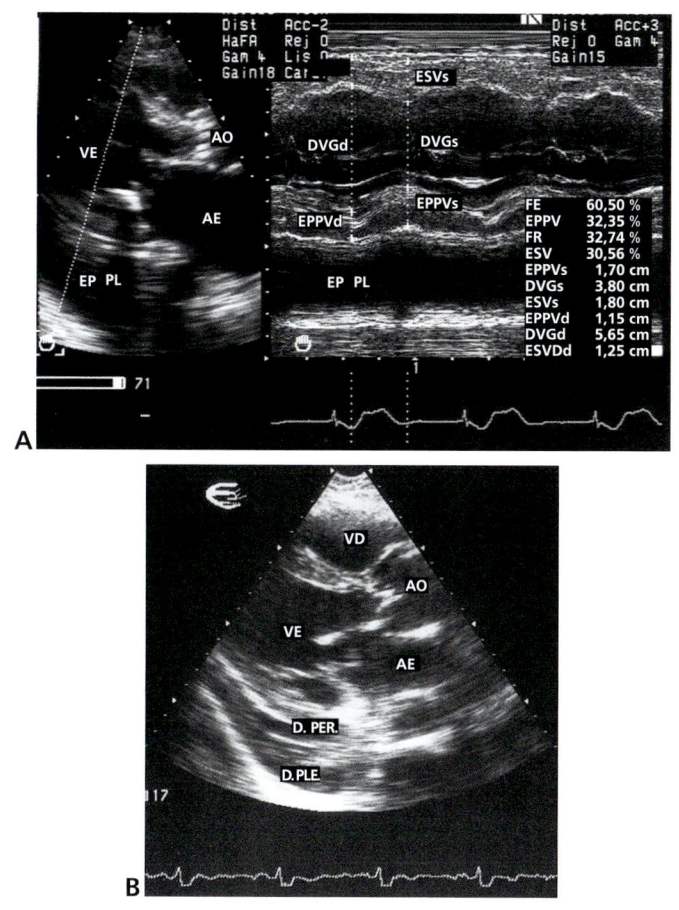

Fig. 7.25. (**A**) *Derrame pleural esquerdo retroaórtico;* (**B**) *derrame pericárdico pouco abundante separado do derrame pleural pela linha pericárdica.*

    Entretanto, a ausência de derrame pericárdico na ecocardiografia não exclui o diagnóstico de pericardite aguda, que pode ser acompanhado por uma exsudação mínima não detectável. Enfim, uma pericardite reincidente sem causa detectada pode revelar um cisto broncogênico rompido no pericárdio.

    No que diz respeito ao diagnóstico etiológico do derrame, a ecocardiografia permite uma orientação sobre a natureza do derrame em raros casos. A título de exemplo, a visualização de massas irregulares no saco pericárdico pode orientar para uma origem neoplásica do derrame. As formações intrapericárdicas em "depósitos em colchões" podem corresponder tanto a coágulos quanto a depósitos de fibrina. Enfim, o contraste espontâneo intrapericárdico é um fenômeno excepcional, normalmente observado em caso de pericardite purulenta. Ele é atribuído ou a microbolhas de gás produzidas pelas bactérias ou a agregados de restos celulares.

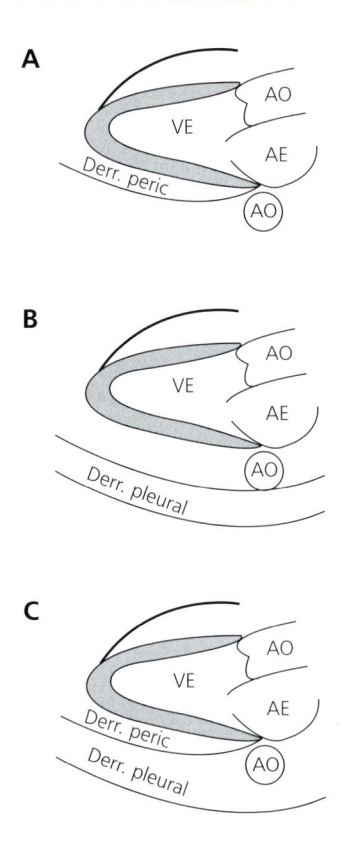

Fig. 7.26. *Diagnóstico diferencial topográfico entre um derrame pericárdico (**A**) e um derrame pleural esquerdo (**B**), conforme o corte paraesternal longitudinal. Associação dos dois derrames (**C**).*

→ **Armadilhas quantitativas**

A ecocardiografia em modo M permite quantificar a abundância de derrame pericárdico de maneira aproximada a partir da incidência transventricular (Tabela 7.19). Essa semi-quantificação é válida em caso de divisão uniforme do derrame no saco pericárdico. Essa avaliação "centimétrica" do volume do derrame, utilizando-se o modelo esférico, é, entretanto, uma fonte não negligenciável de erros. A ecocardiografia 2D parece ser mais confiável na avaliação da abundância do derrame. Além disso, ela permite um diagnóstico topográfico preciso do derrame, principalmente em caso de septação pericárdica ou de descolamentos localizados e isolados do local não habitual. Ela permite, também, confirmar o caráter circunferencial do derrame. Na presença de um derrame pericárdico abundante, a ecocardiografia 2D visualiza a dilatação do seio pericárdico oblíquo situado atrás do átrio esquerdo.

Um falso prolapso mitrotricúspide e um falso MSA podem ser registrados em modo M, sendo artificialmente criados pela hipercinesia cardíaca que acompanha um derrame pericárdico abundante. Enfim, é preciso notar que um pequeno derrame pericárdico permanente localizado pode persistir como sequela de pericardite.

Tabela 7.19. Semiquantificação ecocardiográfica do derrame pericárdico em função de sua divisão e da importância do descolamento epipericárdico medido em diástole

Derrame	Volume	Descolamento epipericárdico
Pouco abundante	< 300 mL	unicamente posterior < 10 mm
Medianamente abundante	300-500 mL	posterior de 10 a 20 mm mais ou menos circunferencial
Abundante	> 500 mL	posterior > 20 mm circunferencial

Sua presença deve ser assinalada no relatório do exame ecocardiográfico a fim de acompanhar uma eventual evolução da pericardite em direção à cronicidade.

→ Identificação do tamponamento cardíaco

O diagnóstico do tamponamento cardíaco permanece, acima de tudo, um diagnóstico clínico. Contudo, a ecocardiografia Doppler é um exame muito útil para apreciar a má tolerância hemodinâmica do derrame pericárdico. Na presença de um derrame habitualmente abundante, alguns sinais ecocardiográficos propiciam a evocação de um tamponamento cardíaco (Tabela 7.20). Seu conhecimento permite que se evite o diagnóstico por ausência, repleto de consequências para o paciente. O principal sinal do tamponamento é a compressão das cavidades cardíacas, essencialmente direitas, resultando no aumento das pressões intrapericárdicas (Figura 7.27). O aspecto característico de "coração dançante" (*swinging heart*) corresponde a um balanço exagerado do coração em um saco pericárdico pouco móvel. A compreensão das cavidades esquerdas é mais rara e é vista, essencialmente, nos derrames localizados.

A má tolerância de um derrame pericárdico é responsável por uma variação respiratória importante dos fluxos intracardíacos, sendo o equivalente do pulso paradoxal clínico. Com efeito, os fluxos direitos aumentam na inspiração e diminuem na expiração; os fluxos esquerdos sofrem modificações inversas. No tamponamento, essas variações respiratórias são superiores a 30%, em média, enquanto, normalmente, essas variações não ultrapassam 15 a 20%. Entretanto, essa variação respiratória importante dos fluxos não é específica do tamponamento e pode ser vista em outras circunstâncias (Tabela 7.21).

Duas armadilhas diagnósticas também devem ser relatadas:

- o colapso diastólico das cavidades direitas pode ser ausente em caso de tamponamento associado a uma AP grave ou a uma hipertrofia parietal do VD. Inversamente, uma hipovolemia grave pode ser responsável por um colapso direto, na ausência de tamponamento;
- o derrame pericárdico de baixo volume, mas de constituição rápida (hemopericárdio ou pericardite supurada), pode ser responsável pelo tamponamento. Por outro lado, um derrame pericárdico volumoso, mas de constituição progressiva (pericardite neoplásica) pode ser responsável pelo quadro clínico subagudo em razão da distensão lenta do pericárdio.

Tabela 7.20. *Sinais ecocardiográficos e Doppler do tamponamento cardíaco*

Sinais ecocardiográficos (modo M, 2D)	Colapso diastólico das cavidades direitas: – colapso proto e mesodiastólico do ventrículo direito – colapso telediastólico do átrio direito
	Variações respiratórias anormais das dimensões ventriculares: – aumento inspiratório do VD – redução inspiratória do VE (o fenômeno inverso se produz em expiração)
	Hipercinesia cardíaca anormal (aspecto de *swinging heart*)
	Dilatação da veia cava inferior com ausência de diminuição inspiratória de seu diâmetro
Sinais Doppler	Aumento inspiratório das velocidades dos fluxos pulmonar e tricúspide
	Diminuição inspiratória das velocidades dos fluxos mitral e aórtico
	Redução do tempo de ejeção aórtica
	Alongamento inspiratório do tempo de relaxamento isovolumétrico do VE
	Desaparecimento, até mesmo inversão, do fluxo diastólico nas veias cavas e supra-hepáticas

Armadilhas da pericardite crônica constritiva (Figura 7.28)

A pericardite crônica constritiva é uma entidade clínica difícil de ser diagnosticada, apesar da utilização de todos os métodos de investigação. Ela se caracteriza por uma sínfese retrátil do pericárdio espesso, provocando um desconforto na distensão diastólica dos ventrículos e, portanto, no enchimento ventricular. A pericardite culmina em uma adiastolia, quadro que traduz o aspecto em DIP e platô da curva de pressão ventricular. Os sinais ecocardiográficos e Doppler que podem orientar para o diagnóstico de pericardite constritiva estão resumidos na Tabela 7.22. Convém conhecer bem esses sinais a fim de evitar diagnósticos discordantes. De fato, o enchimento de um paciente atingido por constrição pericárdica é caracterizado, ao mesmo tempo, por uma diminuição do enchimento do VE em inspiração e por uma dificuldade expiratória no enchimento VD. Entretanto, o fluxo mitral de tipo "restritivo" (E >> A, TD e TRIV curtos), que reflete a adiastolia esquerda, não é específico da pericardite constritiva. Ele pode ser observado em outras situações patológicas, provocando uma elevação das pressões de enchimento do VE. Além disso, o fluxo mitral é influenciado por diversos parâmetros (idade, frequência cardíaca, pressão arterial, condições de carga, alteração de condução etc.). O fluxo tricúspide apresenta as mesmas modificações que o fluxo mitral na presença de constrição. O fluxo venoso pulmonar caracterizado pela diminuição da onda S e o aumento da duração e da amplitude da onda A também é influenciado por certos parâmetros (complacência e contratilidade do VE, relaxamento e contratilidade do AE, arritmias, insuficiência mitral importante associada etc.).

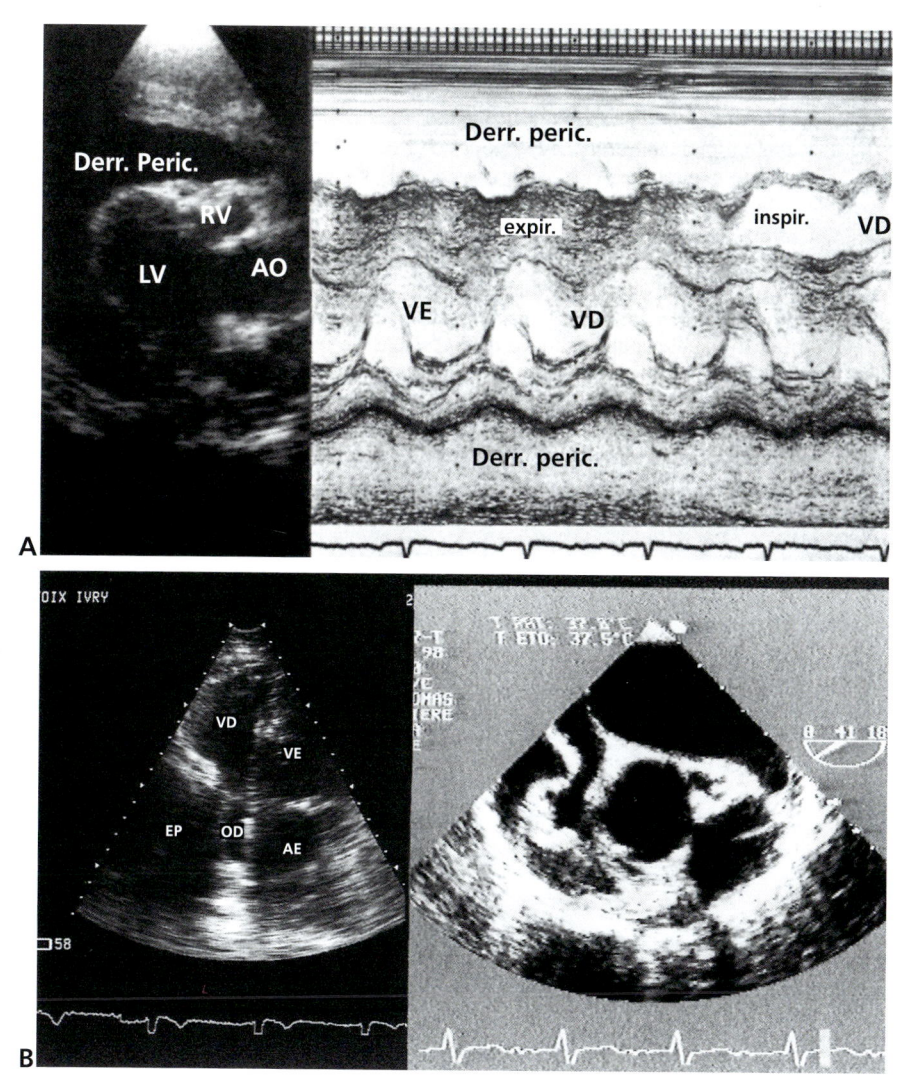

Fig. 7.27. *Exemplos do tamponamento cardíaco.* (**A**) Derrame volumoso pericárdico com compressão expiratória do ventrículo direito e hipercinesia parietal (modo M). (**B**) Derrame pericárdico abundante, comprimindo o átrio direito (em ETT e ETE).

Tabela 7.21. *Causas das variações respiratórias importantes dos fluxos intracardíacos direitos e esquerdos*

- Tamponamento cardíaco
- Pericardite crônica constritiva
- Broncopatia crônica obstrutiva
- Insuficiência tricúspide importante
- Infarto do ventrículo direito

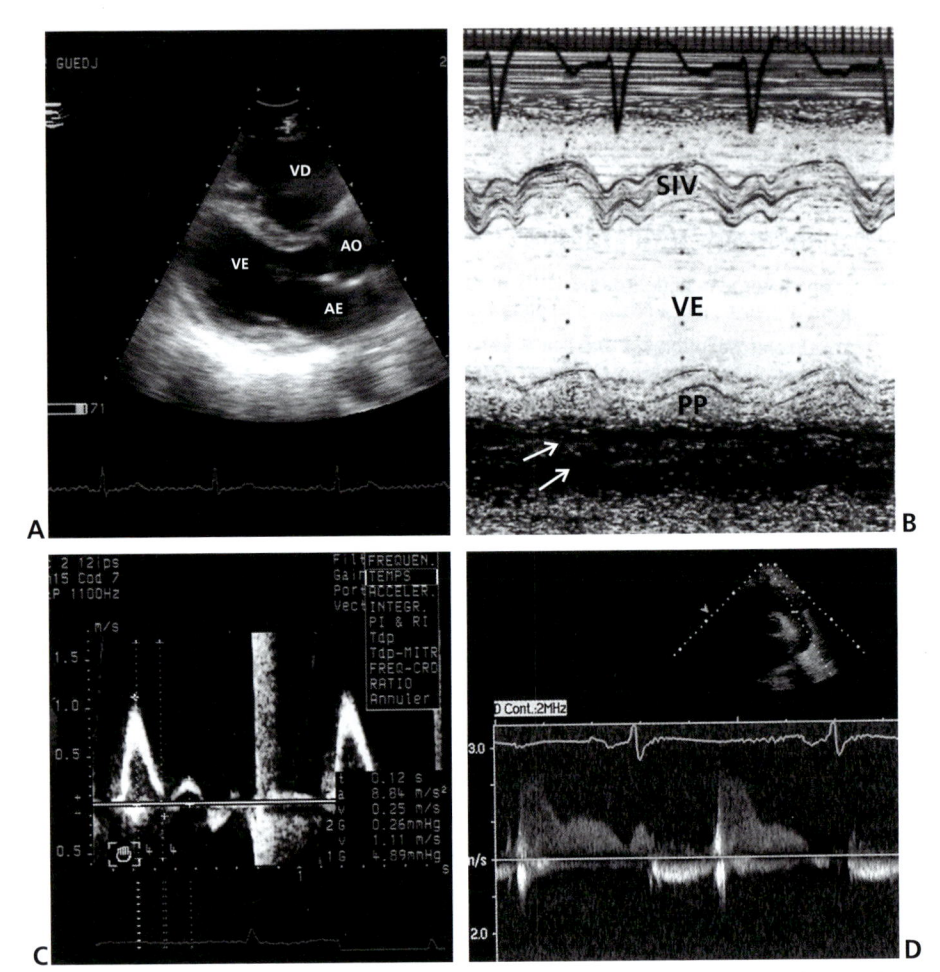

Fig. 7.28. *Pericardite crônica constritiva.* (**A, B**) Espessamento importante do pericárdio (2D, modo M); cinética septal paradoxal (modo M). (**C, D**) Fluxo transmitral de tipo restritivo. (**C**) Aspecto em *dip* e platô do fluxo de insuficiência pulmonar (a partir das fotos do Dr. S. Lafitte).

No que diz respeito ao fluxo de insuficiência pulmonar (IP), a adiastolia direita se expressa por meio de três tipos morfológicos de IP que refletem a gravidade crescente da constrição (Tabela 7.23 e Figura 7.29).

O tipo III de IP confirma uma adiastolia direita grave: a pressão telediastólica do VD que ultrapassa a pressão na artéria pulmonar. Entretanto, a interpretação do fluxo de IP no contexto de eventual restrição pericárdica é difícil em caso de IP volumosa, de hipertensão arterial pulmonar, de taquicardia ou de arritmia.

O fluxo das veias supra-hepáticas apresenta uma analogia com o fluxo venoso pulmonar (diminuição da onda S com aumento da onda A).

Paredes cardíacas 141

Tabela 7.22. *Sinais ecocardiográficos e de Doppler da pericardite crônica constritiva*

Sinais ecocardiográficos (modo M, 2D)	Espessamento anormal e rigidez pericárdica
	Anomalias do preenchimento ventricular esquerdo: – cinética septal anormal (movimento brusco em direção ao VE em protodiástole, após recuo durante a contração auricular) – cinética anormal da parede posterior (movimento posterior rápido em protodiástole seguido por uma horizontalização mesotelediastólica)
	Outros sinais: – dilatação dos átrios, do ventrículo direito, da veia cava inferior, das veias supra-hepáticas e das veias pulmonares – redução do tamanho do VE – desaparecimento das variações respiratórias da veia cava inferior
Sinais ao Doppler	Fluxo mitral: ↗ E, ↙ A (E >> A), TD < 130 ms, TRIV < 60 ms ↙ inspiratória das velocidades da onda E
	Fluxo aórtico: redução inspiratória das velocidades máximas
	Fluxo tricúspide: ↗ E, ↙ A (E >> A), TD < 150 ms ↗ inspiratório das velocidades da onda E
	Fluxo pulmonar: abertura prematura da valva pulmonar fluxo diastólico de IP modificado (Tabela 7.23)
	Fluxo venoso pulmonar: ↙ S (S < D), ↗ A
	Fluxo das veias supra-hepáticas: ↙ S (S < D), ↗ A

Tabela 7.23. *Três tipos morfológicos de IP na pericardite constritiva*

Tipo I (aspecto em *dip* e platô)	Inclinação de desaceleração de IP rápida (> 3,7 ms^{-2}) tempo de meia-pressão curto (< 110 ms)
Tipo II (aspecto monofásico)	anulação brusca das velocidades de IP em mesotelediástole
Tipo III (aspecto bifásico)	fluxo retrógrado de IP associado ao fluxo pré-sistólico anterógrado

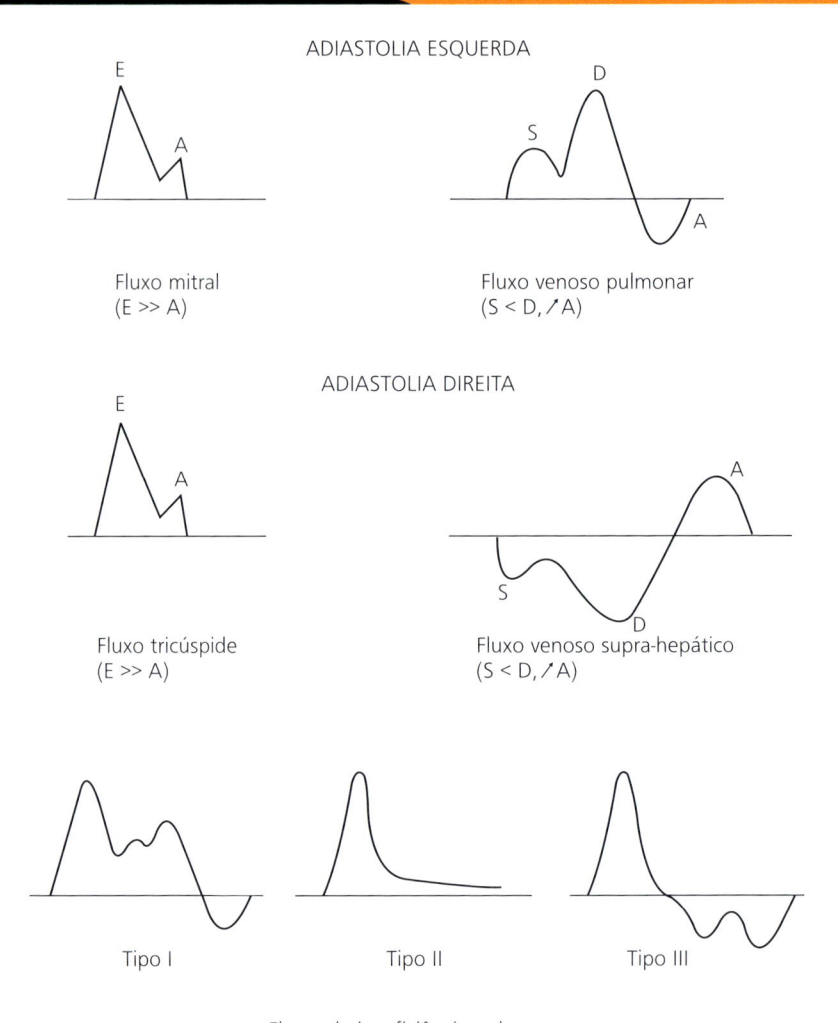

Fig. 7.29. *Aspectos esquemáticos dos fluxos Doppler que refletem a adiastolia esquerda e a adiastolia direita em caso de pericardite crônica constritiva. Abaixo: três tipos de insuficiência pulmonar.*

Por fim, regurgitações tricúspides e mitrais diastólicas podem ser observadas nas pericardites constritivas. Elas são menos frequentes que na patologia restritiva.

O Doppler tecidual (IDT) aplicado ao anel mitral pode ser útil no diagnóstico de uma constrição pericárdica que se manifesta pela onda E anular (Ea) > 8 cm/s, e a relação E mitral/E anular (Em/Ea) < 15. Além disso, permite uma distinção entre uma pericardite constritiva e uma cardiomiopatia restritiva caracterizada por Ea < 8 cm/s e Em/Ea > 15. O diagnóstico ecocardiográfico diferencial entre essas duas patologias está resumido na Tabela 7.24. De fato, os quadros clínicos hemodinâmico e ecocardiográfico da patologia constritiva e restritiva apresentam muitas semelhanças.

Tabela 7.24. *Diagnóstico diferencial ecocardiográfico entre pericardite crônica constritiva e cardiomiopatia restritiva*

Parâmetros	Pericardite constritiva	Cardiomiopatia restritiva
Tamanho VE	reduzida	reduzida ou normal
Tamanho VD	aumentada	normal
Dilatação biatrial	sim (+)	sim (+++)
Hipertrofia VE	não	sim
Cinética septal anormal	sim (+++)	sim (+)
Hipocinesia da parede posterior	sim	sim
Fração de ejeção do VE	normal	normal ou baixa
Pericárdio espesso	sim	não
Derrame pericárdico	não ou mínimo	frequente, moderado
Veia cava dilatada pouco complacente	sim	sim
Fluxo mitral, tricúspide	restritivo ou pseudonormal	restritivo
Fluxo venoso: pulmonar supra-hepático	S < D, A aumentada	S < D, A aumentada
Fluxo de insuficiência pulmonar	*Dip* e platô, PHT < 150 ms	*Dip* e platô, PHT < 150 ms
Velocidade anular mitral em IDT	Ea > 8 cm/s	Ea < 8 cm/s
Relação Em/Ea	< 15	> 15
Velocidade de propagação mitral em modo M colorido	Vp > 55 cm/s	Vp < 45 cm/s
Relação Em/Vp	< 2	> 2,5
Velocidade inspiratória: onda E mitral (Em) onda E tricúspide	diminuída aumentada	pouco modificada pouco diminuída

Concluindo, nos portadores de uma pericardite crônica constritiva, as armadilhas diagnósticas dizem respeito, essencialmente, à interpretação das modificações de seu perfil de enchimento ventricular em ecocardiografia Doppler. Uma análise minuciosa do fluxo de insuficiência pulmonar permite fazer os argumentos diagnósticos a favor de uma constrição pericárdica.

8 Cavidades cardíacas

As armadilhas do exame ecocardiográfico das cavidades cardíacas dizem respeito ao diagnóstico:
- da dilatação ventricular ou auricular;
- das estruturas anatômicas intracardíacas;
- das massas intracavitárias.

Armadilhas relativas à dilatação cavitária

Dilatação ventricular

O estudo do VE em ecocardiografia em modo M necessita de um registro de boa qualidade para obter medidas confiáveis e repetitivas. As causas de erros na medida dos diâmetros internos do VE no modo M são:
- má definição do endocárdio ventricular;
- incidência em modo M transventricular oblíqua, superestimando os diâmetros ventriculares (Figuras 7.2 e 7.3); a técnica de modo M anatômica é particularmente útil nesse caso (Figuras 7.4 e 8.1);
- identificação imprecisa da telediástole (diâmetro diastólico) e/ou da telessístole (diâmetro sistólico).

A telediástole é identificada com maior frequência pelo início da onda Q (técnica da ASE) ou pelo ápice da onda R do QRS (técnica de Penn).

Em telessístole, as medidas são feitas conforme dois métodos:
- no máximo do movimento septal, quando este é normal;
- no máximo da contração da parede posterior, quando o movimento septal é anormal.

Os diâmetros internos do VE são medidos conforme a convenção adequada (Figuras 8.2 e 7.1).

Contudo, é preciso abandonar a medida do diâmetro telessistólico do VE (e, portanto, o cálculo da fração de encurtamento) em caso de cinética septal paradoxal.

Os valores normais dos diâmetros ventriculares no adulto estão resumidos na Tabela 8.1. Entretanto, recomenda-se insistentemente considerar o tamanho do paciente para interpretar o diâmetro telediastólico (DTD) do VE, em particular. Uma indexação à superfície corporal dos valores de DTD é desejável. Na prática, os valores limites de 56 mm (números absolutos) ou 32 mm/m^2 (em função da superfície corporal) são os mais frequentemente utilizados pelo DTD. Além desses valores, uma dilatação ventricular esquerda pode ser confirmada. Entretanto, a dilatação do VE pode ser heterogênea, assim como aneurismática, atingindo, exclusivamente, a região apical do VE, por exemplo (Figura 8.3). De fato, o DTD medido classicamente em modo M corresponde ao diâmetro interno da região unicamente basal do VE. Um estudo 2D preciso do tamanho do

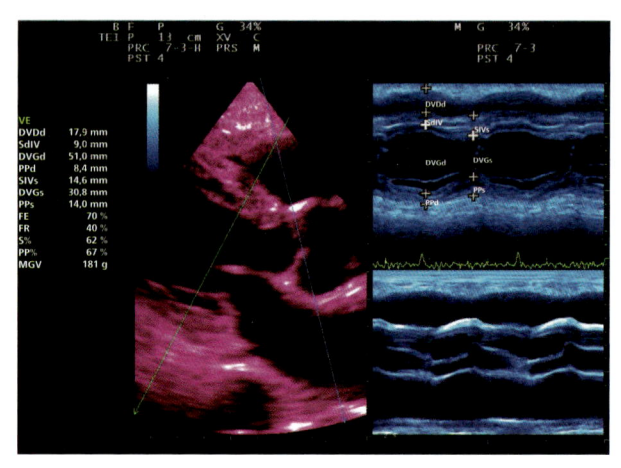

Fig. 8.1. *Dupla incidência simultânea em modo M anatômico: transventricular e transaórtica (perpendicular às estruturas cardíacas examinadas).*

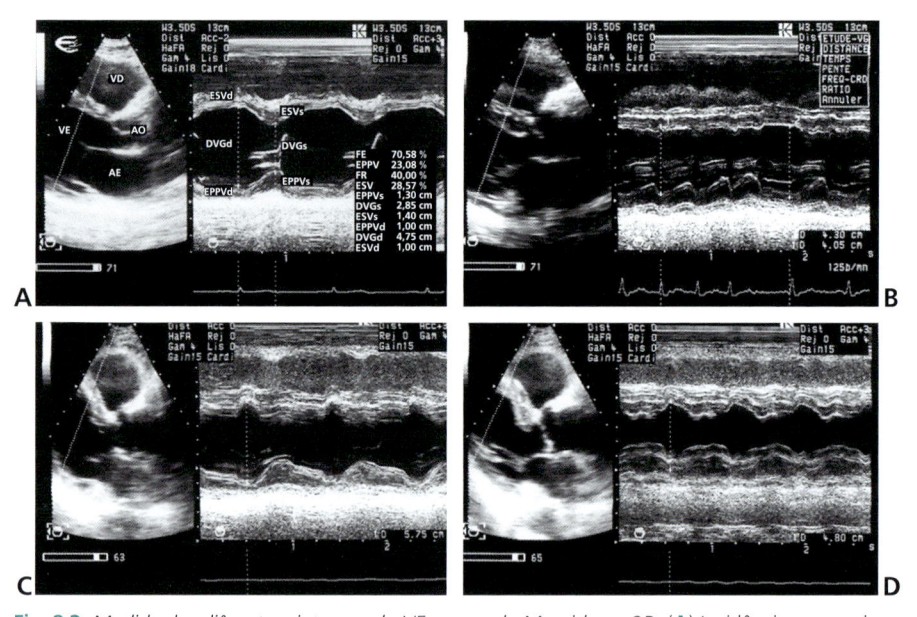

Fig. 8.2. *Medida dos diâmetros internos do VE em modo M unido ao 2D.* (**A**) Incidência em modo M correta perpendicular às paredes ventriculares. (**B**) Variações do diâmetro diastólico em caso de arritmia complexa. (**C**) Superestimação do diâmetro diastólico em presença da curvatura septal (**D**) corrigida pela incidência menos oblíqua ao modo M.

VE é, então, indispensável para evitar erros diagnósticos ocasionados por dilatações ventriculares localizadas.

A visualização perfeita dos contornos internos do VE em corte apical das quatro cavidades permite medir a superfície telediastólica (STD) e a superfície telessistólica (STS) ventricular esquerda, utilizando-se a técnica de planimetria (valores normais re-

Tabela 8.1. *Valores normais no adulto dos diâmetros (D), das superfícies (S) e dos volumes (V) do VE em telediástole (TD) e em telessístole (TS) em ETT (superfície corporal em m²)*

Parâmetros	Valores		
	Médio	Extremos	Indexado
DTD	46 ± 4 mm	38-56 mm	22-32 mm/m²
DTS	29 ± 3 mm	22-40 mm	15-21 mm/m²
STD	32,7 ± 5,8 cm²	21-42 cm²	
STS	13,9 ± 3,1 cm²	8-19 cm²	
VTD	55 ± 10 mL/m²		50-90 mL/m²
VTS	22 ± 6 mL/m²		18-32 mL/m²

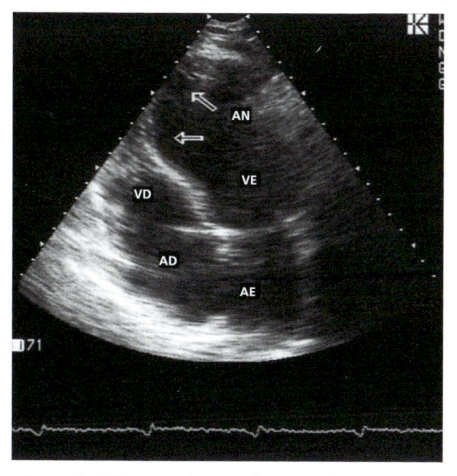

Fig. 8.3. *Dilatação heterogênea do VE: aneurisma volumoso da região septoapical do VE infartada (setas).*

sumidos na Tabela 8.1). Essa medida, que negligencia voluntariamente o pilar mitral, entretanto, raramente é utilizada em rotina, em razão de sua confiabilidade e reprodutibilidade relativamente baixas. Enfim, é possível utilizar a superfície do VE para calcular os volumes ventriculares: telediastólico (VTD) e telessistólico (VTS). Entretanto, nenhum dos modelos volumétricos geométricos propostos é perfeito, pois nenhum deles permite representar corretamente todas as deformações do VE.

O modelo mais validado e largamente utilizado é o de Simpson, com base na soma dos volumes de cada uma das fatias (discos) do VE. Recomenda-se a utilização do método de Simpson biplanar (quatro e duas cavidades), mais preciso que o método monoplanar (quatro cavidades), particularmente na presença de deformação segmentar do VE (Figura 8.4).

Na prática, os valores normais usuais dos volumes do VE são: ≤ 75 mL/m² (para o VTD) e ≤ 30 mL/m² (para o VTS).

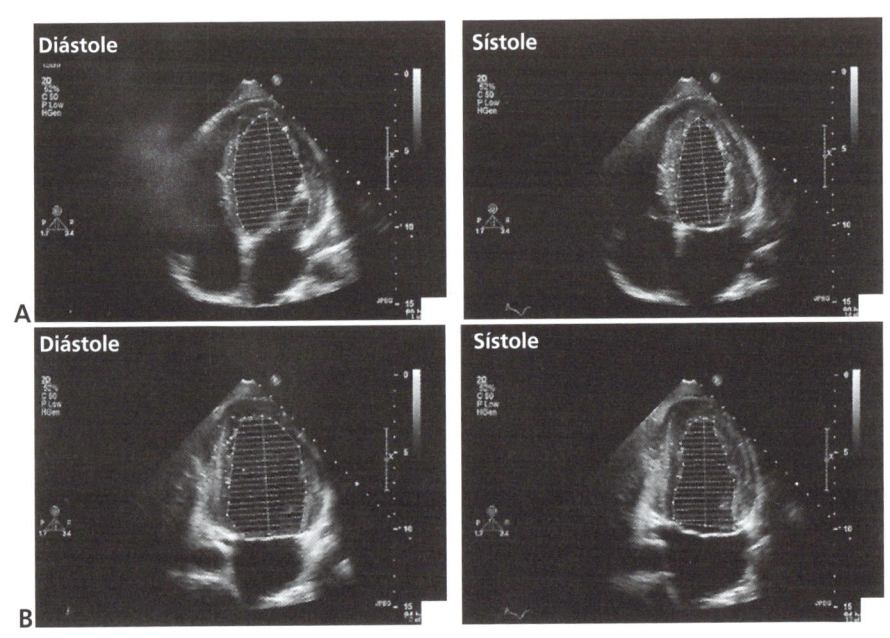

Fig. 8.4. *Cálculo da fração de ejeção do VE conforme o método de Simpson biplanar.*

Um VTD do VE > 120 mL/m² é um fator preditivo independente da mortalidade em pacientes com disfunção cardíaca grave.

A mensuração ecocardiográfica do ventrículo direito (VD) é difícil em razão da forma complexa do VD, que se enrola em torno do VE. Na prática, mede-se o diâmetro interno do VD em telediástole em modo M a partir do corte paraesternal. O normal, no adulto examinado em decúbito dorsal, é, em média, 13,6 ± 2,6 mm com valores extremos compreendidos entre 7 e 23 mm (4-14 mm/m²). Em decúbito lateral esquerdo, o diâmetro do VD normal é ligeiramente aumentado (9-26 mm). Além disso, ele pode variar, de maneira fisiológica, com a respiração (aumento inspiratório de 2 a 3 mm). Em razão da grande variabilidade individual do diâmetro do VD, é preferível utilizar a relação dos diâmetros ventriculares direito e esquerdo em diástole (VD/VE), que normalmente é próxima de 0,33. Enfim, as dificuldades de cálculo dos volumes do VD se devem, essencialmente, à geometria complexa do VD. Além disso, as superfícies endocárdicas do VD são irregulares e trabeculadas, tornando mais difícil a determinação precisa do contorno ventricular.

O valor normal da superfície do VD em corte apical de quatro cavidades em diástole é de 20 ± 4 cm² (extremos: 11-35 cm²); em sístole, ele é de 10 ± 3 cm² (extremos: 5-20 cm²).

Os diâmetros ventriculares esquerdos e direitos podem ser igualmente medidos em ecocardiografia 2D (Figura 8.5). As medidas das dimensões do VE em 2D permitem deduzir facilmente dois índices ventriculares que podem ser utilizados rotineiramente:

- índice de esfericidade do VE: relação dos diâmetros entre o grande e o pequeno eixo do VE no corte apical de quatro cavidades (Figura 8.6). Essa relação normalmente é igual a dois e diminui conforme a esferização do VE é maior;

- índice de excentricidade do VE: relação dos diâmetros anteroposterior/laterosseptal na projeção do eixo curto transverso do VE (Figura 8.6). Se a cavidade ventricular é circular, essa relação é igual a um. O índice de excentricidade aumenta se o septo interventricular é achatado.

Esses dois índices permitem completar a exploração ecocardiográfica do VE.

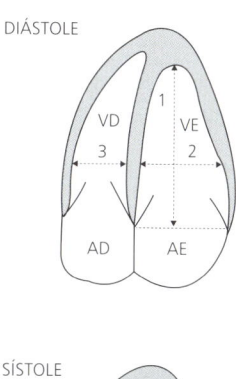

		Extremo (mm)	Médio (mm)
DIÁSTOLE	1	73-90	79 ± 4
	2	34-56	42 ± 5
	3	30-41	33 ± 6
SÍSTOLE	4	48-69	58 ± 5
	5	25-41	30 ± 5
	6	21-37	23 ± 6

Fig. 8.5. *Valores normais, no adulto, dos diâmetros ventriculares esquerdo e direito em ecocardiografia 2D transtorácica.* Medidas realizadas conforme o corte apical das quatro cavidades em diástole e em sístole.

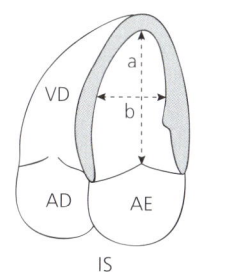

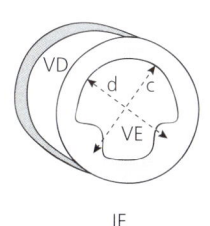

Fig. 8.6. *Medidas 2D do índice de esfericidade (IES) do VE em corte apical das quatro cavidades (relação a/b) e do índice de excentricidade (IE) em corte paraesternal transversal (relação c/d).*

Dilatação dos átrios

No que diz respeito ao átrio esquerdo, a ecocardiografia permite avaliar os diâmetros e a superfície dele. De forma rotineira, mede-se, tradicionalmente, o diâmetro anteroposterior do AE em modo M a partir do corte paraesternal longitudinal, em telessístole (Figura 8.7). Trata-se de uma medida simples, cuja viabilidade normalmente é boa. As limitações potenciais relativas à medida do diâmetro anteroposterior do AE são:

- incidência oblíqua em modo M, superestimando o valor do diâmetro (Figura 8.8);
- definição, por vezes medíocre, do endocárdio posterior do AE;
- dilatação assimétrica do AE.

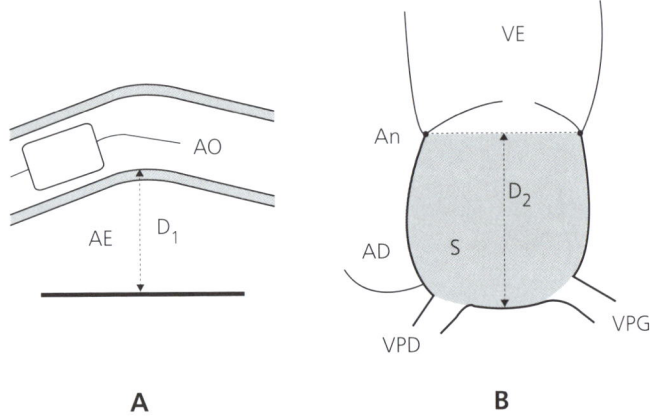

Fig. 8.7. *Mensurações do átrio esquerdo.* Em ecocardiografia em modo M, (**A**) diâmetro anteroposterior (**D$_1$**); em ecocardiografia 2D (**B**) (corte apical das quatro cavidades), diâmetro superoinferior (**D$_2$**), superfície planimetrada (**S**).
An: plano do anel mitral; VPD: veia pulmonar direita; VPE: veia pulmonar esquerda.

De fato, só a medida do diâmetro anteroposterior em incidência longitudinal é insuficiente em caso de desenvolvimento assimétrico ou de dilatação heterogênea do AE observada frequentemente em indivíduos idosos. Nessas situações, recomenda-se medir o diâmetro superoinferior do AE. Ele é medido em 2D (corte apical das quatro cavidades) do plano do anel mitral no fundo do AE, em sístole (Figuras 8.7 e 8.9). Os valores normais relativos a esses dois diâmetros auriculares medidos em ecocardiografia estão resumidos na tabela 8.2.

Na prática, para confirmar a dilação do AE, seu tamanho deve ser medido em pelo menos duas incidências: paraesternal e apical (Figura 8.3). Os valores limites de 40 mm para o diâmetro anteroposterior e 45 mm para o diâmetro superoinferior são os mantidos com maior frequência. Para confirmar o diagnóstico de dilatação do AE, é útil medir, além disso, a superfície do átrio. Essa medida é feita em sístole, conforme o corte apical das quatro cavidades em planimetria (Figura 8.7). Trata-se de uma superfície máxima telessistólica do AE. Considera-se que o AE está dilatado se sua superfície máxima telessistólica ultrapassar 15 cm^2 (20 cm^2 no paciente idoso) (Figura 8.9).

As limitações do método planimétrico são:

- contornos internos do AE mal visualizados;
- desequilíbrio ventriculoatrial, podendo super ou subestimar a superfície real do AE;
- má definição do plano do anel mitral ("assoalho" do AE) ou da anastomose das veias pulmonares ("teto" do AE).

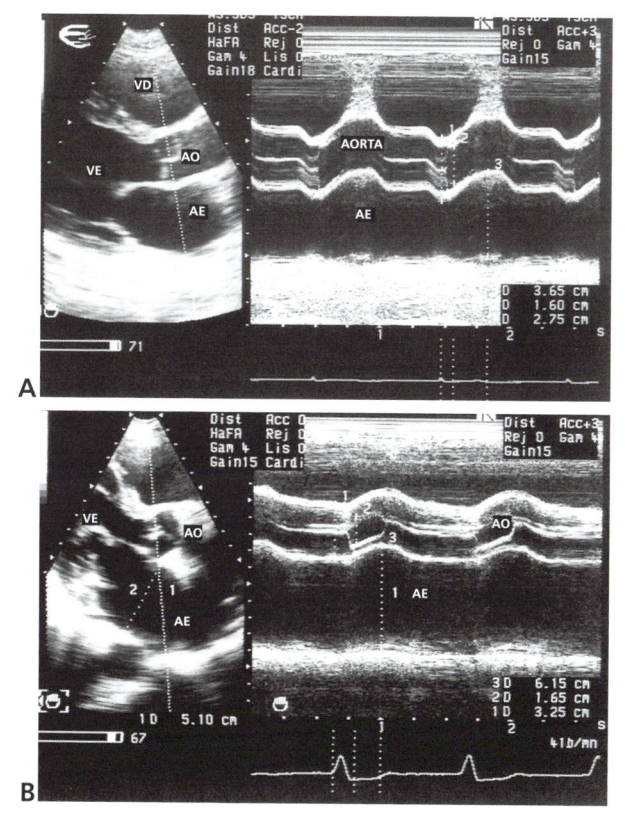

Fig. 8.8. Medida do diâmetro anteroposterior do AE em modo M a partir do corte paraesternal longitudinal. (**A**) Medida correta, pois foi realizada perpendicularmente às paredes. (**B**) Incidência do modo M oblíqua, elevando o diâmetro do AE: 61 mm; diâmetro real em 2D: 51 mm.

Tabela 8.2. *Valores normais, no adulto, dos diâmetros da superfície e do volume do AE em ETT (medidas realizadas em sístole)*

Diâmetro	Valores	
	Médio	Extremos
Anteroposterior (TM)	30 ± 3 mm (16 mm/m^2)	23-38 mm (12-22 mm/m^2)
Superoinferior (2D)	41 ± 6 mm	29-43 mm
Superfície (2D)	14,8 + 2,1 cm^2	13,6-16,8 cm^2
Volume (2D)	22 ± 6 mL/m^2	18-58 mL

É possível, também, avaliar o volume do AE com o auxílio da planimetria da cavidade atrial em sístole sobre um corte apical das quatro cavidades. Essa medida não é, efetivamente, rotineira, apesar de sua simplicidade. Na prática, um valor do volume telessistólico do AE superior a 29 mL/m^2 é considerado patológico.

A superfície do átrio direito planimetrado também em corte apical das quatro cavidades superior a 14 cm², em telessístole, revela sua dilatação (Figura 8.10). A medida ecocardiográfica do diâmetro do AE é pouco precisa e, portanto, contribui pouco.

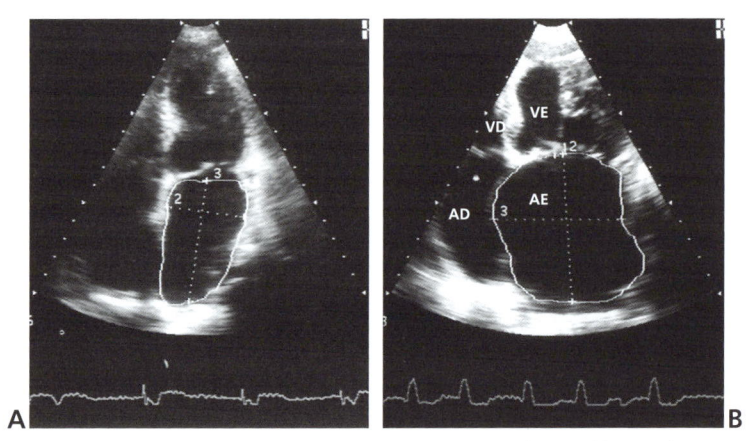

Fig. 8.9. *Dilatação heterogênea do AE.* (**A**) Diâmetros anterosseptal normal (38 mm), superoinferior aumentado (59 mm). Superfície planimetrada do AE: 20 cm². (**B**) Dilatação ectásica do AE; diâmetros anteroposterior = 63 mm, superoinferior = 71 mm; superfície planimetrada: 41 cm².

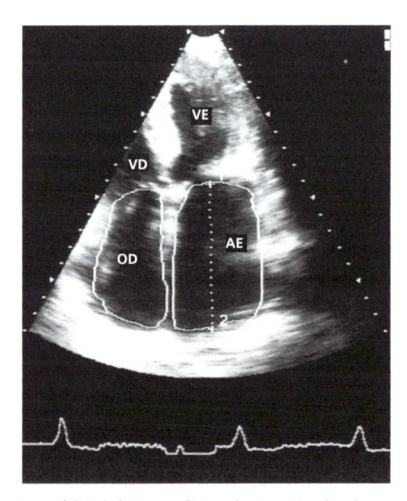

Fig. 8.10. *Dilatação heterogênea biatrial.* Superfície planimetrada do AE: 32 cm², do AD: 22 cm².

Dilatação da aurícula esquerda

A aurícula esquerda é praticamente inexplorável pela ETT. Por outro lado, a ETE, principalmente em modo multiplanar, permite a visualização do átrio esquerdo sob forma de um "chifre", separado pela veia pulmonar superior esquerda por uma dobra anatômica em "clava". É possível, por via transesofágica, medir a superfície da aurícula esquerda em planimetria e estudar o fluxo auricular em Doppler. Classicamente, o fluxo auricular normal apresenta um aspecto quadrifásico com uma fase positiva em razão do esvaziamento auricular seguido por uma inversão do fluxo correspondente ao enchimento auricular. Normalmente, a superfície da aurícula esquerda é inferior a 6 cm² (em corte transversal) e as velocidades de esvaziamento atrial geralmente são superiores a 50 cm/s (Figura 8.11). Enfim, a aurícula direita raramente é identificável por ETE (Figura 8.12).

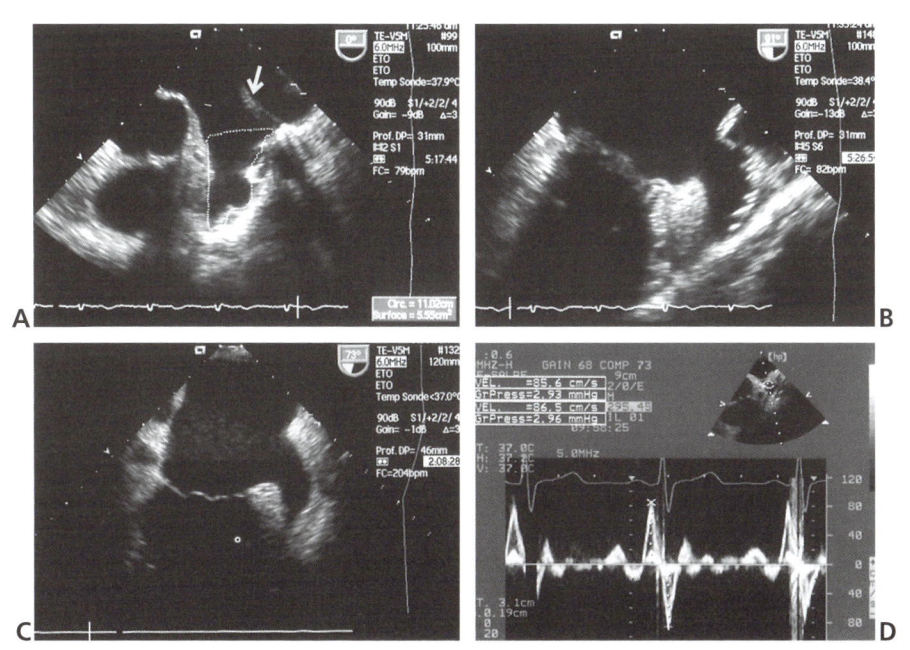

Fig. 8.11. *Estudo do átrio esquerdo (AE) em ETE.* (**A**) Diferentes aspectos morfológicos do AE: normal (superfície 5,5 cm²) com dobra anatômica (seta); (**B**); trabeculado; (**C**) sem-dobra. (**D**) Fluxo auricular normal com velocidades de esvaziamento e de enchimento próximas a 86 cm/s.

As armadilhas ecocardiográficas relativas à aurícula esquerda devem-se:
- às dificuldades técnicas da visualização da aurícula esquerda;
- às formas não habituais da aurícula esquerda (aspecto não triangular ou sem-dobra) (Figura 8.11C);
- numerosas trabeculações do fundo da aurícula normal, causadas por músculos pectíneos que podem simular um trombo intra-auricular (Figura 8.11B);
- erros da planimetria: a superfície auricular normal medida em corte transversal (a 0° em ETE multiplanar) é superior $(4,5 \pm 1,1 \text{ cm}^2)$ à medida em corte longitudinal (a 90°) $(3,6 \pm 1,2 \text{ cm}^2)$;
- registros incompletos do fluxo atrial, podendo levar a uma interpretação incorreta.

Enfim, a aurícula esquerda pode ser invisível em ETE em razão de sua ligadura ou de seu ressecamento cirúrgico.

Os valores limites, utilizados na prática, que permitem o diagnóstico da dilatação cavitária em ETT estão resumidos na Tabela 8.3.

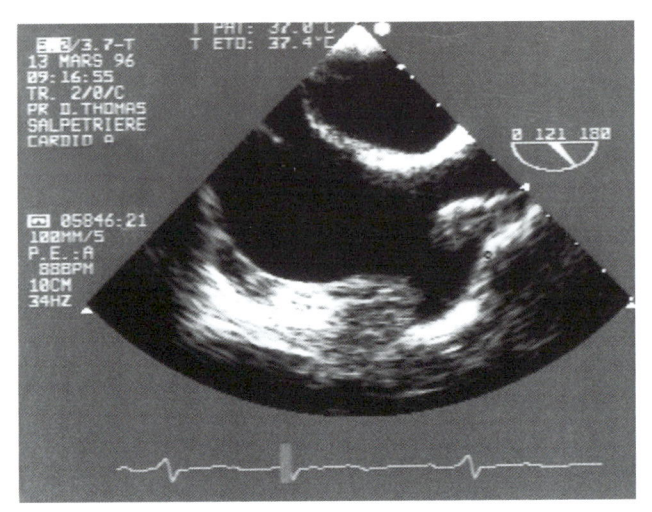

Fig. 8.12. Átrio direito normal visualizado em ETE multiplanar (aspecto triangular).

Tabela 8.3. Valores limites utilizados na prática, permitindo o diagnóstico da dilatação cavitária em ETT

Ventrículo esquerdo	diâmetro telediastólico	> 56 mm
		> 32 mm/m^2
	superfície telediastólica	> 42 cm^2
Ventrículo direito	diâmetro telediastólico	> 25 mm
		> 15 mm/m^2
	superfície telediastólica	> 22 cm^2
Átrio esquerdo	diâmetro anteroposterior	> 40 mm
	diâmetro superoinferior	> 45 mm
	superfície máxima	> 15 cm^2
Átrio direito	diâmetro anteroposterior	> 37 mm
	diâmetro superoinferior	> 42 mm
	superfície máxima	> 14 cm^2
Aurícula esquerda	superfície máxima	> 6 cm^2

Armadilhas relativas a estruturas anatômicas intracardíacas

Excluindo-se da discussão as cardiopatias congênitas, essas armadilhas "anatômicas", que podem ser encontradas durante o exame ecográfico (ETT e/ou ETE), devem-se às estruturas intracardíacas fisiológicas ou patológicas. Seu conhecimento é necessário para evitar os erros diagnósticos.

Estruturas fisiológicas (Tabela 8.4)

Tabela 8.4. *Estruturas anatômicas fisiológicas do coração identificáveis pela ecocardiografia*

Trabeculações ventriculares direitas	
Estruturas intra-auriculares direitas	valva de Eustáquio rede de Chiari *crista terminalis*
Estruturas cavitárias esquerdas	seio coronário seio pericárdico oblíquo abaulamento valvar mitral "fisiológico"

Trata-se de:
- numerosas trabeculações das paredes do ventrículo direto, sugerindo uma cardiomiopatia hipertrófica;
- estruturas identificáveis no átrio direito:
  - a valva de Eustáquio: valva do orifício de entrada da veia cava inferior (VCI) com prolapso de 1 a 2 cm no AD (Figura 8.13). Essa estrutura fisiológica de aspecto membranoso pode ser mais ou menos volumosa,
  - a rede de Chiari: estrutura embrionária de filamentos finos situada entre a VCI e o septo interatrial (aspecto de filete flutuante),
  - a *crista terminalis*: espora muscular situada na região da parede lateral do AD;
- estruturas relativas às cavidades esquerdas:
  - o seio coronário situado na junção atrioventricular. Seu fluxo normal trifásico pode ser registrado em ETE próxima ao óstio,
  - o seio pericárdico oblíquo localizado atrás do átrio esquerdo em forma prismática, constituindo uma expansão da cavidade pericárdica,
  - o abaulamento fisiológico da valva mitral visualizado em crianças e em sujeitos jovens (variante anatômica da valva mitral normal).

Os seios coronários e pericárdicos podem imitar um derrame pericárdico localizado em caso de dilatação (página 133).

Estruturas patológicas

As estruturas patológicas "anormais" que podem ser detectadas pela ecocardiografia estão resumidas na Tabela 8.5. Elas podem, também, ser uma fonte de falsos diagnósticos (Figuras 8.13 e 8.14).

Tabela 8.5. *Estruturas anatômicas patológicas do coração identificáveis por ecocardiografia*

- Falsos tendões intraventriculares esquerdos (tipo transversal ou longitudinal) (página 101)
- Faixa muscular tricúspide (página 106)
- Colunas musculares do ventrículo direito
- Curvatura septal (página 106)
- Abaulamento septal subaórtico (página 105)
- Septo interatrial mais volumoso, mas não aneurismático *(floppy atrial septum)*
- Forame oval permeável de descoberta fortuita nos indivíduos aparentemente saudáveis
- Filamentos de fibrina *strands* presos às valvas nativas ou às veias pulmonares (página 159)
- Fantasma dos cateteres

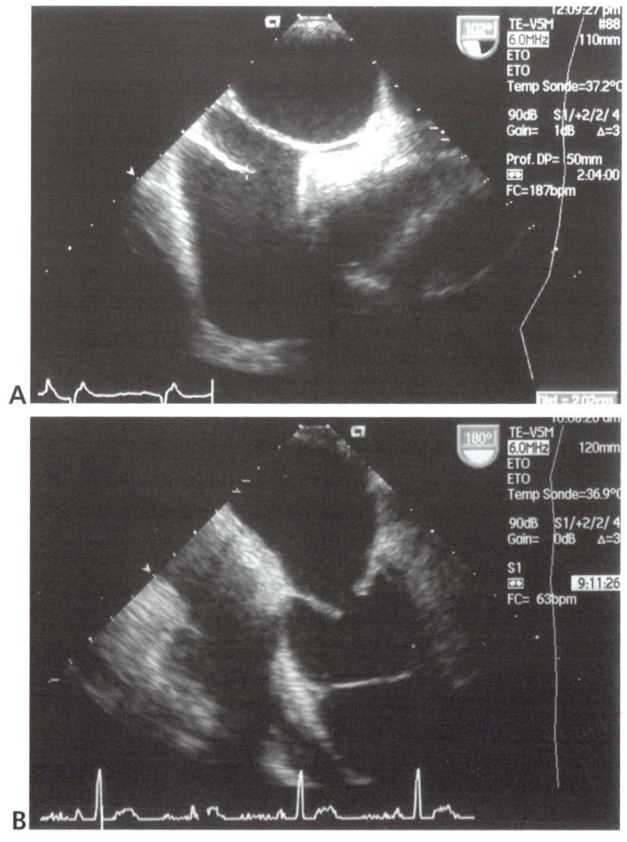

Fig. 8.13. *Estruturas anatômicas intracardíacas observadas em ETE.* (**A**) Valva de Eustáquio, (**B**) falso tendão transversal intra-VE.

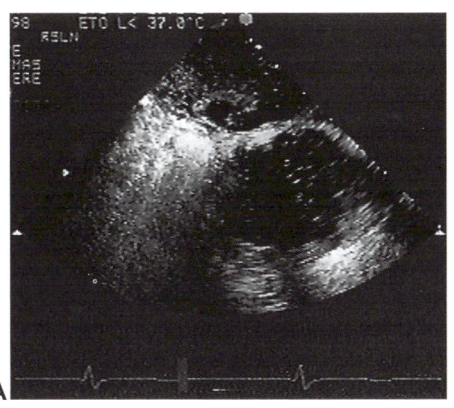

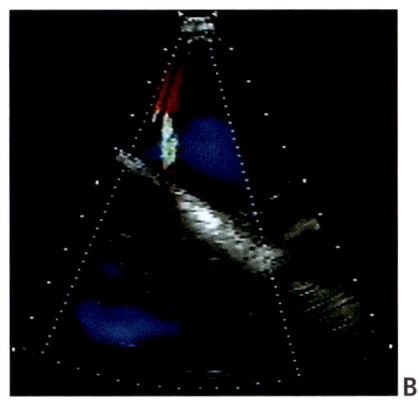

Fig. 8.14. *Forame oval patente (FOP) identificado na ETE pela prova de contraste.* (**A**) Passagem de contraste do AD em direção ao AE através do FOP e (**B**) em Doppler colorido 2D: fluxo do *shunt* interatrial que atravessa o FOP.

Armadilhas relativas às massas intracavitárias

Graças à ecocardiografia, sobretudo transesofágica, é possível visualizar as massas anormais intracavitárias como:
- trombos com ou sem contraste espontâneo (Figuras 8.15 e 8.16);
- vegetações endocárdicas (Figuras 6.38 e 6.39);
- tumores intracardíacos (Figura 8.17);
- calcificações valvares ou anulares maciças;
- redundâncias valvares mixoides volumosas.

O diagnóstico dessas massas intracardíacas se baseia na ecocardiografia 2D. As armadilhas ecocardiográficas comuns relativas a esse diagnóstico estão resumidas na Tabela 8.6. Os trombos do AE e, especialmente, da aurícula esquerda são frequentemente associados a um contraste espontâneo assimilado em um estado pré-trombótico. Esse contraste espontâneo, que confirma uma estase sanguínea, aparece em 2D sob a forma de ecos móveis circulantes em "espirais de fumaça" (Figuras 8.18 e 8.19). É capital, a fim de evidenciar bem o contraste espontâneo, regular corretamente os ganhos de recepção do ecocardiográfico. O diagnóstico positivo de contraste espontâneo exige ganhos baixos, sobretudo em caso de microecos concentrados. Praticamente, distingue-se o contraste espontâneo em:
- importante: todo o AE está preenchido por microecos visíveis com ganho baixo;
- leve: uma parte do AE somente contém microecos visíveis com ganho alto.

O contraste espontâneo deve ser cuidadosamente buscado com ecocardiografia, principalmente transesofágica, em situações patológicas resumidas na Tabela 8.7.

Duas particularidades ecocardiográficas podem ser igualmente citadas:
- os *strands* valvares: são estruturas finas filamentosas de fibrina com menos de 2 mm de largura, mas podendo chegar a 20 e até 30 mm de comprimento. Estão presos, preferencialmente, à valva mitral nativa, mas também, às vezes, às veias pulmonares;
- os "fantasmas" dos cateteres: esses "fantasmas" apresentam-se sob a forma de dois ecos finos arciformes intravasculares. Essa imagem anormal corresponde à persistência após ablação do cateter do revestimento fibroso que o contorna. É o eco desse cordão fibroso com sequela, inabitado, que é visualizado.

Tabela 8.6. *Armadilhas ecocardiográficas dizendo respeito à detecção da massa anormal intracavitária*

Armadilhas técnicas	• Hipoecogenicidade do paciente, responsável por falsos negativos • Artefatos ultrassônicos (reverberações que provêm de uma estrutura mais densa) • Regulagem incorreta do ecocardiógrafo • Não multiplicação das incidências ecocardiográficas
Armadilhas diagnósticas	• Pequeno volume da massa (< 3 mm) recusando sua identificação ecocardiográfica • Baixa ecoestrutura da massa, limitando sua detecção (trombo recente, por exemplo) • Localização atípica da massa (mixoma localizando-se no ventrículo direito, por exemplo) • Aderência da massa à parede cardíaca: trombo mural, tumor infiltrando o miocárdio etc. • Regressão ou desaparecimento da massa em algumas situações (trombo tratado ou migrado, por exemplo) • Diagnóstico diferencial entre: os trombos antigos organizados calcificados e as calcificações valvares nodulares a vegetação valvar e um espessamento valvar mixoide localizado • Interpretação incorreta das estruturas cardíacas (trabeculações musculares, pilar grosso, dobras auriculares esquerdas etc.) responsáveis por falsos positivos. • Negligência do contexto clínico que pode orientar o diagnóstico ecocardiográfico

Tabela 8.7. *Situações patológicas responsáveis por uma formação do contraste espontâneo*

- Valvopatias mitrais: estenoses valvares, insuficiência mitral grave descompensada
- Após substituição valvar mitral
- Cardiomiopatia dilatada grave
- Ectasia ou aneurisma ventricular esquerdo pós-infarto
- Dissecação aórtica (contraste espontâneo no falso canal)
- Baixo débito circulatório (contraste espontâneo intra-aórtico)
- Fibrilação atrial com um átrio esquerdo ectasiado
- Pericardite constritiva (contraste espontâneo na veia cava inferior)
- Transplantes cardíacos

Enfim, as estruturas artificiais (como as próteses valvares ou vasculares, as sondas de estimulação, os cateteres intracardíacos etc.) podem ser visualizadas em ecocardiografia (Figura 8.20).

No que diz respeito às próteses valvares, os fios e os pontos de fixação protética podem ser visíveis em ecocardiografia. Eles são característicos por sua ecogenicidade muito brilhante, seu caráter regular em torno do anel. Eles devem ser diferenciados dos trombos ou dos filamentos, cujo aspecto é menos brilhante e a localização, irregular. Eles podem simular vegetações.

Cavidades cardíacas 159

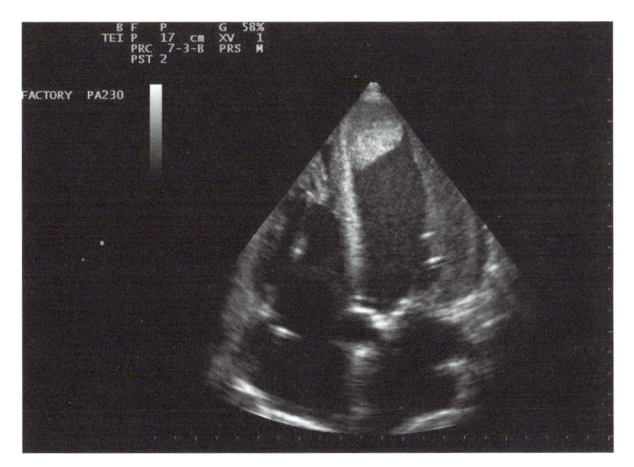

Fig. 8.15. Trombo volumoso preenchendo o ápice do VE visualizado em ETT.

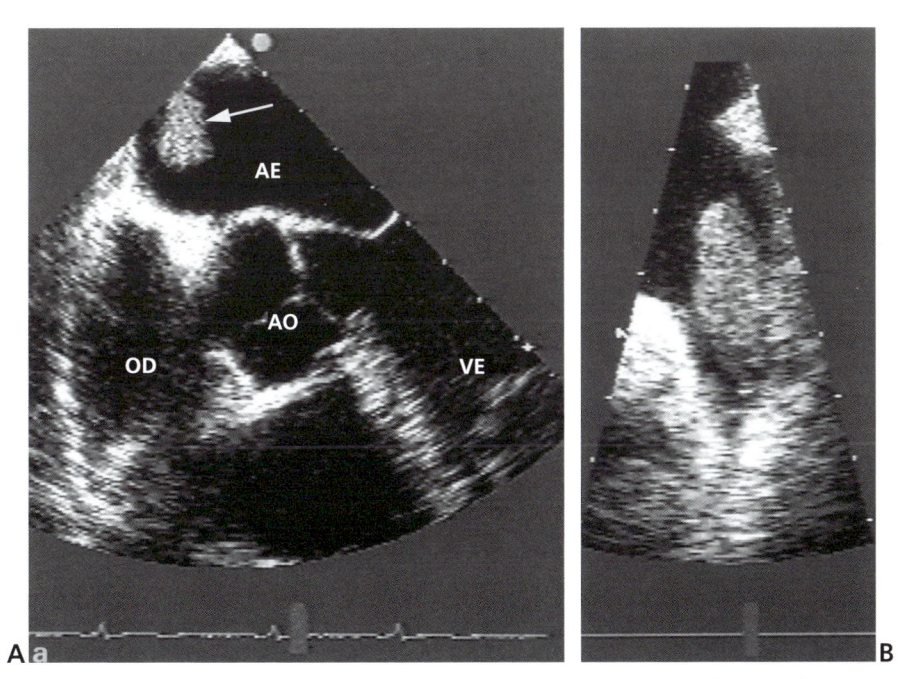

Fig. 8.16. Exemplos de trombos identificados em ETE: (A) no AE (B) e na aurícula esquerda.

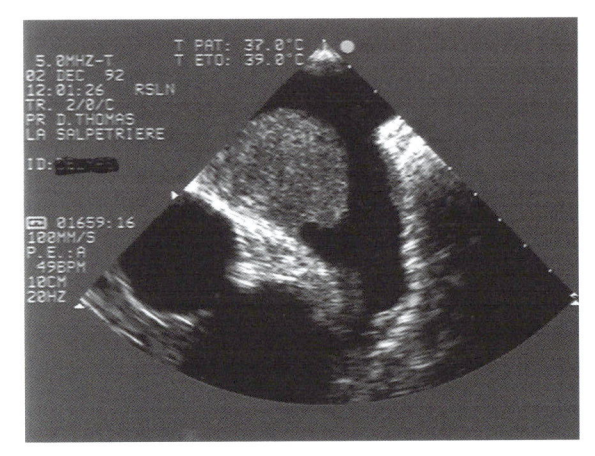

Fig. 8.17. Mixoma do AE visualizado em ETE.

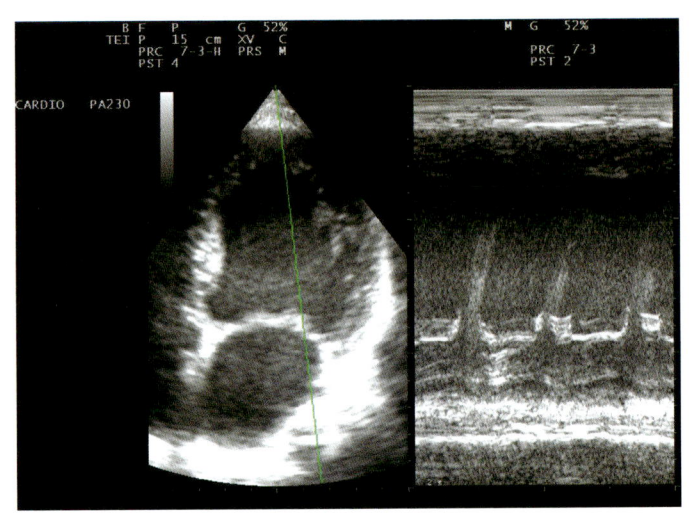

Fig. 8.18. Intenso contraste espontâneo intracavitário esquerdo identificado em modo 2D e modo M transtorácico.

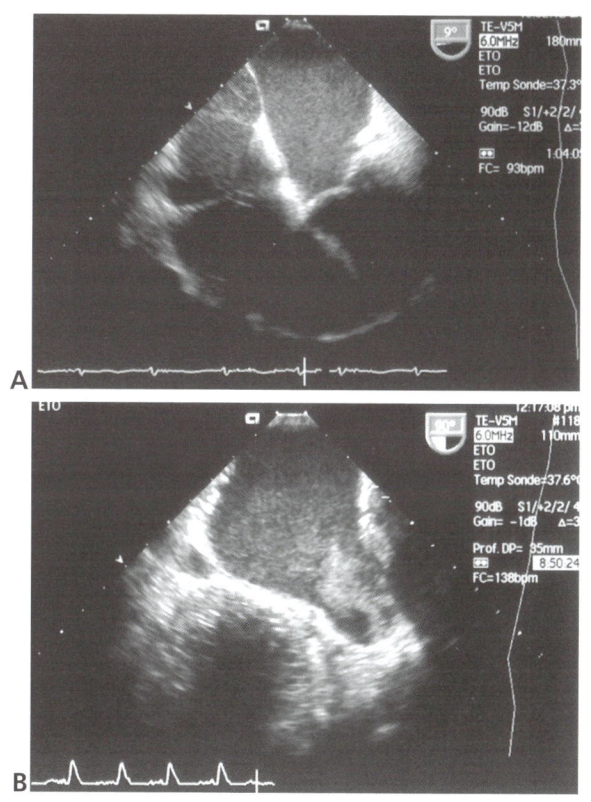

Fig. 8.19. *Contraste espontâneo detectado pela ETE:* (**A**) *intenso no AE,* (**B**) *maciço e turbulento no AE e na aurícula esquerda.*

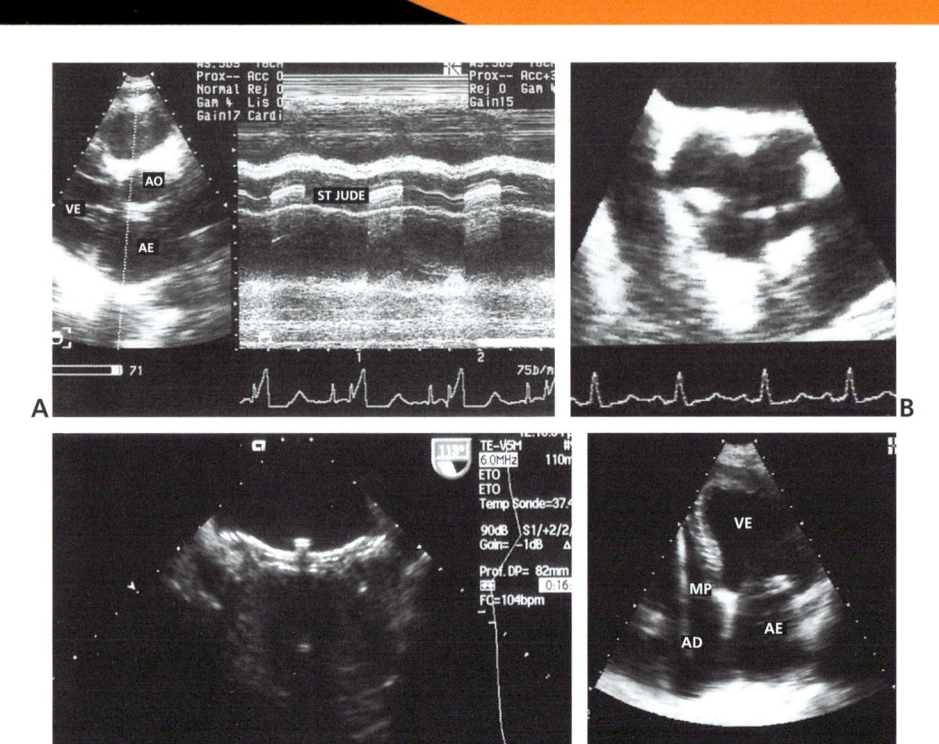

Fig. 8.20. *Estruturas artificiais intracardíacas*. (**A**) Prótese valvar aórtica St. Jude (ETT). (**B**) Bioprótese aórtica (ETE). (**C**) Prótese transeptal atrial vista em ETE (*Amplatzer Septal Occluder*). (**D**) Sonda de estimulação cardíaca (PM) intracavitária direita (ETT).

9 Função sistodiastólica dos ventrículos

As armadilhas da ecocardiografia com Doppler relativas à avaliação da função sistodiastólica do coração serão discutidas separadamente para o ventrículo esquerdo e para o ventrículo direito.

Armadilhas na avaliação da função sistodiastólica do ventrículo esquerdo

A ecocardiografia com Doppler tomou um lugar preponderante e insubstituível na avaliação do desempenho ventricular esquerdo. Numerosos parâmetros foram propostos para avaliar a função do VE, mas nenhum é formalmente discriminativo. Além disso, a ecocardiografia com Doppler continua sendo uma técnica operador-dependente em muitos limites. Contudo, ela permite separar as disfunções sistólicas e diastólicas do VE que diferem tanto por seu prognóstico quando por seu tratamento.

Avaliação da função sistólica do ventrículo esquerdo

Entre os parâmetros de ecoDoppler que permitem avaliar a função sistólica do VE, as mais utilizadas em rotina continuam sendo a fração de encurtamento e a fração de ejeção, às quais se soma, às vezes, o débito aórtico (Tabela 9.1).

Tabela 9.1. *Parâmetros ao ecoDoppler de análise das funções sistólica e diastólica do VE*

Parâmetros sistólicos	• Fração de encurtamento sistólico • Fração de ejeção • Débito aórtico • Derivada de pressão • Índice de desempenho miocárdico • Velocidade sistólica anular mitral • Excursão máxima do anel mitral • Limitação telessistólica • *Strain* miocárdico
Parâmetros diastólicos	• Perfil do fluxo mitral • Tempo de relaxamento isovolumétrico do VE • Perfil do fluxo venoso pulmonar • Velocidade de propagação do fluxo mitral • Velocidade de deslocamento diastólico do anel mitral

→ **Fração de encurtamento sistólico do VE (FEN)**

A FEN explora grosseiramente a função bomba do VE apoiando-se na seguinte hipótese: o encurtamento do pequeno eixo do VE é o reflexo da função sistólica global. Na prática, trata-se de um parâmetro simples de ser calculado, muito correlato à fração de ejeção angiográfica e utilizado quase sistematicamente (Figura 9.1). A FEN deriva da medida de modo M dos diâmetros do VE em telediástole (DTD) e em telessístole (DTS): FEN = DTD − DTS/DTD.

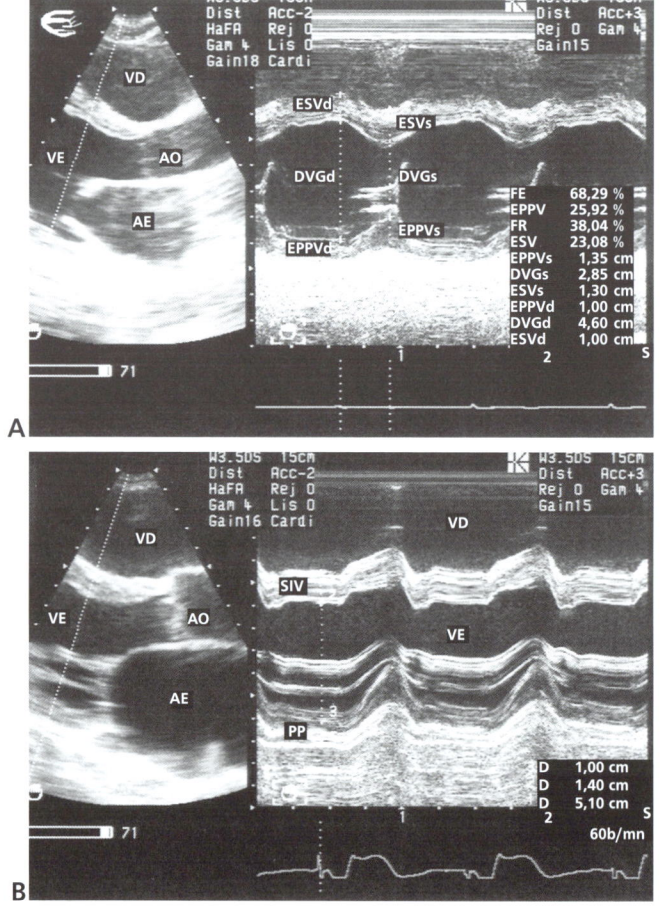

Fig. 9.1. *Medida da fração de encurtamento (FEN) e da fração de ejeção (FE) do VE em modo M.* (**A**) Medida realizável e confiável em caso de cinética parietal homogênea (FEN = 38%; FE = 68%). (**B**) Medida recusada, pois não é válida em caso de cinética septal paradoxal.

Seu valor normal é de 36 ± 6%. Entretanto, esse parâmetro é imperfeito, pois é resultado de uma medida feita em um único nível do ventrículo. Com efeito, a FEN explora, exclusivamente, a parte basal do VE e não considera a cinética dos outros segmentos ventriculares. Ela permite, então, avaliar a função sistólica global do VE desde que sua cinética parietal seja perfeitamente homogênea. As armadilhas relativas ao seu cálculo estão resumidas na Tabela 9.2 (também Figura 9.1). Além disso, a interpretação dos valores obtidos de FEN é, às vezes, delicado. De fato, a FEN depende muito da contratilidade intrínseca do VE, mas também das condições de carga. Assim, um aumento agudo de pré-carga e/ou uma diminuição de pós-carga (hipotensão, insuficiência mitral etc.) provoca um aumento da FEN. Por outro lado, uma diminuição aguda de pré-carga e/ou um aumento agudo de pós-carga (aumento da pressão, por exemplo) diminui a FEN.

No plano fisiológico, a FEN avaliada em modo M no endocárdio é um reflexo imperfeito do encurtamento das fibras miocárdicas. De fato, ela reflete, principalmente, a contração das camadas subendocárdicas do miocárdio, responsáveis pelo encurtamento do grande eixo, o longitudinal, do VE (da base para o ápice). São as camadas medianas do miocárdio (em meia-parede) ricas em fibras circunferenciais que asseguram, essencialmente, o encurtamento do pequeno eixo, o radial, do VE (de fora para dentro da cavidade do VE). Parece, então, mais lógico e mais adaptado estudar a fração de encurtamento "à meia-parede" (FENm), considerada uma medida mais fisiológica da função sistólica do VE, mais do que a FEN clássica endocárdica, que pode levar a uma conclusão incorreta (Figura 9.2). A fórmula de cálculo da FENm é complexa, mas aplicável na prática, pois integra parâmetros convencionais do modo M (diâmetros, espessuras do VE). A interpretação da FENm deve levar em conta, também, o nível da pós-carga.

Tabela 9.2. Armadilhas relativas ao cálculo da fração de encurtamento do VE (FEN) em ecocardiografia em modo M

Desrespeito às condições de cálculo	Contração parietal homogênea Geometria ventricular normal Incidência do modo M perpendicular às paredes ventriculares Ausência de: assinergia segmentar, bloqueio de ramo esquerdo completo, síndrome de Wolff-Parkinson-White, cinética septal paradoxal, *shunt* esquerdo-direito
Dependência da FEN dos seguintes fatores	Frequência cardíaca Pré- e pós-carga Contratilidade miocárdica

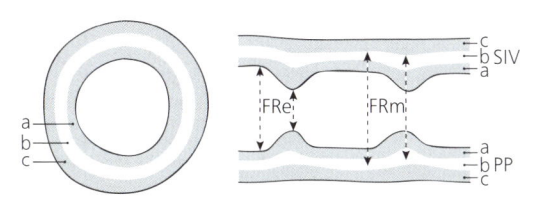

Fig. 9.2. Orientação das fibras em três camadas do miocárdio ventricular esquerdo: subendocárdica (**a**) longitudinal (contração longitudinal); mediana (**b**) circunferencial (contração radial); subepicárdica (**c**) longitudinal (contração circunferencial). Princípio de medida da fração de encurtamento do VE no endocárdio (FENe) e em meia parede (FENm).

→ **Fração de ejeção do VE (FE)**

A FE é avaliada a partir dos volumes telediastólico (VTD) e telessistólico (VTS) do VE, como segue: FE = VTD – VTS/VTD. Seu valor normal é de 63 ± 6%.

Os volumes ventriculares podem ser calculados de duas maneiras:

- conforme a fórmula do cubo (volume = D^3) ou de Teicholz (volume = $7D^3/2,4 + D$) utilizando-se os valores dos diâmetros ventriculares (D) medidos em ecocardiografia em modo M;
- a partir dos diferentes modelos matemáticos em ecocardiografia 2D.

Na prática, um *software* integrado ao ecocardiógrafo permite o cálculo automático da FE seguindo o método volumétrico escolhido. A fração de ejeção expressa melhor a função bomba do VE. Ela está sujeita, contudo, aos mesmos erros que a avaliação dos volumes ventriculares (Tabela 9.3). De fato, a fórmula de cubo, fundamentada na assimilação do VE com um elipsoide de revolução cujo grande eixo é o dobro do pequeno, superestima, frequentemente, volumes, em caso de dilatação do VE. Quando o VE está dilatado, a relação grande eixo sobre pequeno eixo diminui e não é mais igual a 2. A fórmula de Teicholz traz um fator de correção para a fórmula do cubo para o VE dilatado ou esférico. Qualquer que seja a fórmula utilizada, ela é confiável somente em caso de homogeneidade da contração global do VE. Evidentemente, o diâmetro ventricular medido em modo M de maneira oblíqua, portanto, aumentado, acarreta, obrigatoriamente, uma superestimação do volume. Essas numerosas restrições levaram à utilização cada vez mais frequente da ecocardiografia 2D na prática cotidiana para determinar os volumes ventriculares. Diversos modelos geométricos sobre os quais foram fundamentados os cálculos de volume são propostos: elipsoide mono ou biplanar, métodos de disco, de semielipse/cilindro etc. Utilizando esses diversos modelos, a estimação dos volumes é extrapolada a partir das superfícies ventriculares planimetradas em sístole e em diástole e das dimensões ventriculares em um ou vários cortes 2D, em função do modelo aplicado (Figura 9.3).

Tabela 9.3. *Armadilhas relativas ao cálculo da fração de ejeção (FE) do VE em ecocardiografia em modo M e 2D*

Armadilhas da ecocardiografia em modo M	Erros na medida dos diâmetros ventriculares Superestimação dos volumes pelo método de cubo, em caso de dilatação do VE Inexatidão do cálculo do FE em caso de alteração segmentar Invalidez do cálculo de FE em caso de deformação do VE (aneurisma, hipertrofia assimétrica etc.)
Armadilhas da ecocardiografia 2D	Má qualidade do diagnóstico por imagem 2D Definição insuficiente do endocárdio Medidas ventriculares (superfície, diâmetro) imprecisas Escolha inapropriada do modelo volumétrico de cálculo Subestimação frequente dos volumes em ecocardiografia 2D Reprodutibilidade medíocre por um operador não treinado
Armadilhas da ecocardiografia em modo M e 2D	Dependência da FE em condições de pós-carga Ausência de aferição de pelo menos três medidas de volume

A quantificação dos volumes ventriculares pela ecocardiografia 2D é mais precisa que a avaliação em TM. Ela é particularmente útil e vantajosa em caso de deformação do

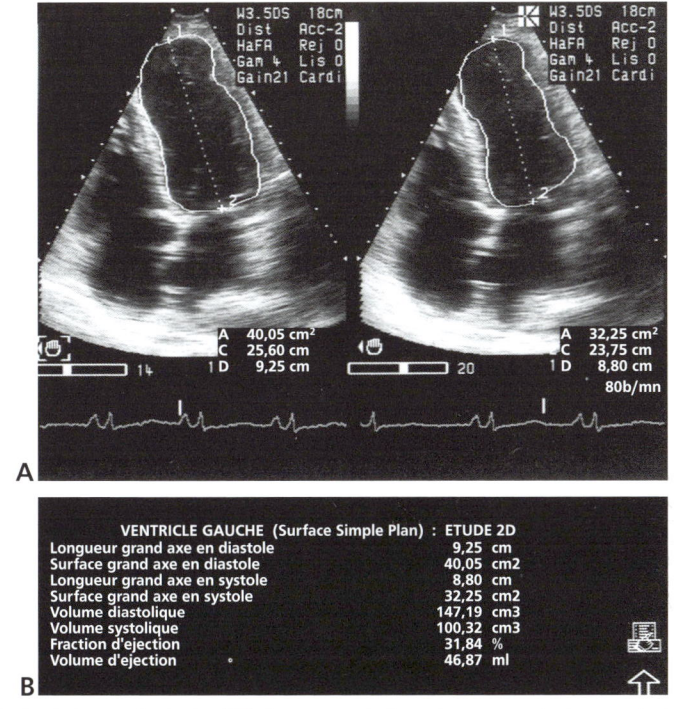

Fig. 9.3. Cálculo da fração de ejeção (**FE**) do VE a partir dos volumes ventriculares avaliados em modo 2D conforme o modelo "elipsoide monoplanar". (**A**) Diagnóstico por imagem 2D apical das quatro cavidades congelado em telediástole e em telessístole. (**B**) Disfunção sistólica do VE: FE = 32%.

VE, por exemplo, aneurismática. Também é igualmente válida em caso de problemas segmentares de cinética ventricular; frequentemente esse é o caso durante uma cardiopatia isquêmica. Ela é suficientemente reproduzível e confiável para um operador treinado. Entretanto, esse método 2D não está isento de críticas e há armadilhas que devem ser bem conhecidas em sua utilização corrente (Tabela 9.3).

A prática cotidiana da ecocardiografia mostra a dificuldade em visualizar perfeitamente os contornos endocárdicos do VE. Vem daí a necessidade de ajustar e utilizar corretamente o ecocardiógrafo, de escolher a incidência mais ecogênica e, portanto, o método mais apropriado que resulta disso. A tomada de pelo menos três medidas é igualmente indispensável. Certa prudência também é necessária na interpretação dos resultados, a fim de evitar qualquer julgamento arbitrário.

De fato, a fração de ejeção do VE é muito sensível às variações da pós-carga. É necessário, então, interpretar esse parâmetro em função de eventuais modificações das condições de pós-carga (aumentada como na estenose aórtica ou na hipertensão arterial, diminuída na insuficiência mitral).

Progressos tecnológicos no diagnóstico por imagem de ultrassom (imagem harmônica, o *color kinesis* com base na detecção automática dos contornos do endocárdio, a ecocardiografia de contraste miocárdico) permitiram melhorar, consideravelmente, a definição dos contornos endocárdicos em sístole e em diástole e, mediante isso, o cálculo dos volumes ventriculares em 2D. Paralelamente, a reprodutibilidade do exame foi reforçada com essas novas técnicas. A ecocardiografia tridimensional também dá acesso às medidas dos volumes e da fração de ejeção do VE. Da mesma maneira, a nova técnica de *strain* miocárdico permite, aos ecocardiografistas experientes, obter uma medida confiável da FE (página 176).

→ **Débito cardíaco**

O Doppler cardíaco possibilita o cálculo do débito orificial na região das quatro valvas cardíacas. O cálculo do débito aórtico é o método mais simples e mais utilizado na prática corrente. O débito aórtico (QAo) pode ser considerado o reflexo do desempenho sistólico do VE. Ele é o produto do volume de ejeção sistólica do ventrículo esquerdo e da frequência cardíaca. Seu cálculo por ecoDoppler é realizado no nível subaórtico, multiplicando-se a IVT subaórtica pela superfície da câmara de saída do VE (S) e pela frequência cardíaca (FC): QAo = IVT × S × FC.

Para calcular a superfície da câmara de saída do VE, basta medir o diâmetro subaórtico (D) em 2D por via paraesternal longitudinal: $S = \pi D^2/4$ (Figura 9.4).

No indivíduo saudável, os valores normais do débito aórtico variam de 4 a 7 L/min. Habitualmente, corrige-se o QAo na superfície corporal para determinar o índice cardíaco. O valor patológico do índice cardíaco é mantido abaixo de 2,5 L/min/m^2.

As armadilhas relativas à avaliação do débito aórtico por ecoDoppler estão resumidas na Tabela 9.4. Elas estão ligadas, particularmente:

- às hipóteses do cálculo de débito;
- ao desrespeito das condições de medida;
- aos erros de medida ecoDoppler;
- à interpretação incorreta do resultado.

Tabela 9.4. *Armadilhas relativas ao cálculo do débito aórtico em ecocardiografia com Doppler*

- Desrespeito às condições de medida
- Erros nas medidas (diâmetro, IVT)
- Variações da IVT em função da frequência cardíaca
- Não repetição das medidas (três medidas pelo menos)
- Fluxo valvar turbulento
- Perfil parabólico das velocidades sanguíneas
- Orifício valvar de forma elíptica
- Variações da superfície orificial ao longo do ciclo cardíaco
- Multiplicidade de fatores que determinam o débito cardíaco
- Interpretação não crítica ou incorreta do resultado

De fato, o cálculo de QAo em ecoDoppler é com base nas seguintes hipóteses:

- presença do fluxo aórtico laminar;
- orifício aórtico circular e fixo;
- alinhamento perfeito do feixe Doppler sobre o fluxo aórtico.

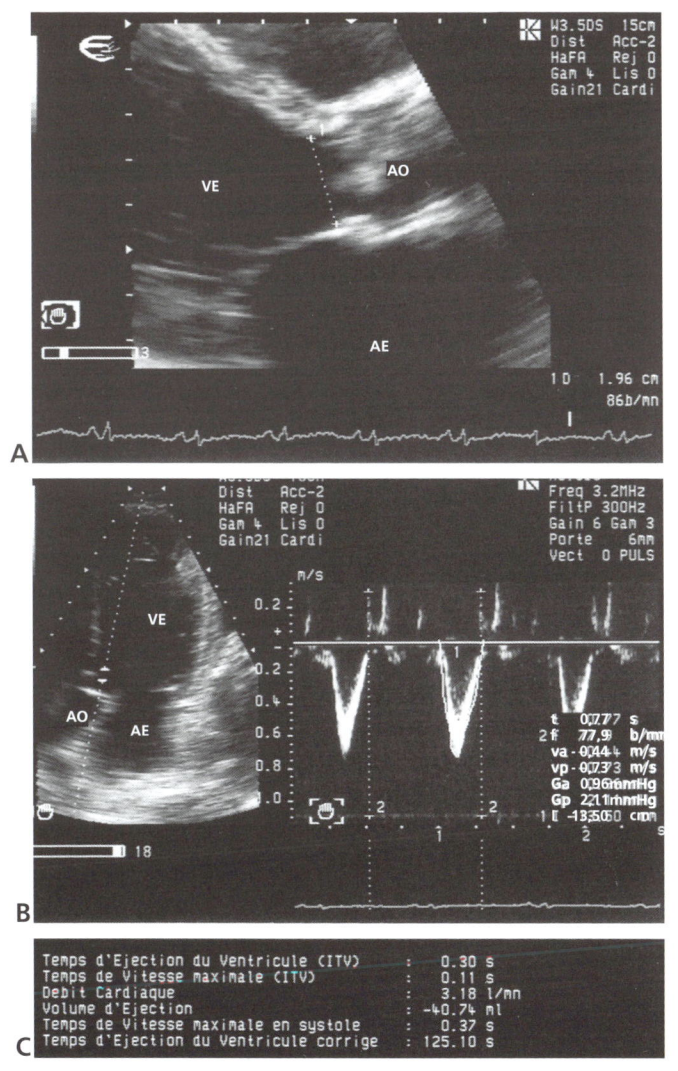

Fig. 9.4. Cálculo do débito aórtico em modo ecoDoppler. (**A**) Medida do diâmetro subaórtico em corte paraesternal longitudinal, em *zoom* (D: 1,96 cm). (**B**) Planimetria do fluxo subaórtico registrado em Doppler pulsado em corte apical (IVT: 13,5 cm, frequência aórtica: 78 bat/min). (**C**) Débito aórtico QAo = 3,14 (D/2)^2 × IVT × FC: 3,14 (1,96)^2 × 13,5 × 78 = 3,18 L/min.

Dessa maneira, o perfil de velocidades subaórticas deve ser laminar e plano para permitir um cálculo confiável do débito. Esse não é, absolutamente, o caso quando há um abaulamento ou uma curvatura septal. Em caso de fluxo turbulento com perfil de velocidade parabólica (velocidade elevada no centro do orifício), é preciso abandonar o cálculo do débito aórtico por esse método, mais do que chegar à conclusão de um falso valor.

Um alinhamento incorreto com o fluxo aórtico é fonte de subestimação da velocidade subaórtica (IVT) e, portanto, do débito aórtico. É preciso, então, multiplicar as medidas variando-se o local da porta Doppler sob o orifício aórtico. É importante notar que a IVT subaórtica varia também em função da frequência cardíaca (Figura 9.5). Assim, para uma determinada superfície aórtica e um determinado débito cardíaco, o valor da IVT é tão elevado quanto a frequência cardíaca é baixa, e vice-versa.

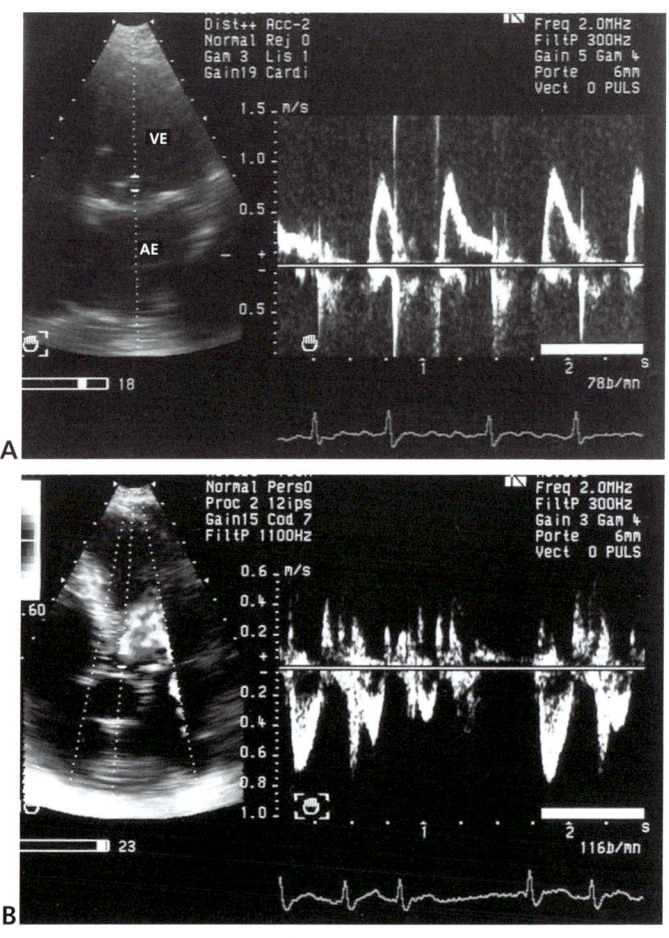

Fig. 9.5. *Influência da arritmia complexa por fibrilação atrial sobre o fluxo mitroaórtico.*
(**A**) Desaparecimento da onda A do fluxo mitral. (**B**) Variabilidade da IVT do fluxo aórtico.

O respeito às condições de medidas (IVT, D, FC) é necessário para determinar o débito aórtico de maneira precisa, confiável e reprodutível. É preciso destacar que todas as medidas utilizadas para calcular o débito (IVT, D, FC) são interdependentes, um erro em uma delas torna o resultado incorreto. Assim, qualquer erro, mesmo mínimo (2 mm), na medida do diâmetro subaórtico provoca variações significativas do débito, de onde a importância da qualidade do diagnóstico por imagem 2D. Enfim, a interpretação das medidas por Doppler do débito aórtico é igualmente complexa. É preciso levar em conta os múltiplos determinantes do débito cardíaco. Assim sendo, o débito cardíaco não é um valor isolado e deve ser confrontado com outros dados clínicos (tensão arterial, função tireoidiana etc.), hemodinâmicas (pressão venosa, pressão capilar etc.) e ecocardiográficas (fração de ejeção, dimensões do VE, regurgitação valvar associada etc.) (Tabela 9.5). A insuficiência cardíaca com débito cardíaco elevado pode orientar para hipertireoide, anemia ou fístula arteriovenosa.

Quanto à medida do débito no nível dos orifícios mitral e tricúspide, ela se confronta com problemas técnicos importantes (forma elíptica dos orifícios, variações incessantes das superfícies valvares ao longo da diástole, perfil de velocidade não plano), tornando essas medidas complexas menos confiáveis e de realização difícil na prática diária.

Tabela 9.5. Alguns exemplos de perfis hemodinâmicos em ecocardiografia com Doppler

	FE	DC	DTD
Normal	N	N	N
IC compensada	↙	N	↗
IC descompensada	↙	↙	↗
Hipovolemia	↗	↙	N
Hipertireoidismo	↗	↗	N

IC = insuficiência cardíaca; FE = fração de ejeção; DC = débito cardíaco; DTD = diâmetro telediastólico do VE; N = normal; ↙ = diminuída; ↗ = aumentada).

→ Outros parâmetros de ecoDoppler da função sistólica do VE

Excetuando-se dos índices clássicos, já abordados (FEN, FE, QAo), há outros parâmetros ao ecoDoppler que permitem avaliar a função sistólica do VE, como:

- derivada de pressão (dP/dt);
- índice de desempenho miocárdico (IDM);
- velocidade sistólica máxima anular mitral (Sa);
- excursão sistólica máxima do anel mitral (MAPSE);
- limitação telessistólica (LTS);
- *strain/strain rate* miocárdico (S/SR).

Todos esses parâmetros que podem ser aplicados na clínica devem ser estudados de maneira cuidadosa, conforme regras precisas, conhecendo-se os limites e as armadilhas de cada método de avaliação quantitativa.

• Derivada de pressão (dP/dt)

A dP/dt representa um índice de variação de pressão protossistólica do VE. Ela pode ser obtida em Doppler contínuo quando há insuficiência mitral, frequentemente presente em caso de insuficiência cardíaca (Figuras 9.6 e 9.7).

A dP/dt é muito correlacionada à FE; ela é dependente da pré-carga, mas independente da pós-carga (Tabela 9.6). A técnica permanece não utilizável em caso de IM aguda grave em razão da existência de uma variação notável da pressão atrial esquerda em fase pré-ejecional.

O valor normal de dP/dt é > 1.200 mmHg/s e é significativamente patológico quando é inferior a 800 mmHg/s.

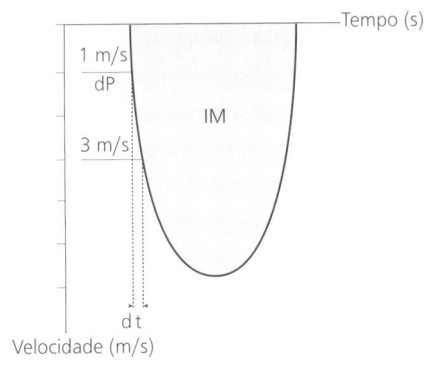

Fig. 9.6. *Método de medida da dP/dt no fluxo de insuficiência mitral (IM) registrado por Doppler contínuo. Escolhem-se, na curva de IM, dois pontos a 1 m/s (4 mmHg) e a 3 m/s (36 mmHg), e mede-se o tempo que separa esses dois pontos (dt).*
A dP/dt = 32 (36 − 4)/dt (mmHg/s).

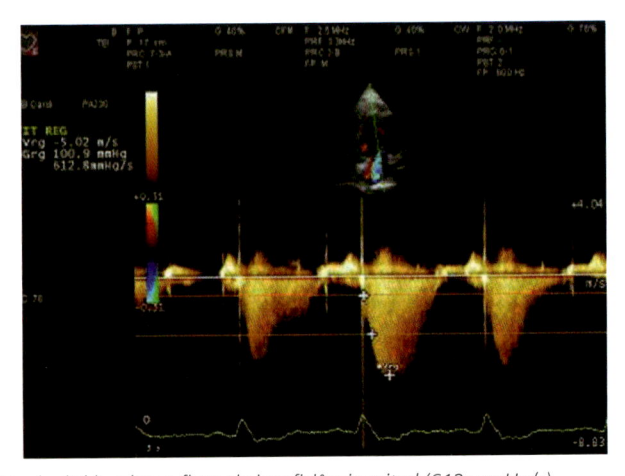

Fig. 9.7. *Medida de dP/dt sobre o fluxo de insuficiência mitral (612 mmHg/s).*

- **Índice de desempenho miocárdico (IDM)**

O IDM (índice de Tei) é um parâmetro isovolumétrico que confirma, ao mesmo tempo, a função sistólica e diastólica do VE. Esse índice pode ser calculado com o auxílio do Doppler pulsado clássico ou tecidual (Figuras 9.8 e 9.9). O IDM é independente da frequência cardíaca, da geometria do VE e da pressão arterial. Ele se correlaciona inversamente com a FE e a dP/dt. Seu valor normal é de 0,39 ± 0,05. Um valor superior a 0,47 significa uma alteração do desempenho global do VE. As armadilhas potenciais do método estão resumidas na Tabela 9.6.

- **Velocidade anular mitral sistólica máxima (Sa)**

A onda Sa, correspondente à velocidade de deslocamento do anel mitral em direção à ponta do VE em sístole, reflete a função sistólica "longitudinal" do VE. Ela é medida em Doppler tecidual pulsado em vista apical (quatro e duas cavidades) em quatro locais do anel mitral.

Tabela 9.6. *Armadilhas relativas aos parâmetros sistólicos do VE: dP/dt, IDM, Sa*

Derivada de pressão (dP/dt)
• Ausência de IM significativa (método inválido) • Envelope espectral de IM mal desenhado • Imprecisão de medida sobre a curva de IM • Dependência da pré-carga e da FC • Deficiência em caso de IM agudo grave
Índice de desempenho miocárdico (IDM)
• Imprecisão de medidas dos intervalos com Doppler • Utilidade limitada nos portadores de arritmia ou de estimulador cardíaco • Valor pouco conhecido nas valvopatias severas, nas cardiopatias restritivas e constritivas
Onda S anular mitral (Sa)
• Negligência da contração radial do VE • Dependência do ângulo de disparo Doppler • Má qualidade do espectro Doppler • Não multiplicação de locais de medida • Índice influenciado por: idade, hipertrofia/dilatação do VE, discinesia regional, calcificações anulares, arritmia, BRE, estimulação cardíaca... • Índice sensível às variações da pós-carga • Valor limite não consensual • Morfologia particular da onda Sa (a 2 ou 3 picos) • Confusão com um pico protossistólico da contração isovolumétrica do VE

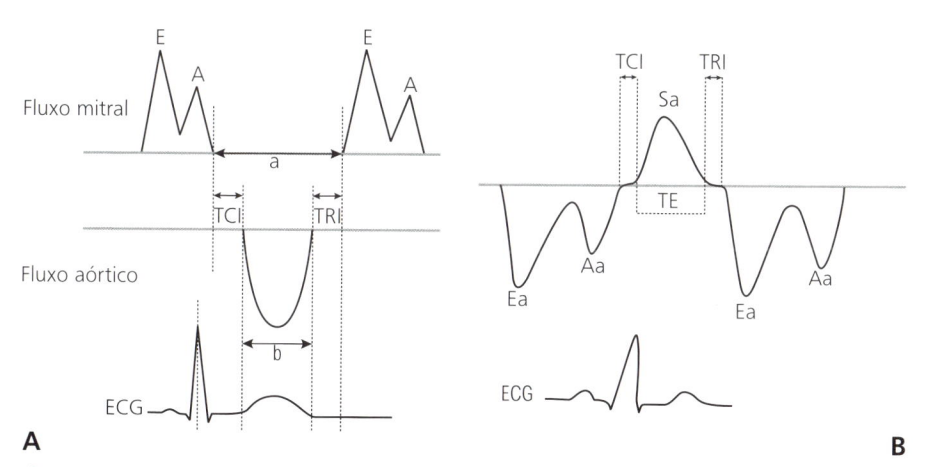

Fig. 9.8. *Técnica de medida do índice de desempenho miocárdico (IDM) do VE por Doppler pulsado: clássico (**A**) e tecidual (**B**).*
(**A**) Mede-se em incidência apical a duração "a" entre os dois fluxos mitrais (tempo de fechamento mitral) e a duração "b" de abertura aórtica (tempo de ejeção: TE): (a – b = TCI + TRI). IDM = TCI + TRI/TE = a – b/b.
(**B**) Mede-se sobre a curva de velocidades anulares mitrais, o tempo de concentração isovolumétrica (TCI) entre o fim da onda Aa e o início da onda Sa, o tempo de relaxamento isovolumétrico (TRI) entre o fim da onda Sa e o início da onda Ea, e a duração da onda Sa (tempo de ejeção): IDM = TCI + TRI/TE.

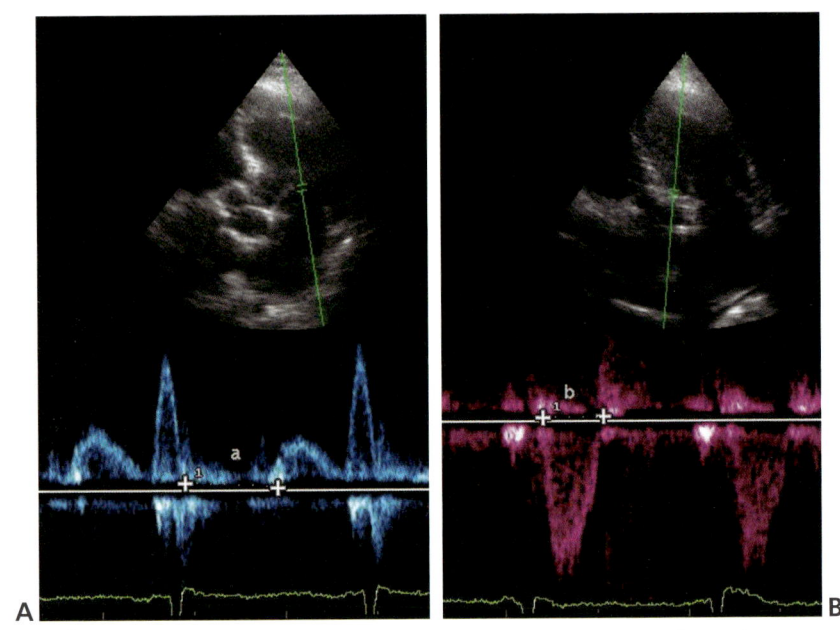

Fig. 9.9. *Índice de Tei avaliado por Doppler pulsado a 0,54 (506 ms – 329 ms/329 ms).*

O valor normal da onda Sa medida em quatro locais anulares é de 10,3 ± 1,4 cm/s. Um valor inferior a 8 cm/s corresponde a uma FE < 50%. A interpretação do valor numérico da onda S anular torna necessário, todavia, conhecer os limites e as armadilhas desse método (Tabela 9.6).

- **Excursão sistólica máxima do anel mitral (ESMAM)**

A ESMAM (*Mitral Annular Plane Systolic Excursion*) corresponde a uma amplitude de deslocamento da base do coração e, portanto, do anel mitral em direção à ponta do VE. Ela reflete a função sistólica global do VE. Esse deslocamento pode ser registrado em modo M (clássico ou tecidual colorido, conforme o corte apical das quatro cavidades). Seu valor normal é de 15 mm (Figuras 9.10 e 9.11). Um valor < 10 mm corresponde, em geral, a uma FE < 50%. As limitações do método são análogas às da onda Sa tecidual mitral (Tabela 9.6).

- **Limitação telessistólica (LTS)**

Ela traduz a força que se opõe à função contrátil das fibras do miocárdio por unidade de superfície miocárdica em telessístole (estresse parietal). A LTS é um ótimo índice da contratilidade miocárdica e da pós-carga, independente da pré-carga. A fórmula de cálculo da LTS é complexa; entretanto, ela é baseada nas medidas clássicas coletadas em modo M, como segue:

$LTS = (0,334 \times P \times D)/[(E(1+E/D)]$ (P: pressão telessistólica do VE assimilada à pressão arterial sistólica, D: diâmetro telessistólico do VE, E: espessura telessistólica da parede posterior do VE). A LTS pode, então, ser utilizada mesmo em rotina. O valor normal da LTS meridional é de $65 \pm 20 \times 10^3$ dinas/cm²; é patológica se for superior a 90×10^3 dinas/cm².

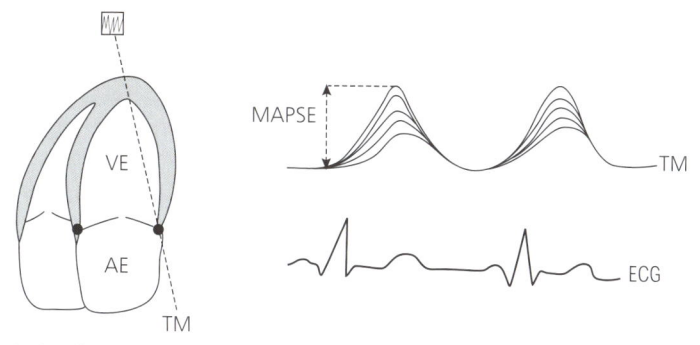

Fig. 9.10. *Técnica de medida da ESMAM: deslocamento sistólico máximo do anel mitral lateral registrado em modo M conforme o corte apical das quatro cavidades. Medida da base do anel no pico sistólico.*

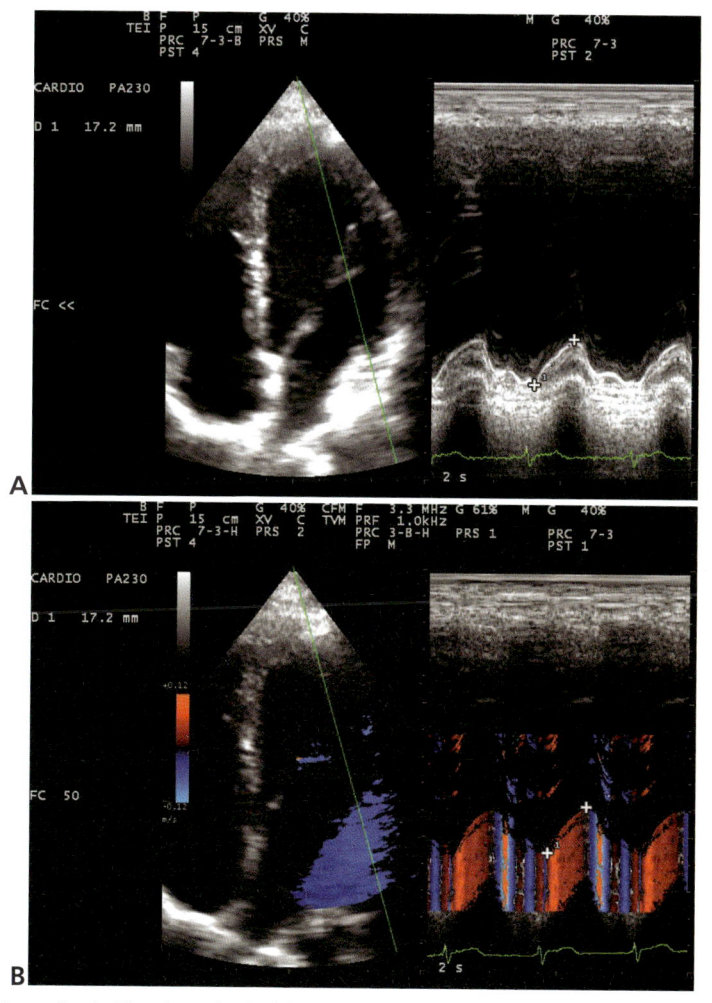

Fig. 9.11. *Excursão sistólica do anel mitral (ESMAM) estudada em modo M clássico e em modo M colorido tecidual.*

• **Strain/strain rate miocárdico (S/SR)**

Os desenvolvimentos tecnológicos de ultrassom permitiram atingir uma quantificação da deformação miocárdica *(strain)*, assim como a velocidade de deformação *(strain rate)*. Essa modalidade, baseada no diagnóstico por imagem 2D bruto utilizando-se a técnica sofisticada *Speckle Tracking* (Figuras 9.12 e 9.13), permite o estudo simultâneo dos componentes longitudinal, radial e circunferencial da contração miocárdica segmentar, independentemente do ângulo de incidência (em relação ao *strain* do Doppler tecidual, técnica ângulo-dependente). Além disso, a média dos valores de *strain* fornece um novo índice: o *strain* global, que quantifica a função sistólica global do VE muito correlacionada à FE. A técnica 2D de *strain* também permite a detecção de uma disfunção sistólica subclínica ou latente do VE, uma abordagem inovadora da insuficiência cardíaca.

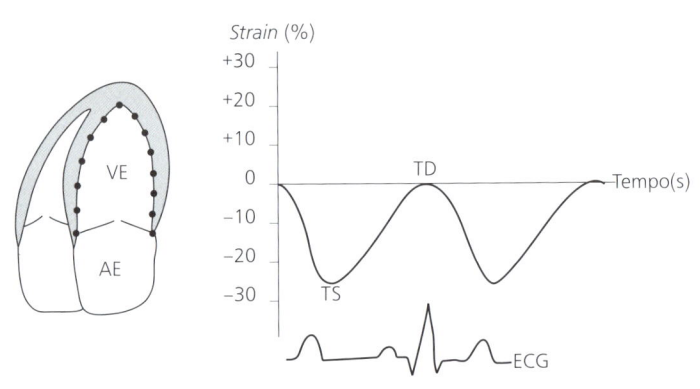

Fig. 9.12. *Técnica de* strain *miocárdico fundamentada no diagnóstico por imagem 2D (2D* strain*).* "Pontilhado" da borda endocárdica do VE sobre o corte apical das quatro cavidades seguido por uma análise informativa *speckle tracking*. Obtém-se uma curva (para cada "ponto") do *strain* longitudinal, negativa com o pico telessistólico – TS (valor máximo em % de *strain*) e o retorno à linha de base de telediástole (TD). O pico TS corresponde ao fechamento da valva aórtica.

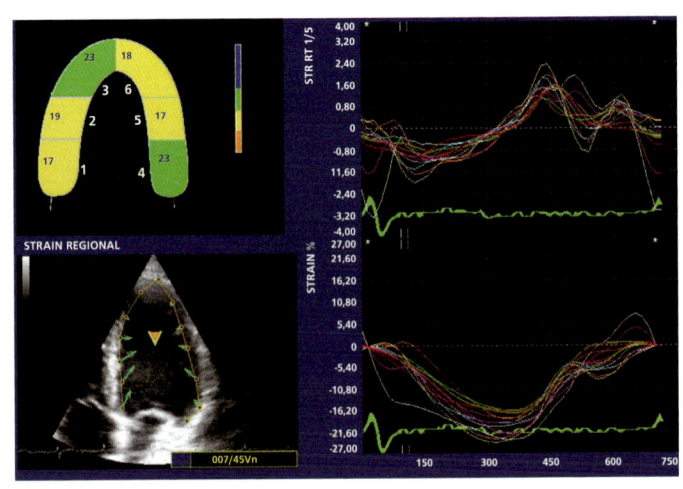

Fig. 9.13. *Diagnóstico por imagem 2D do ventrículo esquerdo.* Modos de análise: curvas de *strain* e *strain rate*, vetores dinâmicos de velocidades, gráfico do *strain* regional.

Concluindo, a ecocardiografia com Doppler fornece, ao cardiologista, numerosos parâmetros para avaliar a função sistólica do VE. Sua combinação permite reforçar o diagnóstico da disfunção sistólica do VE (Tabela 9.7). A fração de ejeção constitui, contudo, um dos parâmetros mais importantes para estimar a gravidade de uma cardiopatia. Outros parâmetros da função sistólica do VE, mais ou menos complexos, completam o relatório. Seus registros e interpretações devem ser precisos e atentos a fim de evitar diagnósticos incorretos.

Tabela 9.7. Sinais ao ecoDoppler de uma disfunção sistólica do ventrículo esquerdo

- Fração de encurtamento (FEN) < 28%
- Fração de ejeção (FE) < 50%
- Débito aórtico (QAo) < 2,6 L/min./m^2
- Derivada de pressão (dP/dt) < 800 mmHg/s
- Índice de desempenho miocárdico (Tei) > 0,47
- Onda anular mitral sistólica (Sa) < 8 cm/s
- Excursão sistólica máxima do anel mitral (ESMAM) < 10 mm
- Limitação telessistólica (LTS) > 90 × 10^3 dinas/cm^2
- Diagnóstico por imagem de *strain* (S): ↓ do pico sistólico, ↓ do *strain* regional ou global, assincronismo espacial ou temporal

Avaliação da função diastólica do VE

A avaliação da função de enchimento do VE, chamada de diastólica, continua sendo uma das preocupações cotidianas do cardiologista. Os principais parâmetros da função diastólica que pode ser medida em ecocardiografia com Doppler estão resumidos na Tabela 9.1. Na realidade, a função diastólica do VE determinada por seu relaxamento e sua complacência é mais complexa de ser avaliada que a função sistólica. Será conveniente, então, confrontar os diferentes parâmetros a fim de obter uma abordagem confiável da função diastólica do paciente examinado. A análise precisa do enchimento ventricular esquerdo possibilita o diagnóstico de insuficiência cardíaca (IC) diastólica, que pode ser pura, com uma fração de ejeção conservada, ou associada a uma disfunção sistólica do VE. É preciso, imperativamente, excluir do diagnóstico de IC diastólica afecções que podem provocar uma IC com FE normal, mas sem disfunção diastólica do VE, como: valvopatias esquerdas (estenoses cerradas, escapes agudos), IC com débito elevado, pericardite crônica constritiva, *cor pulmonale* crônico e agudo, algumas cardiopatias congênitas. As armadilhas da ecocardiografia com Doppler relativas à função diastólica do VE se devem:

- ao registro dos parâmetros de Doppler e à sua interpretação;
- à eventual presença de um perfil pseudonormal do fluxo mitral;
- à estimação das pressões de enchimento do VE.

→ **Registro e interpretação dos parâmetros diastólicos ao Doppler**

O estudo rigoroso dos parâmetros de Doppler discutidos a seguir permite classificar os pacientes em três perfis hemodinâmicos que correspondem a estados de gravidade crescentes da disfunção diastólica do VE (Tabela 9.8):

- perfil I: alteração do relaxamento do VE;

Tabela 9.8. Características dos três perfis de disfunção diastólica do VE
(PTDVE – pressão telediastólica do VE)

	PERFIL I (alterações do relaxamento)	PERFIL II (pseudonormal)	PERFIL III (restritivo)
Fluxo mitral	• E/A < 1 • TD > 220 ms • TRIV > 100 ms	• E/A • TD } normais • TRIV	• E/A > 2 • TD < 150 ms • TRIV < 60 ms

Fluxo venoso pulmonar	• S/D > 1
	• PTDVG normal
	  AP < 35 cm/s
	  dAp < dAm
	• PTDVG elevada
	  AP > 35 cm/s
	  dAp > dAm
		• S/D < 1
		• AP > 35 cm/s
		• dAp > dAm
			• S/D << 1
			• AP > 35 cm/s
			• dAp > dAm

TM colorido	• Vp < 45 cm/s	• Vp < 45 cm/s	• Vp << 45 cm/s
DTI mitral	• Ea < 8 cm/s • Ea/Aa < 1	• Ea < 8 cm/s • Ea/Aa < 1	• Ea << 8 cm/s • Ea/Aa > 1

- perfil II: aspecto pseudonormal (um intermediário entre os perfis I e III);
- perfil III: alteração da complacência do VE (perfil restritivo).

É preciso notar que a evolução de um perfil da disfunção diastólica do VE em direção a outro é possível em um mesmo paciente por ocasião de uma evolução da doença, de variações das condições de carga, de modificações hemodinâmicas agudas ou de um tratamento.

- **Fluxo mitral**

Ele é registrado em Doppler pulsado na extremidade do funil formado pelos folhetos mitrais. O fluxo mitral normal compreende uma onda E protodiastólica de enchimento rápido do VE e uma onda A telediastólica ocasionada por contração atrial (Figura 9.14).

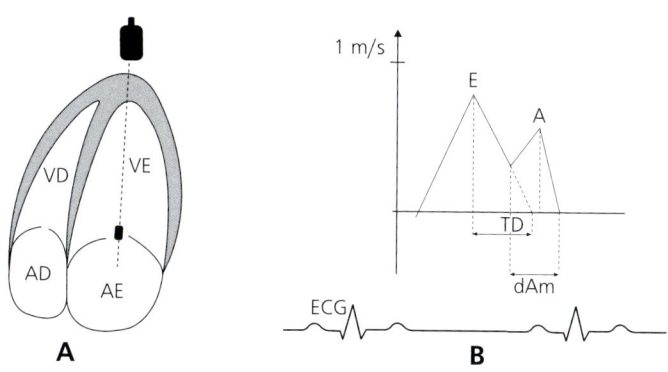

Fig. 9.14. *Exame ao ecoDoppler do fluxo mitral normal.* (**A**) Posição do feixe do Doppler "na ponta" da valva mitral (corte apical das quatro cavidades). (**B**) Aspecto esquemático do fluxo mitral registrado no Doppler pulsado. Medidas: velocidades máximas das ondas E e A, tempo de desaceleração da onda E (TD); duração da onda A (dAm).

Na prática, os seguintes parâmetros são medidos:

- relação E/A (n 1-2);
- tempo de desaceleração da onda E (TD), permitindo equilibrar as pressões ventriculares e atriais (n 150-220 ms);
- duração da onda A (dAm), que revela a duração do esvaziamento atrial. Ela é superior à da onda A do fluxo venoso pulmonar (dAp) (dAm > dAp).

Tradicionalmente, esses parâmetros servem para definir o perfil de enchimento ventricular esquerdo (Tabela 9.8). As armadilhas a respeito da avaliação do fluxo mitral diastólico nesse contexto estão resumidas na Tabela 9.9.

Na realidade, essa avaliação é complexa, pois os parâmetros mitrais são muito dependentes do gradiente instantâneo de pressão entre o átrio esquerdo e o VE durante a diástole. Com efeito, vários fatores podem modificar o aspecto do fluxo mitral (Tabela 9.10). As pressões de enchimento ventricular esquerdo são um elemento determinante essencial do aspecto do fluxo mitral. Assim, qualquer diminuição da pré-carga pode provocar uma diminuição da onda E e da relação E/A e modifica, então, o aspecto para o perfil I (alteração do relaxamento). Por outro lado, um aumento da pré-carga (elevação da pressão no AE) provoca uma passagem para o perfil III (alteração da complacência). A idade do paciente influencia de maneira importante os parâmetros do fluxo mitral (Figura 9.15). No sujeito jovem ou esportista, é possível observar um aspecto pseudorrestritivo do fluxo mitral (E/A > 2) em razão de um relaxamento muito rápido (hipernormal). Por outro lado, no sujeito idoso (mais de 70 anos), é muito frequente observar um aspecto de fluxo mitral, de uma alteração de relaxamento (perfil I), em um coração normal. Com efeito, trata-se de uma evolução "fisiológica" do enchimento ventricular esquerdo com a idade. Essa redução do relaxamento do VE com a idade é secundária ao aumento da massa miocárdica, à fibrose do miocárdio e à elevação da pressão ar-

Tabela 9.9. *Armadilhas relativas à avaliação do fluxo mitral ao Doppler*

Armadilhas técnicas	• Local escolhido para registro Doppler de fluxo mitral: no anel mitral ou na abertura dos folhetos (subestimação frequente das velocidades protodiastólicas no nível anular) • Alinhamento incorreto do feixe do Doppler com o fluxo mitral (subestimação das velocidades) • Imprecisão na medida do tempo de desaceleração da onda E (tempo medido do pico E até o cruzamento da inclinação descendente da onda E com a linha de base)
Armadilhas diagnósticas	• Existência dos fatores que podem modificar o aspecto do fluxo mitral: idade, condições de carga, contratilidade, relaxamento e complacência do VE, frequência cardíaca, SM, insuficiência mitral, bloqueio de ramo esquerdo, estimulador clínico • Confusão entre o fluxo mitral pseudonormal e o fluxo mitral normal • Possibilidade da evolução de um perfil de fluxo mitral para outro no mesmo paciente • Interpretação do aspecto do fluxo sem considerar pressões de enchimento

Tabela 9.10. *Fatores modificantes dos parâmetros de Doppler do enchimento ventricular esquerdo*

Fatores	E	A	E/A	TD	TRIV
Alterações do relaxamento	↓	↑	↓	↑	↑
Alteração da complacência	↑	↓	↑	↓	↓
Idade	↓	↑	↓	↑	↑
Pré-carga ↓ (hipovolemia)	↓		↓	↑	↑
Pré-carga ↑ (hipervolemia)	↑		↑	↓	↓
Pós-carga ↑	↓		↓	↑	
Inspiração	↓	↓		↓	↑
Expiração	↑	↑		↑	↓
Taquicardia		↑	↓		
Bradicardia		↓	↑		
Bloqueio de ramo esquerdo	↓	↑	↓		
Insuficiência mitral	↑		↑		

terial consecutivas à idade. Assim, um aspecto normal do fluxo mitral registrado no sujeito idoso está conforme qualquer semelhança patológica (pseudonormalização altamente provável).

No que diz respeito ao ritmo cardíaco, é preciso notar a fusão das ondas E e A do fluxo mitral em caso de taquicardia sinusal (além de 100/min). Massagem do seio carotídeo que pode separar as ondas E e A é útil nessa situação. As medidas de TD mitral e da relação Em/Ea são, às vezes, exploráveis. A fibrilação atrial provoca um desaparecimento da onda A mitral (Figura 9.5). Os parâmetros usuais (E/A, dAm) são, então, inutilizáveis. Os únicos parâmetros que podem ser analisados nessa situação são TD mitral, Em/Vp, Em/Ea (página 190).

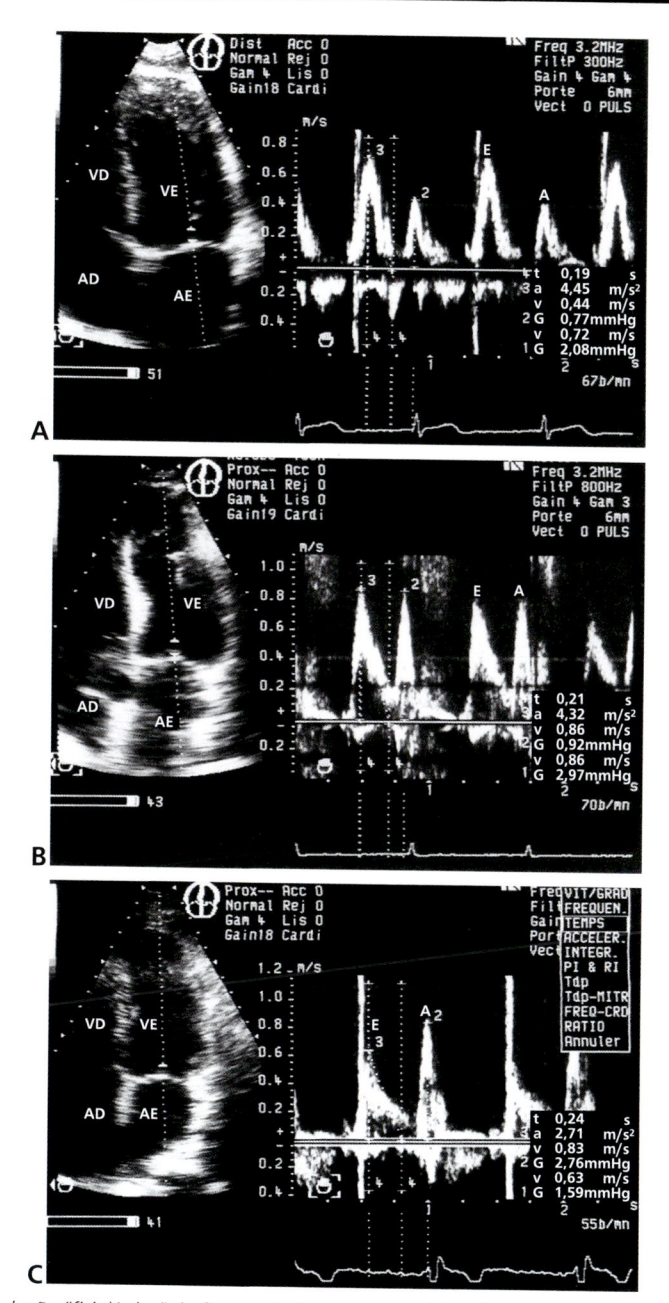

Fig. 9.15. *Evolução "fisiológica" do fluxo mitral com a idade.* (**A**) Indivíduo jovem: E > A, TD = 190 ms. (**B**) Indivíduo de 60 anos: E = A, TD = 210 ms. (**C**) Indivíduo idoso de 75 anos: E < A, TD = 240 ms.

Entre as alterações condutivas, o bloqueio de ramo esquerdo provoca uma redução da relação E/A, e o bloqueio atrioventricular de primeiro grau realiza uma fusão das ondas E e A. A insuficiência mitral associada deve sempre ser levada em conta na interpretação do fluxo mitral, já que ela pode aumentar a onda E e a relação E/A. Enfim, o perfil II do fluxo mitral (aspecto pseudonormal) pode ser difícil de ser diferenciado em um sujeito normal (página 188).

- **Tempo de relaxamento isovolumétrico do VE (TRIV)**

Ele é medido em Doppler pulsado ou contínuo, conforme o corte apical, de duas maneiras:

- ou do estalido de fechamento aórtico ou do estalido de abertura mitral (normal: 90 ± 20 ms) (Figura 9.16);
- ou do estalido de fechamento aórtico no início do fluxo mitral que precede o estalido mitral (normal 70 ± 10 ms).

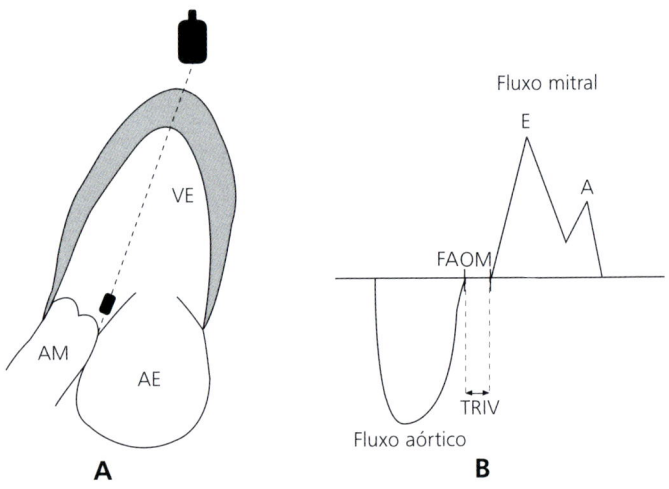

Fig. 9.16. *Medida do tempo de relaxamento isovolumétrico do VE (TRIV).* (**A**) Posição do feixe do Doppler "a cavalo" entre a aorta e a valva mitral (corte apical de duas cavidades esquerdas com a aorta). (**B**) O TRIV é medido entre o estalido de fechamento aórtico (FA) e o estalido de abertura mitral (AM).

O feixe Doppler de tamanho pequeno (cerca de 4 mm) deve ser posicionado entre a câmara de saída e o enchimento do VE. As armadilhas relativas à avaliação do TRIV se devem, principalmente, aos fatores que podem modificar sua duração, como: idade, condições de carga, relaxamento e complacência do VE, respiração (Tabela 9.10). Completando-se as medidas do fluxo mitral, o TRIV associa-se ao diagnóstico diferencial dos perfis hemodinâmicos da disfunção diastólica do VE (Tabela 9.8).

- **Fluxo venoso pulmonar (FVP)**

Ele é analisável em Doppler por via transtorácica em 80 a 97% dos pacientes. O FVP normal é bifásico, comportando (Figuras 9.17 e 9.18):

- duas ondas positivas, uma sistólica (S) causada por relaxamento do AE e à contração ventricular, a outra diastólica (D), correspondendo ao esvaziamento atrial;
- uma onda negativa telediastólica (A) contemporânea da sístole atrial.

Função sistodiastólica dos ventrículos

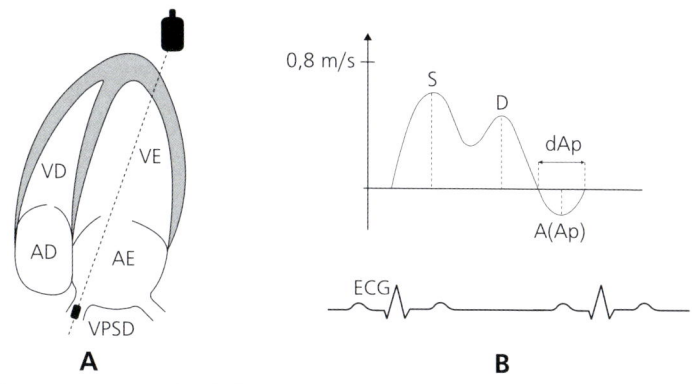

Fig. 9.17. *Exame por ecoDoppler do fluxo venoso pulmonar (FVP) normal.* (**A**) Posição do feixe do Doppler dentro da veia pulmonar superior direita (VPSD). (**B**) Aspecto esquemático do FVP registrado por Doppler pulsado. Medidas: relação de velocidades máximas S/D; amplitude (Ap) e duração da onda A (dAp).

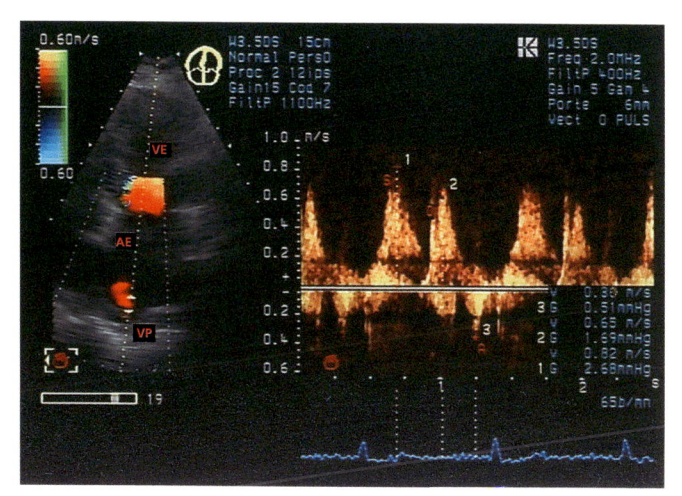

Fig. 9.18. *Fluxo venoso pulmonar normal registrado por Doppler transtorácico colorido e pulsado (onda S: 82 cm/s, onda D: 65 cm/s, onda A: 30 cm/s).*

Os parâmetros utilizáveis para a análise da função diastólica do VE são:
- a relação S/D (valor normal > 1);
- a amplitude da onda A (Ap) (valor normal < 35 cm/s);
- a duração da onda A (dAp). Normalmente a duração da onda A pulmonar (esvaziamento venoso) é inferior à da onda A do fluxo mitral (esvaziamento auricular): dAp < dAm;
- o tempo de aceleração da onda D (TDD) (normal > 220 ms).

O estudo por Doppler do FVP ajuda a diferenciar os perfis de disfunção diastólica do VE (Tabela 9.8 e Figuras 9.19 e 9.20). É possível, graças à combinação dos parâmetros e à análise do fluxo mitral e do fluxo pulmonar, atingir as pressões de enchimento ventriculares esquerdas de maneira confiável (página 190). Quando a pressão diastólica do VE aumenta, a onda S diminui e a onda A aumenta em duração e em amplitude, podendo ultrapassar a duração da onda A mitral. As armadilhas relativas à avaliação do FVP em Doppler estão resumidas na Tabela 9.11. A modificação das velocidades do FVP normal com a idade diz respeito, principalmente, à onda D.

- **Velocidade de propagação do fluxo mitral (Vp)**
Ela é medida por Doppler colorido em modo M (Figura 9.21). O valor normal de Vp é > 45 cm/s no adulto de meia-idade, e 55 cm/s no indivíduo jovem. A Vp constitui um reflexo do enchimento do VE em protodiástole (Figura 9.22). De fato, a inclinação das velocidades do enchimento do VE em modo M colorido está ligada ao relaxamento ventricular. As armadilhas envolvendo o registro e a medida da velocidade de propagação do fluxo mitral estão resumidas na Tabela 9.12. A Vp é um índice de relaxamento do VE relativamente independente das condições de carga (pré-carga em particular, Valsalva, trinitrina) e da frequência cardíaca. Ela é pouco influenciada pela idade do paciente (↓ moderada do Vp com a idade). Entretanto, a Vp é um parâmetro dependente da função sistólica do VE (correlação positiva à fração de ejeção do VE). A medida de Vp é útil para distinguir um fluxo mitral normal (em que Vp é normal) de um fluxo mitral pseudonormal (em que Vp é diminuída). A relação Em/Vp surge como uma ferramenta simples para:

- identificar os pacientes que apresentam um perfil pseudonormal (Tabela 9.14);
- avaliar a pressão de preenchimento telediastólico do VE (Tabela 9.15).

Entretanto, a reprodutibilidade das medidas do Vp é bastante medíocre e sua interpretação deve permanecer prudente.

- **Doppler tecidual do anel mitral**
O Doppler tecidual (IDT) aplicado no anel mitral em modo pulsado permite uma análise das velocidades do deslocamento do anel mitral (Figura 9.23).

As armadilhas relativas a essa análise se devem à metodologia não rigorosa do exame (Tabela 9.13) e à interpretação incorreta dos dados coletados. A curva de velocidades registrada no nível do anel mitral em modo de IDT pulsado comporta três ondas no indivíduo normal em ritmo sinusal (Figura 9.24):

- uma onda sistólica positiva (Sa) correspondente ao deslocamento do anel mitral em direção ao ápice do coração (Sa: 9,7 ± 1,9 cm/s);
- duas ondas negativas causadas pelo deslocamento do anel mitral em direção à base do coração: protodiastólica (Ea: 16 ± 3,7 cm/s) e telediastólica: (Aa: 10,9 ± 2 cm/s).

Na prática, o aspecto normal das velocidades anulares mitrais associa uma onda Ea > 8 cm/s (adulto normal) ou > 10 cm/s (jovem normal) e uma relação Ea/Aa > 1 (normal: 1,51 ± 0,47). O registro das velocidades anulares mitrais pode ser efetuado no nível de uma parte qualquer do anel mitral, mas as velocidades da parte lateral do anel parecem menos dependentes das condições de carga que as de sua parte septal. A velocidade de deslocamento protodiastólico do anel mitral (Ea) é um parâmetro pouco influenciado pela idade do paciente (↓ moderada de Ea com a idade) e pelas condições de carga (pré-carga, particularmente). Em contrapartida, ela é influenciada por uma isquemia ou uma necrose miocárdica que atinge a zona anular e por uma hipertrofia parietal do VE (↓Ea).

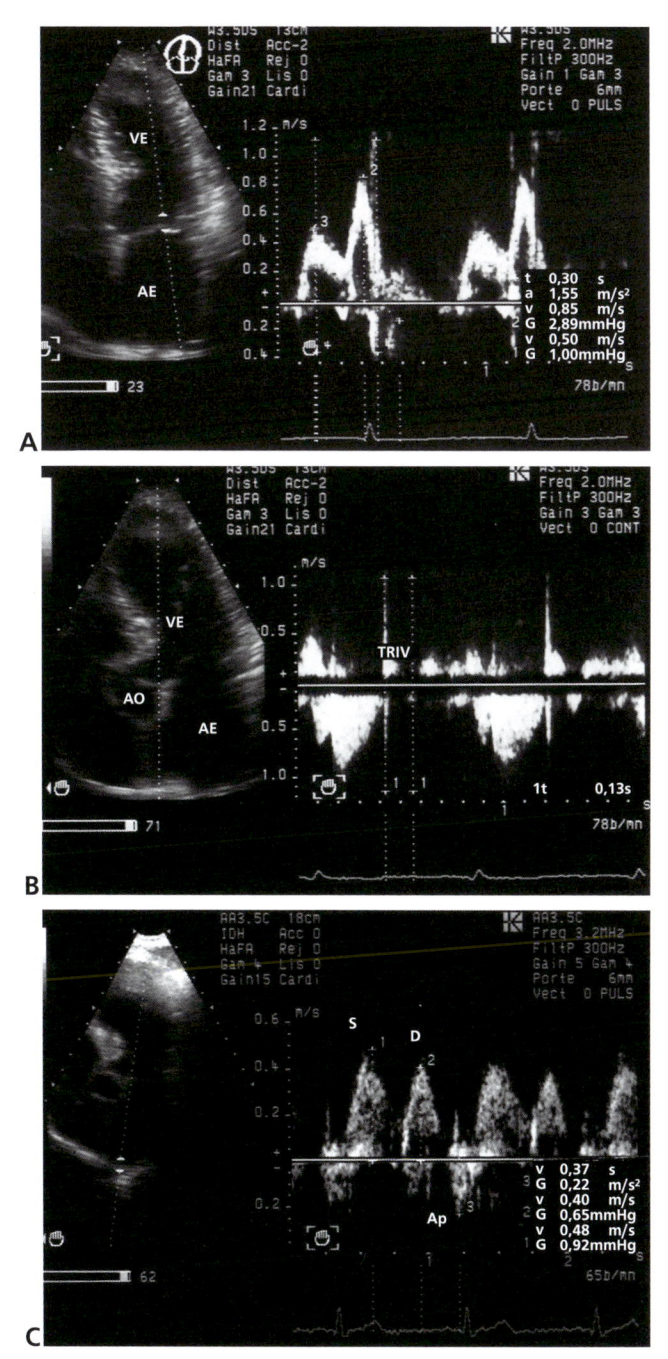

Fig. 9.19. Disfunção ventricular esquerda diastólica de perfil I (alteração de relaxamento com elevação das pressões de enchimento). (**A**) FM: E/A = 0,59, TD = 300 ms; (**B**) TRIV = 130 ms; (**C**) FVP: S/D = 1,2, Ap = 37 cm/s, dAp > dAm.

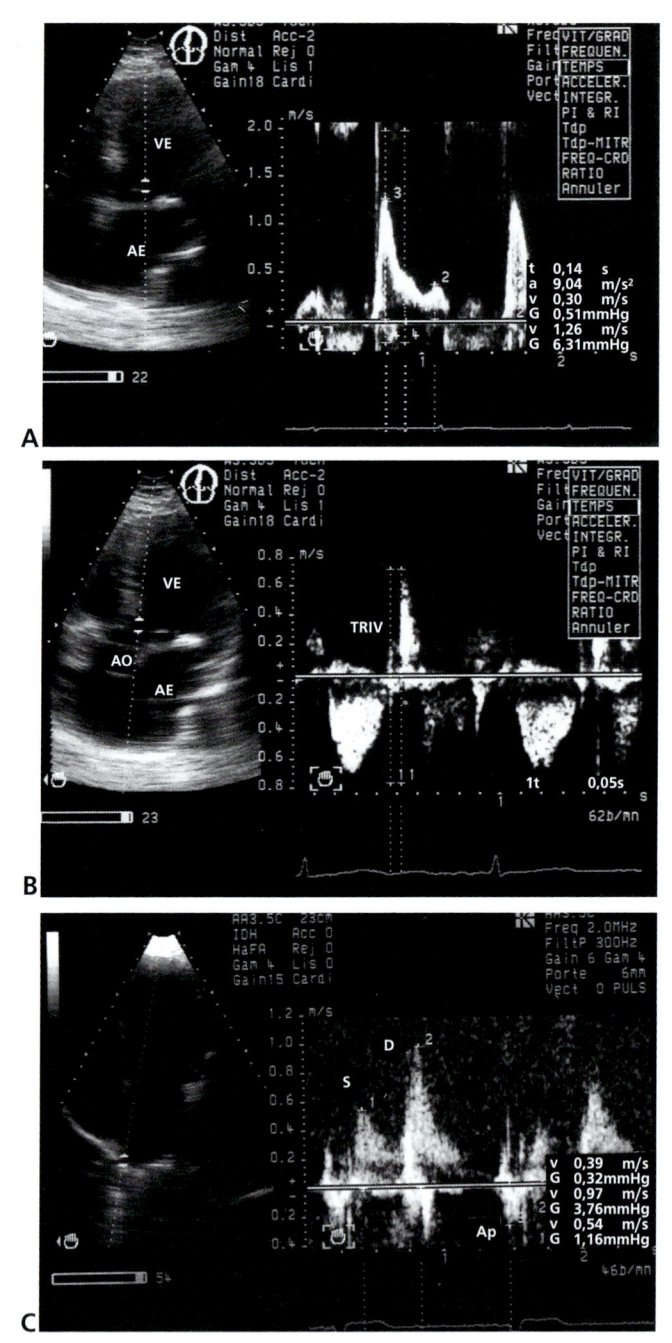

Fig. 9.20. *Disfunção ventricular esquerda diastólica de perfil III (alteração de complacência).*
(**A**) FM: E/A = 3,5, TD = 140 ms; (**B**) TRIV = 50 ms; (**C**) FVP: S/D = 0,55, Ap = 39 cm/s, dAp > dAm.

Tabela 9.11. *Armadilhas relativas à avaliação do fluxo venoso pulmonar (FVP) ao Doppler*

Desrespeito às condições de registro de FVP	• Identificação do fluxo venoso ao Doppler colorido 2D • Feixe do Doppler com tamanho de 2 a 4 mm, posicionada dentro da veia pulmonar (1-2 cm antes de sua anastomose no AE) • Ganhos e filtros do Doppler ajustados no mínimo • Velocidade de desdobramento espectral de 100 mm/s • Medidas realizadas no fim da expiração • Mediação em diversos ciclos
Variações fisiológicas de FVP	• Idade ↓↓ D, ↑ S e A, mas Ap < 35 cm/s e dAp < dAm • Frequência cardíaca: "telescopagem" das ondas S e D em taquicardia • Respiração: ↓ inspiratória mínima dos fluxos anterógrados
Fatores modificantes do FVP	• Condições de carga, relaxamento e complacência do VE, volume AE • Fibrilação atrial (desaparecimento da onda Ap) • Insuficiência mitral importante (refluxo sistólico nas veias pulmonares que provocam uma negativação da onda S)

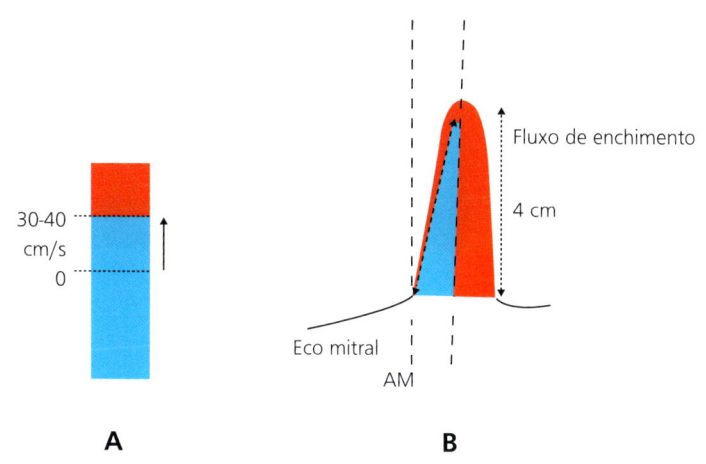

Fig. 9.21. *Exame por Doppler colorido em modo M da velocidade de propagação (Vp) do fluxo mitral.* (**A**) Linha de base da escala de velocidades deslocada para cima (nível de *aliasing* 30-40 cm/s). (**B**) Registro do fluxo de preenchimento protodiastólico do VE em modo M colorido. Medida da Vp do início de abertura mitral (AM) sobre a inclinação de *aliasing* (interface vermelha-azul) na azul mínima de 4 cm.

O IDT aplicado ao anel mitral é uma ferramenta muito preciosa na avaliação da função diastólica do VE (Figura 9.25). O interesse clínico dessa técnica reside na:

- detecção precoce da alteração do relaxamento do VE (inversão da relação Ea/Aa);
- diferenciação entre um perfil do relaxamento normal e pseudonormal (Tabela 9.14);
- na avaliação das pressões de enchimento do VE (Tabela 9.15).

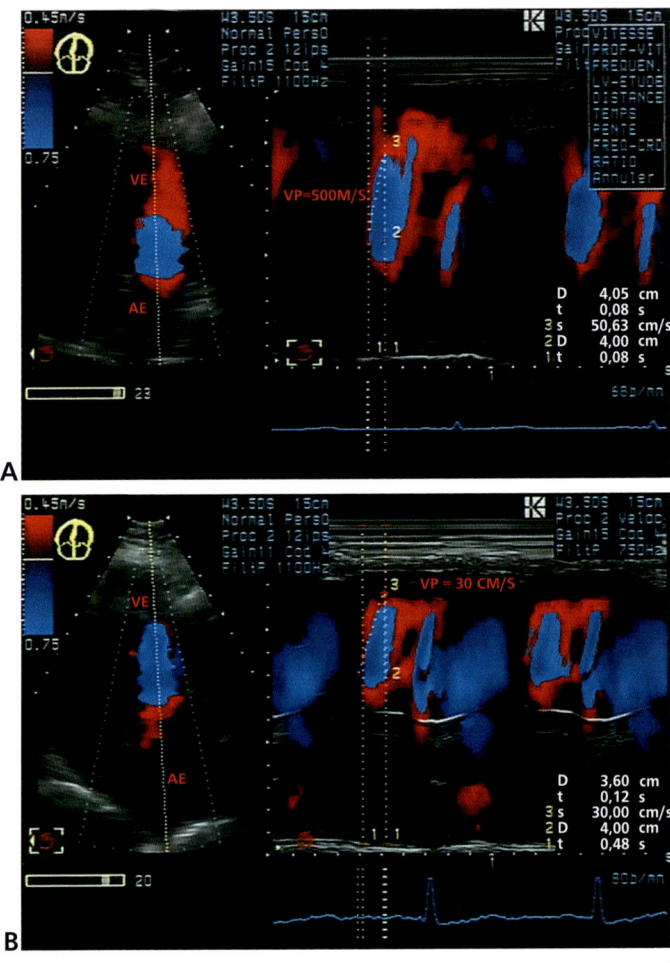

Fig. 9.22. Estudo da velocidade de propagação (Vp) do fluxo mitral em modo M colorido. (**A**) Aspecto normal (Vp = 50 cm/s). (**B**) Aspecto patológico (Vp = 30 cm/s).

Tabela 9.12. Armadilhas relativas à avaliação da velocidade de propagação (Vp) do fluxo mitral em modo M colorido

Desrespeito às condições de registro da Vp	• Conforme o corte apical das quatro cavidades • Setor colorido 2D posicionado sobre o fluxo mitral até o ápice • Linha zero da escala de velocidade deslocada para o alto (nível de *aliasing*: 30-40 cm/s) • Cursor do modo M colorido aplicado no diagnóstico por imagem 2D para se alinhar tanto quanto for possível com o fluxo mitral • Velocidade de desdobramento em modo M colorido rápido (100 mm/s) • *Cine mode* e *zoom* utilizáveis
Medida imprecisa da Vp	• Na inclinação de *aliasing* da propagação protodiastólica do fluxo mitral (interface vermelha-azul) • Do início da abertura da valva mitral (identificada no eco em modo M mitral) • Na altura mínima de 4 cm

Tabela 9.13. *Armadilhas relativas à análise do anel mitral por Doppler tecidual espectral*

Desrespeito à metodologia de IDT anular mitral	• Conforme o corte apical das quatro cavidades • Volume de medida colocado no nível do anel mitral (lateral ou septal) • Feixe de Doppler com tamanho de 8-10 mm • Filtros e ganhos ajustados no mínimo • Escala de velocidade diminuída: ≈ 20 cm/s • Velocidade de desdobramento do espectro corretamente ajustado
Fatores que modificam velocidades anulares mitrais	• Idade do paciente examinado • Pré-carga ventricular esquerda • Isquemia ou necrose miocárdica • Hipertrofia parietal • Calcificação anular

Tabela 9.14. *Elementos do Doppler favorecendo um fluxo mitral pseudonormal*

Fluxo mitral	Diminuição exclusiva da onda E durante exames: Valsalva, trinitina (Figura 9.26)
Fluxo venoso pulmonar	Aumento da onda D: S/D < 1 Aumento da onda A pulmonar: Ap > 35 cm/s Prolongamento da duração da onda A pulmonar: dAp > dAm
Modo M colorido mitral	Redução da velocidade de propagação do fluxo mitral: Vp < 45 cm/s
IDT anular mitral	Redução da velocidade de deslocamento protodiastólico do anel mitral: Ea < 8 cm/s

Tabela 9.15. *Índices de Doppler favorecendo uma elevação da pressão telediastólica do VE (PTDVE)*

Fluxo mitral	E/A > 2 (n > 1) TDE < 130 ms (n > 150 ms)
Fluxo venoso pulmonar	dAp – dAm > 20 ms (n < 0) TDD < 160 ms (n > 220 ms)
Velocidade de propagação mitral	Em/Vp > 2,5 (n < 1,5)
Velocidade anular mitral	Em/Ea > 15 (n < 8)

→ **Diagnóstico diferencial entre o fluxo mitral pseudonormal e normal**

O fluxo mitral pseudonormal caracteriza o perfil hemodinâmico II (Tabela 9.8). Ele se deve à redução do relaxamento do VE e a uma elevação das pressões de enchimento ventricular que oculta uma anomalia de relaxamento. O exame com Doppler clássico mostra uma "pseudonormalização" do fluxo mitral com E/A, TD e TRIV normais. Esse aspecto pseudonormal é particularmente passível de armadilhas, pois é erroneamente tranquilizador. Ele pode ser identificado de duas maneiras:

- descobrindo-se uma anomalia de relaxamento através da manobra de Valsalva ou pelo teste com a trinitina e os índices como Vp, Ea (Figuras 9.26 e 9.27);

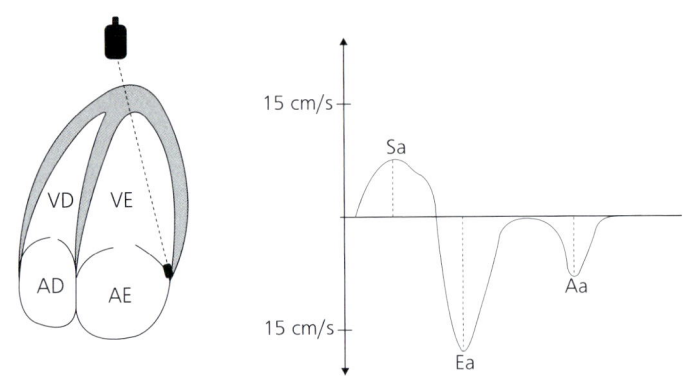

Fig. 9.23. *Exame de Doppler tecidual (IDT) aplicado ao anel mitral.* (**A**) Posição do feixe do Doppler no nível do anel mitral lateral (corte apical das quatro cavidades). (**B**) Aspecto esquemático da curva das velocidades anulares mitrais registradas por Doppler pulsado tecidual. Medidas: velocidades máximas das ondas Sa, Ea e Aa.

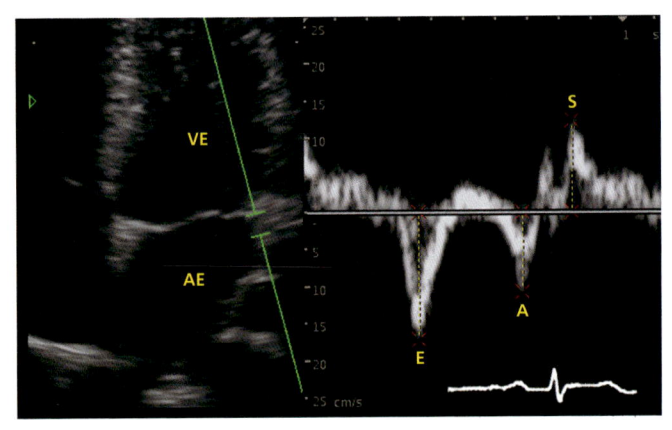

Fig. 9.24. *Doppler tecidual em modo pulsado aplicado no anel mitral lateral (sistema Imagic de Kontron Médical).* Curva espectral de velocidades anulares mitrais normais (Ea = 17 cm/s; Aa = 11 cm/s; Sa = 12 cm/s, Ea/Aa = 1,5).

- demonstrando-se uma elevação das pressões de preenchimento pela análise do fluxo venoso pulmonar e dos índices combinados (Em/Vp, Em/Ea).

Os elementos do Doppler que defendem um fluxo mitral pseudonormal estão resumidos na Tabela 9.15.

De fato, o fluxo mitral pseudonormal necessita de uma interpretação rigorosa multiparamétrica. Dessa maneira, na presença do perfil mitral II (pseudonormal), pode tratar-se:

- ou de um perfil I, chamado de "camuflado", por uma elevação da pressão intra-AE em caso de sobrecarga hídrica. O tratamento diurético (depleção) pode restaurar um fluxo mitral de perfil I;
- ou de um perfil II, "verdadeiro", em que à alteração do relaxamento do VE se sobrepõe uma diminuição da complacência, responsável pela elevação da pressão no AE.

Função sistodiastólica dos ventrículos

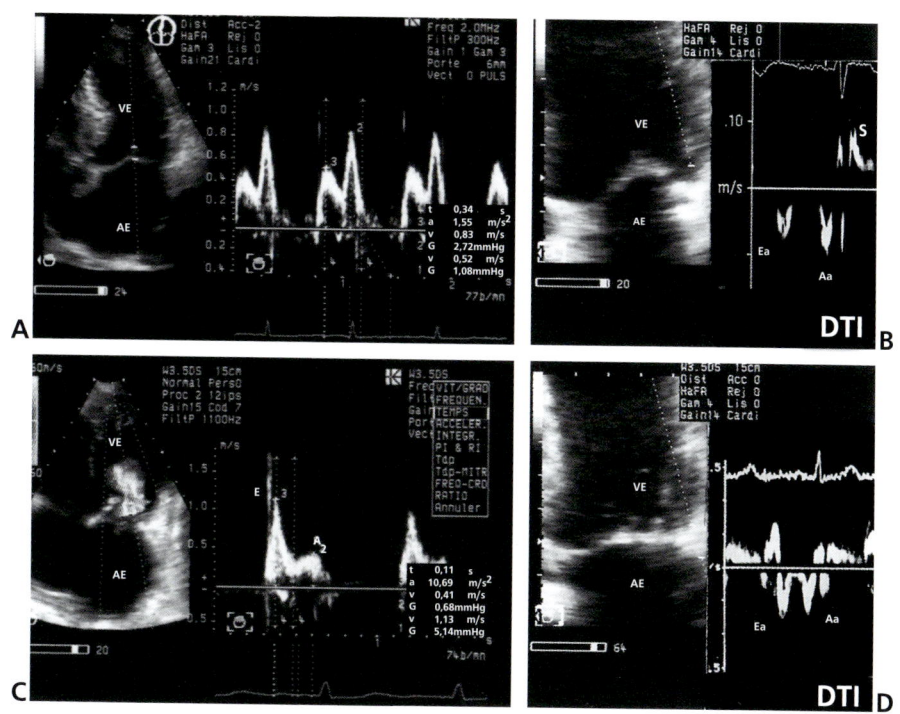

Fig. 9.25. Disfunção ventricular esquerda diastólica por Doppler pulsado convencional (fluxo mitral) e tecidual (IDT anular mitral). (**A**, **B**) Perfil I (alteração de relaxamento): FM: E/A = 0,6, TD = 340 ms, IDT: Ea = 6 cm/s, Ea/Aa = 0,54. (**C**, **D**) Perfil III (alteração de complacência): FM: E/A = 2,7, TD = 110 ms, IDT: Ea = 3 cm/s, Ea/Aa = 1,2.

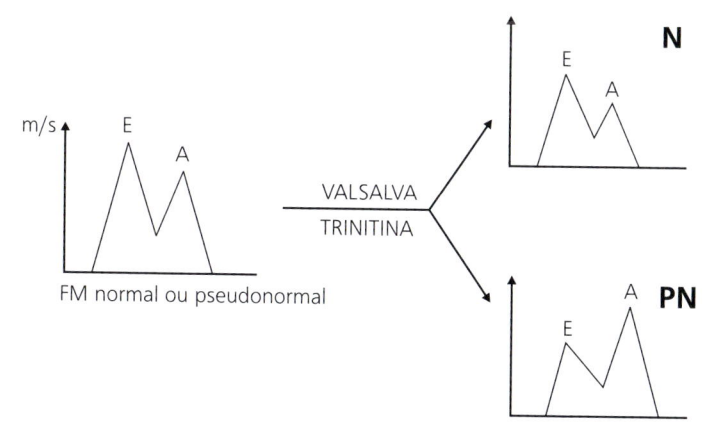

Fig. 9.26. Diferenciação do fluxo mitral (FM) normal (**N**) do fluxo pseudonormal (PN) durante a manobra de Valsalva ou do teste com trinitina. Nota-se: uma diminuição equivalente das ondas E e A quando o FM é normal; uma diminuição exclusiva da onda E quando o FM é pseudonormal.

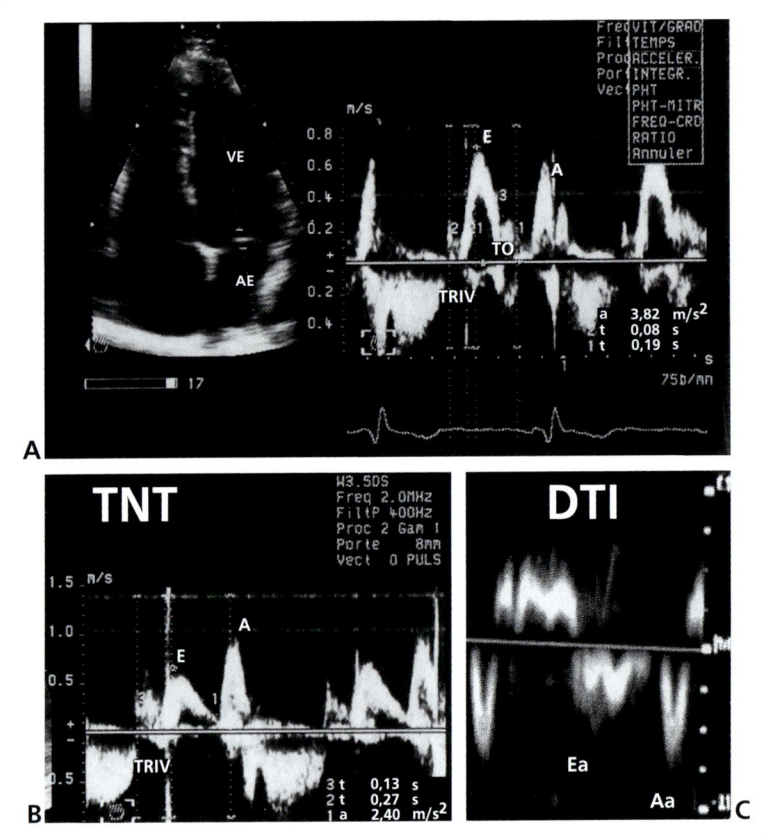

Fig. 9.27. Detecção da disfunção diastólica do VE na presença do fluxo mitral pseudonormal (no alto). Alteração do relaxamento do VE revelado pelo teste com trinitina (inversão da relação E/A do fluxo mitral) e em IDT anular mitral (inversão da relação Ea/Aa) (abaixo).

→ **Estimação das pressões de enchimento do VE**

As pressões de enchimento ventricular esquerdo refletem o estado de enchimento diastólico atrioventricular. Sua estimativa é possível a partir dos seguintes parâmetros do ecoDoppler:

- fluxo mitral: relação E/A, tempo de desaceleração da onda E (TDE);
- fluxo venoso pulmonar: duração da onda A pulmonar (dAp) comparada com a da onda A mitral (dAm) (diferença: dAp − dAm); tempo de desaceleração da onda D pulmonar (TDD);
- velocidade de propagação do fluxo mitral em Doppler colorido com modo M (Vp): relação E mitral/Vp (Em/Vp);
- velocidade de deslocamento protodiastólico do anel mitral em Doppler tecidual (Ea): relação E mitral/E anular (Em/Ea).

Os índices Doppler que evocam uma elevação das pressões de enchimento do VE estão resumidos na Tabela 9.15.

A utilização dos índices combinados (Em/Vp, Em/Ea) para a estimação da pressão telediastólica do VE (PTDVE) é particularmente interessante em caso de fibrilação atrial, pois os outros parâmetros podem ser falhos nessas situações. Entretanto, os valores dessas relações (Em/Vp, Em/Ea) têm margens de normalidade bastante amplas.

Além disso, os índices combinados Em/Vp, Em/Ea aumentam progressivamente com a idade. Contudo, o valor Em/Ea > 15 pode ser considerado uma patologia, qualquer que seja a idade. Em contrapartida, o índice dAp – dAm permanece muito pouco modificado pela idade.

Tradicionalmente, os índices combinados (Em/Vp, Em/Ea) são independentes da função sistólica do VE. Eles são, então, aplicáveis e válidos se a FE for normal (como na insuficiência cardíaca diastólica) ou diminuída (FE < 50%) em caso de alteração da função sistólica do VE. No que diz respeito ao parâmetro dAp – dAm, ele é válido para uma FE < 50% e pouco correlacionada com as pressões de enchimento se FE for normal. Em caso de discordâncias entre os diferentes parâmetros diastólicos, é preciso privilegiar os índices mais robustos, particularmente a relação Em/Ea. Enfim, os índices combinados (Em Vp, Em/Ea) não são utilizáveis em caso de IM orgânica importante e de pericardite constritiva. A relação Em/Ea não permite conclusão formal em caso de CMH.

As armadilhas ao ecoDoppler relativas à estimação das pressões de enchimento ventricular esquerdo se devem:

- à metodologia do exame: registro e medida de diversos parâmetros diastólicos do ecoDoppler;
- à interpretação dos resultados obtidos.

De fato, há vários fatores que modificam as pressões de enchimento do VE, como:

- propriedades elásticas do miocárdio;
- geometria do VE: hipertrofia, dilatação;
- qualidade do relaxamento ventricular;
- limitação pericárdica;
- enchimento coronário.

Esses fatores devem ser levados em consideração na interpretação dos resultados do exame de ecoDoppler em escala individual. A avaliação real das pressões de enchimento do VE permanece, então, complexa e particularmente difícil nos pacientes intermediários com as relações em "zonas cinzas" (Em/Vp entre 1,5 e 2,5 e Em/Ea entre 8 e 15). Nesses pacientes que são, porém, numerosos, convém utilizar o auxílio do maior número de parâmetros de enchimento, especialmente a variação E/A após Valsalva, o valor de diferença dAp – dAm etc., sem esquecer outros parâmetros como a pressão pulmonar sistólica ou o débito cardíaco (Tabela 9.16). O tamanho do AE reflete o grau, mas, principalmente, a idade da elevação das pressões de enchimento do VE. Uma síntese dessas informações, a repetição dos exames e os dados clínicos, permite melhor delimitar o estado hemodinâmico dos pacientes.

Nos casos difíceis, em que a ecocardiografia de repouso e a abordagem clínica não permitem compreender a sintomatologia funcional de um paciente, é preciso saber recorrer à ecocardiografia de esforço para estudar a diástole e a carga. É preciso, também, lembrar que os índices diastólicos do VE ao ecoDoppler devem ser coletados idealmente em fase aguda de insuficiência cardíaca, antes da administração de um tratamento que

Tabela 9.16. *Elementos utilizados na interpretação dos parâmetros diastólicos do VE na "zona cinza" (Em/Vp: 1,5-2,5, Em/Ea: 8-15)*

- Contexto clínico
- Outros parâmetros ecoDoppler (dAp – dAm, Valsalva...)
- Cardiopatia subjacente
- Função sistólica do VE (FE, QAo, dP/dt, Tei...)
- Massa miocárdica do VE
- Tamanho e função do AE
- Tamanho e função do VD
- Pressões arteriais pulmonares
- Dosagem de BNP
- Ecocardiografia de esforço (exame particularmente útil)

pode baixar as pressões de enchimento e normalizar. Longe de um episódio agudo no paciente que tem uma dispneia de esforço sem anomalia significativa da relação Em/Ea em repouso, a ecocardiografia de esforço pode ser útil. Ela permite comprovar uma disfunção diastólica do VE revelando uma elevação das pressões no esforço, que se manifesta por um aumento anormal da razão Em/Ea (>13).

Na prática, apesar das limitações da ecocardiografia com Doppler na avaliação da função diastólica do VE, os índices combinados podem ser integrados em um algoritmo diagnóstico que permite prever com uma boa sensibilidade a elevação das pressões de preenchimento do VE quando as relações Em/Ea e Em/Vp são superiores a 15 ou a 2,5, respectivamente (Figura 9.28).

O seguinte raciocínio pode ser adotado pela análise das pressões de enchimento do VE a partir da relação E/A mitral:

- E/A > 1: fluxo normal ou pseudonormal (com elevação das pressões);
- E/A < 1: pressões normais (com maior frequência) ou pouco aumentadas (em caso de HVE);
- E/A > 2 e FE > 45%; há duas possibilidades:
  - situação normal (sujeito esportista ou jovem),
  - situação patológica (pressões normais ou aumentadas em função de: Em/Ea, Em/Vp, dAp – dAm);
- E/A > 2 e FE < 45%: pressões aumentadas.

Uma particularidade ecocardiográfica enganosa é um fluxo transmitral trifásico com a onda "L" mesodiastólica situada entre as ondas E e A. Essa onda L (valor médio: 0,36 ± 0,1 m/s) corresponde ao esvaziamento passivo do fluxo pulmonar em mesodiástole e deve ser diferenciada do pequeno fluxo de relaxamento isovolumétrico, às vezes registrável, que precede a onda E mitral. O aspecto caricatural trifásico do fluxo mitral confirma uma disfunção diastólica grave do VE associada a uma elevação das pressões de enchimento.

No que diz respeito à dosagem do BNP (peptídeo natriurético cerebral), sua validade foi confirmada no diagnóstico da insuficiência cardíaca. O BNP está bastante correlacionado com as pressões de preenchimento do VE em caso de disfunção sistólica. Entretanto, essa correlação é menos marcada quando a FE ventricular esquerda é preservada.

Concluindo, a avaliação da função diastólica do VE é complexa, pois ela utiliza os parâmetros dependentes das condições de carga. Além disso, a fibrilação atrial permanente torna a análise de alguns parâmetros diastólicos difícil. É preciso, então, estar consciente das limitações desses parâmetros, frequentemente imperfeitos e sem-sensibilidade. Essas limitações incitam a uma prudência extrema na interpretação do exame ecocardiográfico. As novas técnicas de diagnóstico por imagem (2D *strain*, RM, cintilografia) deveriam permitir o diagnóstico da disfunção diastólica do VE com maior precisão.

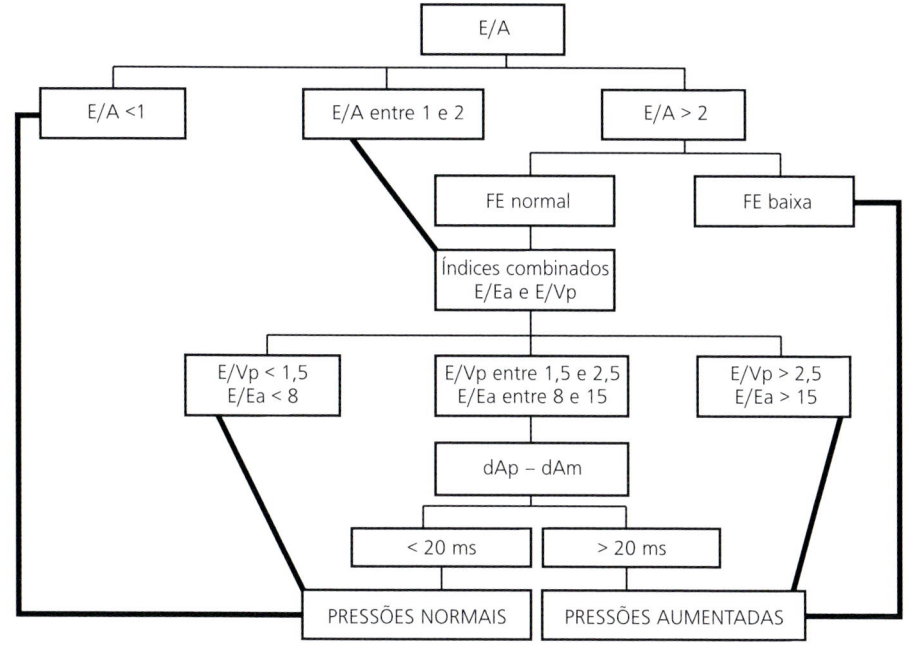

```
                            E/A
        ┌────────────────────┼────────────────────┐
     E/A <1            E/A entre 1 e 2          E/A > 2
                       ┌─────┴─────┐         ┌─────┴─────┐
                    FE normal              FE baixa
                       │
                 Índices combinados
                    E/Ea e E/Vp
        ┌──────────────┼──────────────┐
   E/Vp < 1,5     E/Vp entre 1,5 e 2,5    E/Vp > 2,5
   E/Ea < 8       E/Ea entre 8 e 15       E/Ea > 15
                       │
                    dAp – dAm
                 ┌─────┴─────┐
              < 20 ms       > 20 ms
        PRESSÕES NORMAIS   PRESSÕES AUMENTADAS
```

Fig. 9.28. *Algoritmo de avaliação das pressões de enchimento ventricular esquerda por ecocardiografia.*
E: onda E do fluxo mitral; A: onda A do fluxo mitral; Ea: onda E anular mitral; Vp: velocidade de propagação; dAm: duração da onda A mitral; dAp: duração da onda A do fluxo venoso pulmonar.

Armadilhas ocasionadas pela avaliação da função sistodiastólica do ventrículo direito

A avaliação da função ventricular direita em ecocardiografia com Doppler é difícil em razão de:
- uma definição frequentemente medíocre do endocárdio do ventrículo para determinar os contornos ventriculares (má resolução lateral, ápice muito trabeculado, sujeito pouco ecogênico);
- geometria complexa do VE dificilmente reprodutível (aspecto em crescente em torno do VE ou em formato de fole);
- variações respiratórias do tamanho do VD (aumento durante a inspiração);
- assincronismo fisiológico da contração parietal do VD;
- interferência do VE sobre o VD pelo intermédio do septo interventricular, do pericárdio e da circulação pulmonar;

- existência de outros fatores que influenciam a função do VD (idade do paciente, frequência cardíaca, condições de carga, terapia etc.).

Vários parâmetros ao ecoDoppler são utilizados na análise da função sistodiastólica do ventrículo direito (Tabela 9.17). Eles são influenciados por numerosos fatores citados anteriormente, cujo conhecimento é necessário para evitar uma interpretação incorreta dos resultados.

Tabela 9.17. Parâmetros do ecoDoppler para análise das funções sistólica e diastólica de VD

Parâmetros sistólicos	• Fração de ejeção • Fração de encurtamento das superfícies • Débito ventricular direito • Tempo de pré-ejeção pulmonar • Índice de desempenho miocárdico • Excursão sistólica do anel tricúspide • Velocidade sistólica anular tricúspide
Parâmetros diastólicos	• Perfil do fluxo tricúspide • Perfil do fluxo venoso supra-hepático • Velocidade do deslocamento diastólico do anel tricúspide • Tempo de relaxamento isovolumétrico do VD

Análise da função sistólica do VD

Está fundamentada nos dados ecocardiográficos (2D) e nos dados de Doppler (espectral e tecidual).

→ Fração de ejeção (FE)

Ela reflete a função da bomba do VD na ausência de insuficiência tricúspide significativa. A FE do VD é calculada a partir do volume telediastólico: VTD (reflexo da pré-carga) e do volume telessistólico: VTD (reflexo da pós-carga) do VD conforme a fórmula:

$$FE = \frac{VTD - VTS}{VTD} \times 100 \text{ (normal > 48\%)}$$

Esse método precisa da realização de diversos planos de corte 2D, conforme o modelo volumétrico aplicado, para medir as superfícies telediastólica e telessistólica do VD em planimetria. A vantagem desse método na prática clínica é modesta em razão das dificuldades de realização e da imprecisão da medida dos volumes do VE, que se deve à geometria complexa do VD, particularmente. Uma subestimação dos volumes ventriculares é frequente quando o plano de corte não interessa, verdadeiramente, o ápice do VD.

→ Fração de encurtamento das superfícies (FES)

A FES do VD é uma dimensão equivalente à fração de ejeção. Ela é calculada a partir das superfícies telediastólica (STD) e telessistólica (STS) do VD planimetradas sobre o corte apical das quatro cavidades (Figura 9.29):

$$FES = \frac{STD - STS}{STD} \times 100 \ (normal > 52\%) \ (52 \pm 11\%)$$

Trata-se de um parâmetro simples de ser medido, mas que depende, igualmente, como a FE do VD, das condições de carga ventricular. A FES não supõe nenhuma hipótese de geometria ventricular. Praticamente, sua medida é sempre possível.

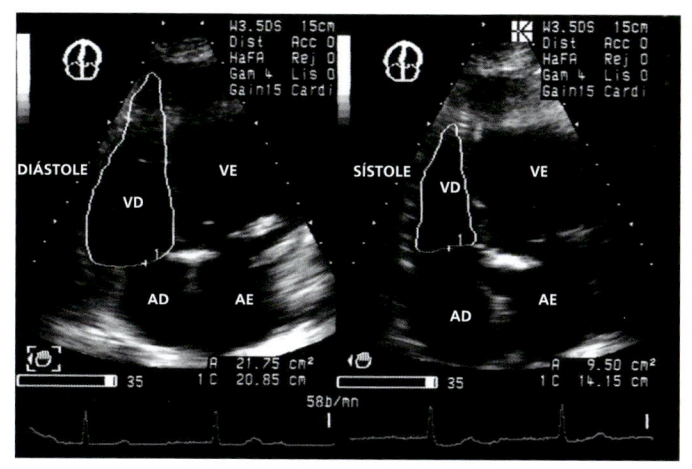

Fig. 9.29. *Avaliação da fração de encurtamento em superfície (FES) do ventrículo direito pelo método de planimetria conforme o corte apical das quatro cavidades em diástole e em sístole (STD = 21,7 cm², STS = 9,5 cm², FES = 57%).*

→ Débito ventricular direito

Ele reflete a função sistólica global do VD. Seu cálculo baseia-se na medida do volume de ejeção sistólica (VES) do VD ao Doppler pulsado no anel pulmonar. O produto do VES e da frequência cardíaca (FC) representa o débito pulmonar Qp (Qp: VES × FC).

Como a FE, o débito pulmonar é influenciado por numerosos fatores (contratilidade miocárdica, condições de carga, FC, pressões pulmonares etc.). É importante, então, conhecer os limites desse método. Além disso, a precisão do cálculo de Qp depende, essencialmente, da medida do diâmetro do anel pulmonar, frequentemente difícil no adulto (parede anterolateral da artéria pulmonar mal visualizada, expansão sistólica da artéria pulmonar).

Há, enfim, variações respiratórias que modificam o tamanho do anel e a velocidade do fluxo pulmonar. Essas medidas devem ser feitas em sístole e no fim da expiração. A diminuição da velocidade do fluxo pulmonar (IVT sistólica) é um sinal indireto da disfunção do VD. Entretanto, esse sinal não é específico, pois ele pode ser observado na insuficiência tricúspide grave sem qualquer disfunção do VD.

→ **Tempos de pré-ejeção pulmonar (TPE)**

O TPE é medido no início do QRS do ECG até o início do fluxo pulmonar registrado com Doppler pulsado (valor normal: 70-90 ms). Ele é alongado em caso de disfunção sistólica do VD (Figura 9.30).

→ **Índice de desempenho miocárdico (IDM)**

Aplicado inicialmente no VE (índice de Tei) e depois no VD, esse índice combina elementos das funções sistólica e diastólica do VD. Na prática, ele é obtido com auxílio do Doppler pulsado a partir dos fluxos tricúspide e pulmonar conforme a mesma metodologia utilizada para o VE (página 173). Seu valor normal é de 0,28 ± 0,04. O IDM não é afetado pela frequência cardíaca, pela dilatação do VD e pela presença de uma insuficiência tricúspide. Em caso de hipertensão pulmonar e/ou de disfunção do VD, o IDM aumenta significativamente.

→ **Excursão sistólica máxima do anel tricúspide (ESMAT)**

A ESMAT *(Tricuspid Annular Plane Systolic Excursion)* corresponde a uma amplitude de deslocamento sistólico do plano do anel mitral em direção à ponta do VD. Ela reflete a fração de ejeção do VD. Seu registro é feito em modo M (clássico ou tecidual colorido). O valor normal da ESMAT é de 16,3 ± 0,6 mm. Um valor inferior a 12 mm revela uma disfunção sistólica do VD (FE < 50%). Esse parâmetro fácil de ser obtido é independente da frequência cardíaca.

→ **Velocidade anular tricúspide sistólica máxima (Sa)**

A onda Sa corresponde à velocidade máxima de deslocamento do anel tricúspide, na sístole. Esse parâmetro, medido por Doppler tecidual espectral, é muito útil para avaliar a função sistólica do VD.

O valor normal da onda Sa tricúspide é igual a 15,5 ± 2,6 cm/s. Um valor inferior a 11 cm/s reflete uma FE do VD inferior a 50%. Os limites desse novo parâmetro continuam necessitando de uma precisão (validade em caso de hipertensão pulmonar, efeito do escape tricúspide...).

Enfim, o estudo do espectro de insuficiência tricúspide coletado em Doppler contínuo permite aproximar a FE do VD, utilizando-se a derivada máxima das velocidades da porção inicial do fluxo (dV/dtmáx). Essa abordagem é simples, mas sua validação ainda merece ser completada.

Os sinais ao ecoDoppler da disfunção sistólica do ventrículo direito estão resumidos na Tabela 9.18.

Análise da função diastólica do VD

A análise do enchimento do VD é fundamentada no estudo:

- do fluxo tricúspide e do fluxo venoso supra-hepático com Doppler pulsado clássico;
- das velocidades do deslocamento diastólico do anel tricúspide em Doppler tecidual;
- do tempo de relaxamento isovolumétrico do VD obtido por diferença entre o tempo que separa a onda R da ECG da abertura tricúspide, e o tempo que separa a onda R do fim da ejeção arterial pulmonar (valor normal: 65 ± 5 ms).

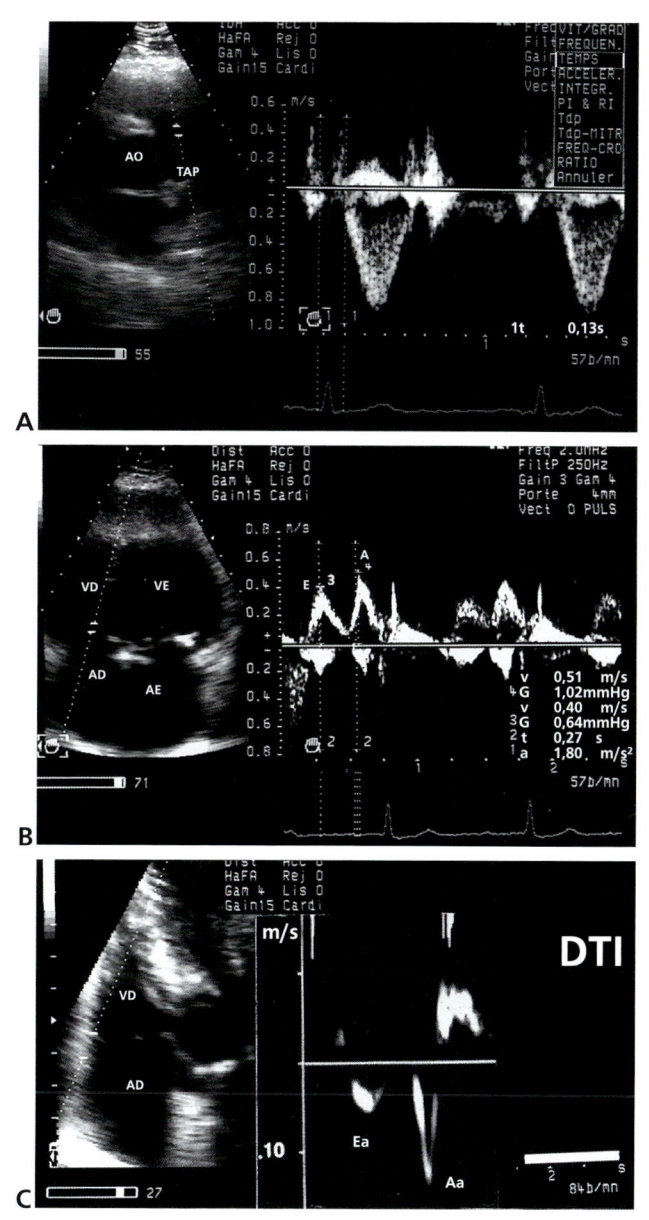

Fig. 9.30. *Disfunção ventricular direita sistólica:* (**A**) prolongamento do tempo de pré-ejeção pulmonar (130 ms) no fluxo pulmonar registrado em Doppler pulsado. (**B**) *Disfunção ventricular direita diastólica:* inversão da relação E/A (0,78) com TD prolongado (270 ms) do fluxo tricúspide registrado por Doppler pulsado (**C**) com inversão da relação Ea/Aa (0,6) das velocidades anulares tricúspides em IDT.

Tabela 9.18. *Sinais do ecoDoppler de uma disfunção sistólica do ventrículo direito*

- Fração de ejeção (FE) < 48%
- Fração de encurtamento de superfícies (FES) < 50%
- Débito pulmonar (QP) < 3 L/mm/m^2
- Índice de desempenho miocárdico (IDM) > 0,35
- Excursão sistólica máxima do anel tricúspide (ESMAT) < 12 mm
- Onda sistólica anular tricúspide (Sa) < 11 cm/s
- Tempo de pré-ejeção pulmonar (PPE) > 100 ms
- Diagnóstico por imagem de *strain*: ↓ *strain* regional/global, ↓ pico sistólico

→ Fluxo tricúspide (FT)

A curva de velocidades do fluxo tricúspide normal é análoga à do fluxo mitral. Ela é bifásica, composta pela onda E que corresponde ao enchimento rápido do VD e pela onda A em razão da contração do átrio direito. Normalmente, a onda E é mais ampla que a onda A. Os valores normais dos picos de velocidades são, para a onda E tricúspide, 50 ± 10 cm/s; para a onda A, 30 ± 8 cm/s. A duração do tempo de desaceleração da onda E tricúspide é de 200 ± 20 ms. Entretanto, a respiração tem uma influência notável sobre o fluxo tricúspide. As ondas E e A aumentam na inspiração e diminuem na expiração (Figura 9.31). Elas devem, então, ser medidas ou em apneia, ou tomando-se a média de cinco fluxos tricúspides consecutivos durante uma respiração normal. Enfim, o aspecto do fluxo tricúspide modifica-se com a idade (↓E, ↑A), mas de maneira menos marcada que o fluxo mitral.

→ Fluxo venoso supra-hepático (FVSH)

A curva de FVSH é análoga à da pressão no átrio direito. Ela é quadrifásica, composta por:

- duas ondas negativas (fluxos anterógrados): uma sistólica (S), a outra diastólica (D);
- duas ondas positivas (fluxos retrógrados): uma ventricular (V), a outra auricular (A).

Normalmente a velocidade da onda S é superior à da onda D (Figuras 9.32 e 9.33).

A FVSH varia com a respiração: durante a inspiração, a velocidade das ondas S e D aumenta, e a das ondas V e A diminui; no início da expiração, é o contrário. As medidas do FVSH devem, então, ser feitas com respiração calma, ou em apneia expiratória em cinco ciclos sucessivos. Entretanto, a presença de um escape tricúspide importante ou de uma arritmia complexa não permite aproximar a função diastólica do VD com auxílio do FVSH.

Função sistodiastólica dos ventrículos 201

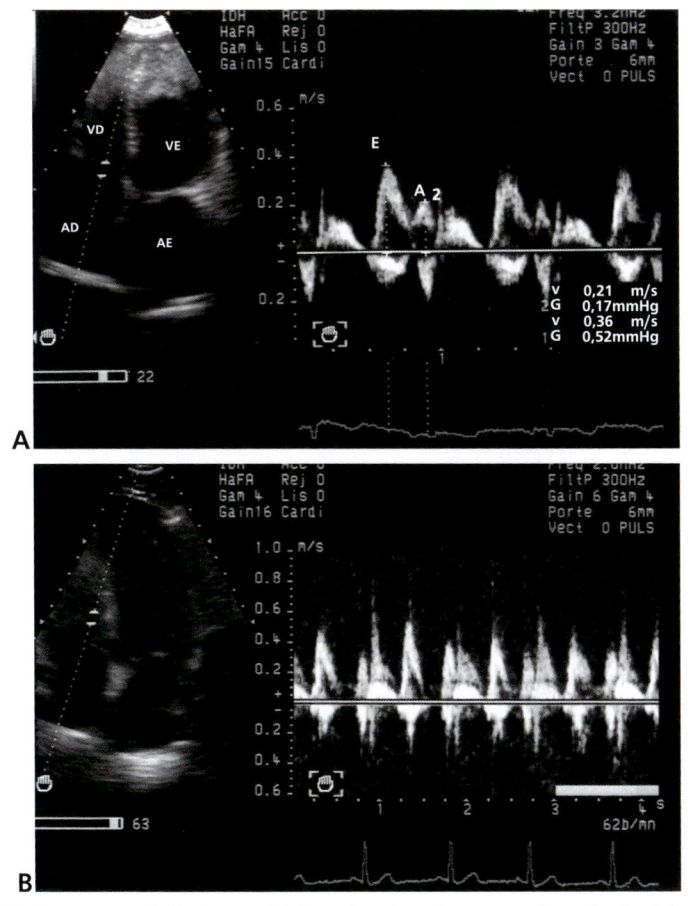

Fig. 9.31. (**A**) *Fluxo tricúspide (FT) normal (E/A > 1) registrado em Doppler pulsado.* (**B**) *Variações respiratórias fisiológicas do FT.*

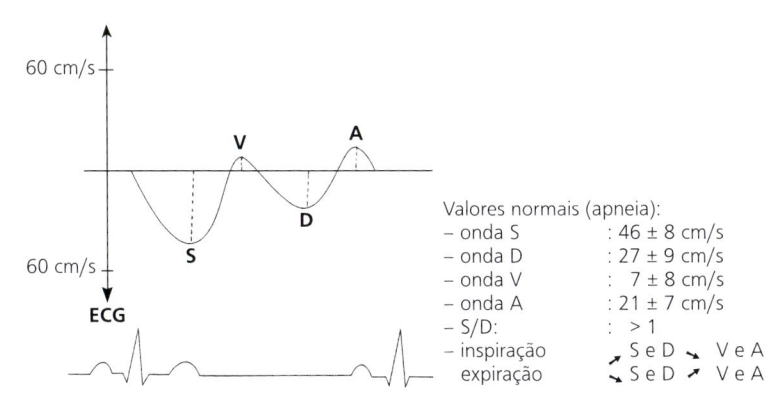

Fig. 9.32. *Aspecto esquemático do fluxo venoso supra-hepático (FVSH) normal. Medida das velocidades máximas das ondas S, D, V e A.*

Valores normais (apneia):
– onda S : 46 ± 8 cm/s
– onda D : 27 ± 9 cm/s
– onda V : 7 ± 8 cm/s
– onda A : 21 ± 7 cm/s
– S/D: : > 1
– inspiração   S e D ↘   V e A
  expiração   S e D ↗   V e A

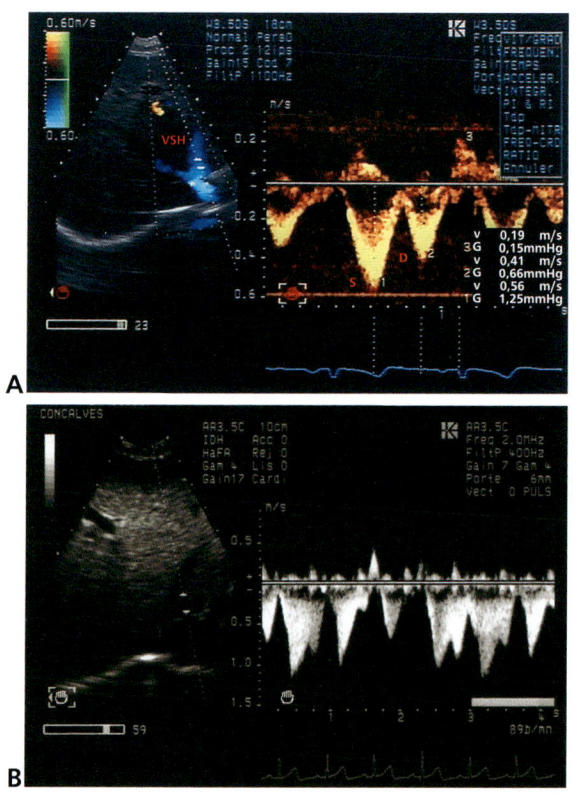

Fig. 9.33. *Fluxo venoso supra-hepático (FVSH) normal registrado por Doppler pulsado transtorácico a partir do corte subcostal.* (**A**) *(S = 56 cm/s, D = 41 cm/s, A = 19 cm/s).* (**B**) *Variações respiratórias fisiológicas do FVSH.*

→ **Velocidades do deslocamento diastólico do anel tricúspide**

Normalmente a curva das velocidades registradas no nível do anel tricúspide com Doppler tecidual espectral comporta três ondas: uma onda sistólica (S) e duas ondas diastólicas (ondas Ea e Aa). Em geral, a relação das velocidades anulares Ea/Aa é superior a 1 (Figura 9.34), mas diminui progressivamente com a idade.

A média da onda Ea tricúspide é de 11,8 cm/s, a da onda Aa de 7,6 cm/s no fim da expiração nos adultos normais. A disfunção diastólica do VD provoca uma diminuição da onda E anular tricúspide (< 9 cm/s).

→ **Fluxo de insuficiência pulmonar (IP)**

Diversos parâmetros podem derivar do fluxo de insuficiência pulmonar (tempo de meia pressão, relação das velocidades ou dos gradientes...) e utilizadas na avaliação da função diastólica do VD.

O estudo da IP contínua também permite detectar uma alteração grave da complacência do VD com aspecto de *dip* e platô (página 141). A adiastolia direita é acompanhada por uma redução do tempo de meia pressão de IP (PHT < 150 ms).

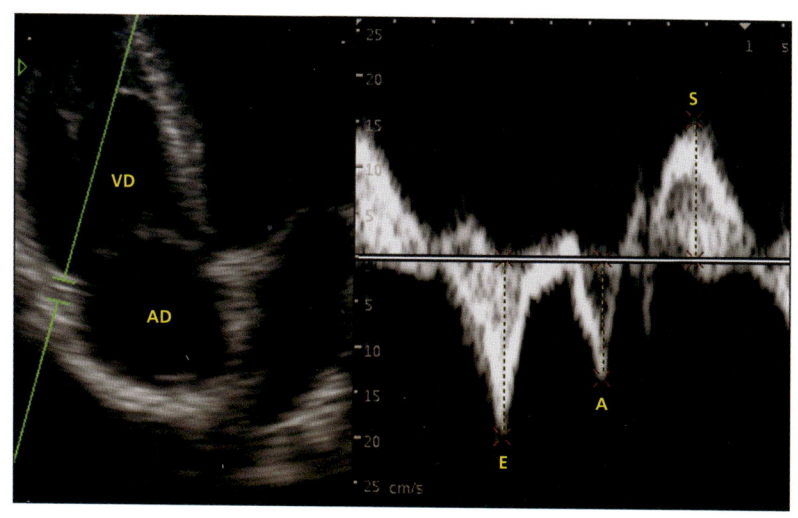

Fig. 9.34. *Doppler tecidual em modo pulsado aplicado ao anel tricúspide lateral (Système Imagic de Kontron Médical). Curva espectral de velocidades anulares tricúspides normais (Ea = 20 cm/s, Aa = 13 cm/s, Sa = 15 cm/s).*

A análise dos parâmetros diastólicos do VD permite determinar dois tipos de anomalias que revelam a alteração da função diastólica do VD: alteração do relaxamento e alteração da complacência do VD (Tabela 9.19 e Figura 9.30).

Tabela 9.19. *Características dos dois tipos da disfunção diastólica do ventrículo direito: alterações do relaxamento e alteração da complacência*

Parâmetros	Alteração do relaxamento	Alteração da complacência
Fluxo tricúspide	E/A < 1 TD > 250 ms	E/A > 1,5 TD < 180 ms
Fluxo venoso supra-hepático	S ↗ (> 40 cm/s) D ↘ (< 25 cm/s) ou anulada (S/D >> 1)	A ↗ (> 25 cm/s) depois S ↘ (< 30 cm/s) ou anulada e D ↗ (> 35 cm/s) (S/D < 1)
Tempo de relaxamento isovolumétrico do VD	> 80 ms	< 60 ms
Velocidade anular tricúspide protodiastólica	Ea ↘ (< 9 cm/s) (Ea/Aa < 1)	Ea ↘↘

Em conclusão, a complexidade do fenômeno funcional sistodiastólico do ventrículo direito exige uma análise atenta e prudente dos parâmetros de ecoDoppler utilizados. Os diversos métodos de avaliação da função ventricular direita devem ser confrontados uns com os outros a fim de aumentar a confiabilidade do exame e a coerência dos resultados entre eles, assim como com o resto do quadro clínico.

Novas técnicas ecocardiográficas (2D *strain*, ecocardiografia de contraste, 3D...) parecem promissoras no estudo da função sistodiastólica do ventrículo direito (Figura 9.35).

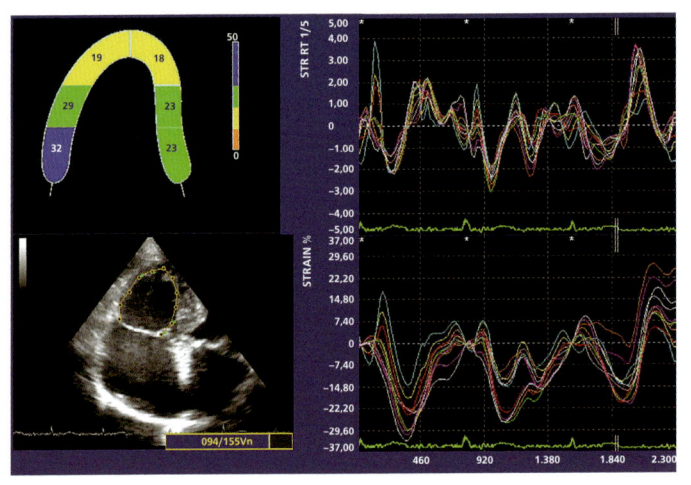

Fig. 9.35. *Diagnóstico por imagem 2D de strain do ventrículo direito.*

10 Pressões arteriais pulmonares

A ecocardiografia unida ao Doppler constitui um método validado, não invasivo e facilmente acessível de avaliação das pressões arteriais pulmonares (PAP). As armadilhas do ecoDoppler dizem respeito:

- à detecção e à quantificação da hipertensão arterial pulmonar (HAP);
- ao diagnóstico diferencial entre HAP pré- e pós-capilar;
- à interpretação dos valores das pressões arteriais pulmonares.

Armadilhas na detecção e quantificação da HAP

O diagnóstico ecocardiográfico de uma HAP está fundamentado nos dados do diagnóstico por imagem ecocardiográfico e nos sinais do Doppler.

Sinais ecocardiográficos

A presença de uma HAP pode acarretar um certo número de modificações morfológicas das cavidades direitas identificáveis com ecocardiografia (Figura 10.1):

- dilatação do ventrículo direito e do tronco da artéria pulmonar;
- hipertrofia parietal do ventrículo direito;
- cinética mais ou menos paradoxal do septo interventricular;
- dilatação da veia cava inferior e das veias supra-hepáticas;
- anomalia ao modo M da valva pulmonar (ausência da onda a; fechamento pulmonar mesossistólico).

Os sinais ecocardiográficos anteriormente citados são muito lembrados quando a HAP é simples, mas uma morfologia normal ou subnormal das cavidades direitas não elimina em nada o diagnóstico de HAP. Além disso, esses sinais de HAP estão diversamente associados e apresentam numerosos limites e armadilhas diagnósticas, a saber:

- esses sinais são comuns em outras causas de sobrecarga direita (comunicação interatrial, valvopatia tricúspide autônoma, por exemplo);
- a importância desses sinais depende da gravidade da HAP, mas também de sua idade, de seu caráter permanente ou paroxístico e do volume de uma eventual insuficiência tricúspide associada. Com efeito, a tabela é caricatural somente em presença de uma HAP simples (PAP sistólica > 50 mmHg). A repercussão nas cavidades direita é modesta, até mesmo ausente em algumas HAP (pacientes manifestadamente depletados, por exemplo);
- a deformação do septo interventricular pode ser variável: aspecto achatado, até invertido, chamado de paradoxal (curvatura septal convexa em direção ao VE), nas sobrecargas de pressão (HAP); aspecto retilíneo (achatado em sístole e também em diástole) nas sobrecargas volêmicas (IT importante);

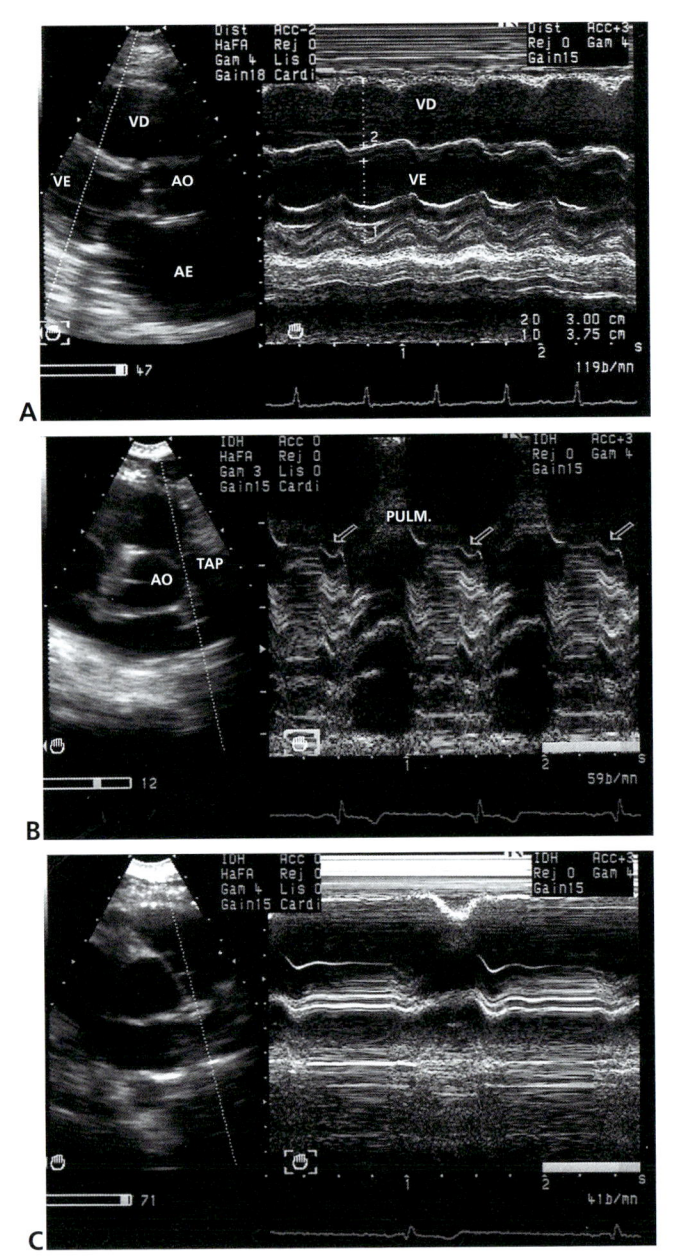

Fig. 10.1. *Sinais ecocardiográficos de HAP.* (**A**) Dilatação do VD (diâmetro diastólico = 30 mm; relação VD/VE = 0,8) com septo paradoxal. (**B**) Onda "a" pulmonar normal registrada em modo M. (**C**) Desaparecimento da onda "a" na ecocardiografia em modo M da valva pulmonar.

- as modificações ao modo M da cinética da valva pulmonar que atestam uma HAP são pouco específicas e pouco sensíveis.

Em ritmo sinusal, a diminuição ou até mesmo ausência de onda "a" pulmonar pode ser a prova de uma elevação da PAP diastólica. Em caso de falência do ventrículo direito associado à HAP, a onda "a" pode reaparecer em decorrência da elevação das pressões de enchimento do VE. Enfim, a arritmia complexa por fibrilação atrial acarreta um desaparecimento da onda "a" pulmonar. O fechamento parcial mesossistólico dos sigmoides pulmonares observado nas HAP é o equivalente do entalhe mesossistólico do fluxo pulmonar ejecional registrado em Doppler pulsado (página 216). Na realidade, os sinais de modo M pulmonares estão presentes somente para HAP simples (PAP sistólico > 50 mmHg e/ou PAP média > 20 mmHg).

Concluindo, todos esses critérios ecocardiográficos de avaliação das pressões arteriais pulmonares permanecem semiquantitativos e estão no estado de ultrapassados pelos critérios do Doppler.

Sinais ao Doppler

O diagnóstico de confirmação de HAP baseia-se nos dados de Doppler que permitem medir com precisão as pressões arteriais pulmonares (PAP).

Na prática, quatro métodos de avaliação das PAP por Doppler são utilizados. Eles estão baseados, respectivamente, no estudo dos fluxos:

- de insuficiência tricúspide (IT);
- de insuficiência pulmonar (IP);
- de ejeção pulmonar;
- de *shunt* esquerdo-direito (comunicação interventricular e canal arterial).

O estudo do fluxo de IT e do fluxo de IP são, incontestavelmente, os dois métodos mais utilizados.

→ Estudo do fluxo de insuficiência tricúspide (IT)

Ele pode ser utilizado na maioria dos pacientes em razão da grande frequência de IT notada em presença de uma HAP (80-90% dos casos).

A partir do fluxo de IT registrado ao Doppler contínuo, é possível avaliar a PAP sistólica utilizando-se a velocidade máxima de IT (Tabela 10.1 e Figura 10.2).

A vantagem do método de IT é sua confiabilidade, demonstrada pela excelente correlação que existe entre Doppler e cateterismo para a estimação da PAP sistólica. Contudo, há causas de erros e dos limites na utilização desse método. As armadilhas do ecoDoppler são de ordem técnica e/ou diagnóstica (Tabela 10.2).

Enfim, alguns autores propuseram calcular a PAP sistólica a partir do único pico de velocidade da IT (V) registrada ao Doppler contínuo, conforme a seguinte fórmula:

$$PAP_s = 1,23 \times 4V^2$$

• **Armadilhas técnicas**

A confusão entre um fluxo de IT e um fluxo de insuficiência mitral pode se produzir utilizando-se o Doppler contínuo às cegas. Nessa situação, é preciso realizar uma varredura cuidadosa do fluxo mitral ao fluxo tricúspide, passando pelo fluxo aórtico. Na prática, utiliza-se o auxílio do Doppler contínuo guiado pelo Doppler colorido 2D, permitindo a identificação visual da regurgitação tricúspide.

Tabela 10.1. *Fórmulas que permitem o cálculo das pressões arteriais pulmonares: sistólica (PAPs), diastólica (PAPd) e média (PAPm) a partir dos diferentes fluxos*

Fluxo de insuficiência tricúspide (IT)	PAPs = $4.V.IT^2$ + PAD
Fluxo de insuficiência pulmonar (IP)	PAPd = $4.Vtd.IP^2$ + PAD PAPm = $4.Vpd.IP^2$ + PAD PAPs = 3.PAPm − 2.PAPd
Fluxo de IT e de IP	PAPm = 1/3.PAPs + 2/3.PAPd
Fluxo de ejeção pulmonar	PAPm > 20 mmHg se TA < 100 ms
Fluxo de comunicação interventricular (CIV)	PAPs = PAs − $4.V.CIV^2$
Fluxo de canal arterial (CA)	PAPs = PAs − $4.V.CA^2$

V = velocidade máxima; Vtd = velocidade telediastólica; Vpd = velocidade protodiastólica; TA = tempo de aceleração; PAD = pressão do átrio direito; PAs = pressão arterial sistólica.

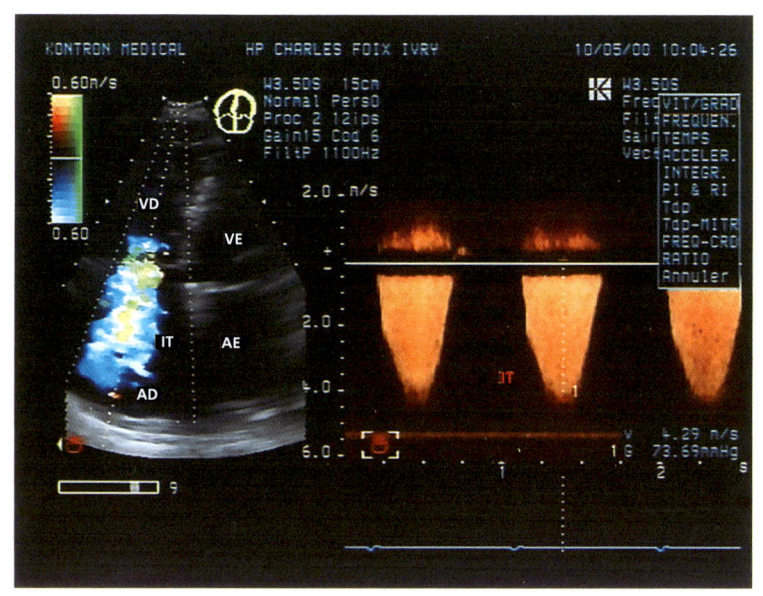

Fig. 10.2. *Medida das pressões arteriais pulmonares (PAP) a partir do fluxo de insuficiência tricúspide (IT) registrado por Doppler colorido e contínuo.*
Vmáx de IT: 4,3 m/s; D P sist VD/AD = 74 mmHg. PAP sistólica: 74 + 10 = 84 mmHg (HAP grave) (estimando-se a PAD em 10 mmHG).

Tabela 10.2. *Armadilhas na avaliação das pressões pulmonares por ecoDoppler a partir do fluxo de insuficiência tricúspide (IT)*

Armadilhas técnicas	Confusão entre IM e IT Ausência de alinhamento no jato de IT Sinal de Doppler baixo Ausência de média das velocidades de IT
Armadilhas diagnósticas	Erros na estimação da PAD IT laminar IT trivial Estenose pulmonar associada

Uma outra armadilha técnica provém de um alinhamento incorreto entre o feixe de ultrassom e o jato de IT, responsável por uma subestimação da velocidade máxima de IT e, portanto, da PAP sistólica (Figura 10.3). A solução ideal é identificar por Doppler

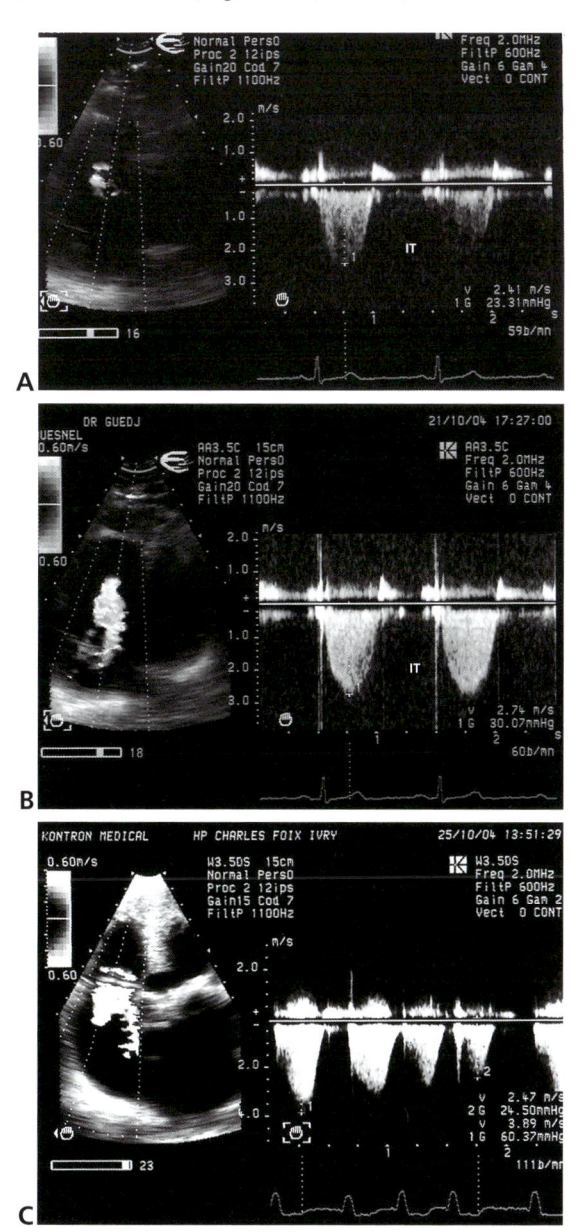

Fig. 10.3. Causas de erro na estimação da PAP sistólica a partir do fluxo de IT. (**A**) Alinhamento incorreto do disparo do Doppler contínuo sobre o jato de IT subestimando a Vmáx de IT (2,4 m/s) e, portanto, a PAP sist (23 + PAD). (**B**) Com o alinhamento correto: Vmáx = 2,74 m/s PAP sist = 30 + PAD. (**C**) Variação da Vmáx de IT (e, portanto, da PAP sist) na presença de uma fibrilação atrial.

colorido 2D a origem do jato de IT com altas velocidades, depois alinhar a linha de disparo do Doppler contínuo com esse jato. Contudo, recomenda-se sempre utilizar o Doppler contínuo às cegas para poder multiplicar ao máximo as incidências (apical, paraesternal baixa, subcostal), de maneira a obter os valores de velocidades de IT o mais elevados possível. Uma causa de erro na medida de IT pode proceder, igualmente, de um sinal Doppler baixo ocasionado por:

- uma IT pouco volumosa ou muito excêntrica, dificilmente captável;
- uma falha no ajuste do ecocardiógrafo (ganhos e filtros em particular);
- uma ecogenicidade limitada do paciente examinado.

Outra causa de erro está ligada à ausência de mediação das velocidades máximas de IT em caso de fibrilação atrial, fazendo essas velocidades variarem, ou variações respiratórias importantes da velocidade de IT. Essas variações respiratórias se devem, por um lado, às variações das pressões pulmonares e, por outro, às mudanças de ângulo entre o feixe de ultrassom e o jato de IT durante movimentos respiratórios.

Nessas situações particulares, os valores de IT devem ser medidos a cada 5 a 10 ciclos cardíacos consecutivos.

• **Armadilhas diagnósticas**

Estimação incorreta da pressão do átrio direito (PAD)
Tradicionalmente, a PAP sistólica é avaliada adicionando-se ao gradiente de pressão atrioventricular direito na sístole um valor arbitrário de pressão sistólica do átrio direito (PAD), na ausência de estenose pulmonar.

Um erro na estimação da PAD constitui uma armadilha diagnóstica essencial. De fato, não há método rigoroso para medir de maneira não invasiva a pressão no AD. Para avaliar essa pressão, diferentes abordagens foram propostas: valor fixo empírico de 5 mmHg (em crianças) ou de 10 mmHg (adulto), valor modulado conforme o quadro clínico ou ecocardiográfico. Com efeito, a PAD pode ser estimada em função:

- da importância dos sinais de insuficiência cardíaca direita (discreta: 10 mmHg, moderada: 15 mmHg, grave: 20 mmHg);
- do grau de distensão jugular (jugulares achatadas: 5 mmHg, distendidas: 10-15 mmHg, turgidas: 15-20 mmHg);
- do diâmetro da veia cava inferior e de suas variações respiratórias;
- do fluxo venoso supra-hepático;
- da relação das velocidades tricúspides (E/Ea).

Na prática, parece lícito aplicar um valor arbitrário de 10 mmHg na maior parte dos pacientes adultos. Entretanto, em certos casos, o valor real da PAD pode ser subestimado, sendo necessário adicionar entre 15 e 25 mmHg.

A escolha do valor de PAD pode ser guiada analisando-se o diâmetro da veia cava inferior e suas variações respiratórias em modo 2D (Tabela 10.3). Esse diâmetro deve ser medido nos 2 cm que precedem a anastomose da VCI no AD, em expiração (valor máximo). Normalmente ele é da ordem de 18 ± 5 mm. As variações respiratórias do diâmetro da VCI são quantificadas pelo cálculo da fração de encurtamento do diâmetro (índice de colapso), conforme a seguinte fórmula:

(diâmetro expiratório – diâmetro inspiratório)/diâmetro expiratório.

Tabela 10.3. Avaliação da pressão do átrio direito (PAD) a partir do diâmetro da veia cava inferior e de suas variações respiratórias (índice de colapso inspiratório)

Diâmetro (mm)	Índice de colapso (%)	PAD (mmHg)
< 15	≈ 100	0-5
12-25	> 50	5-10
> 25	< 50	10-20
> 25	≈ 0	> 20

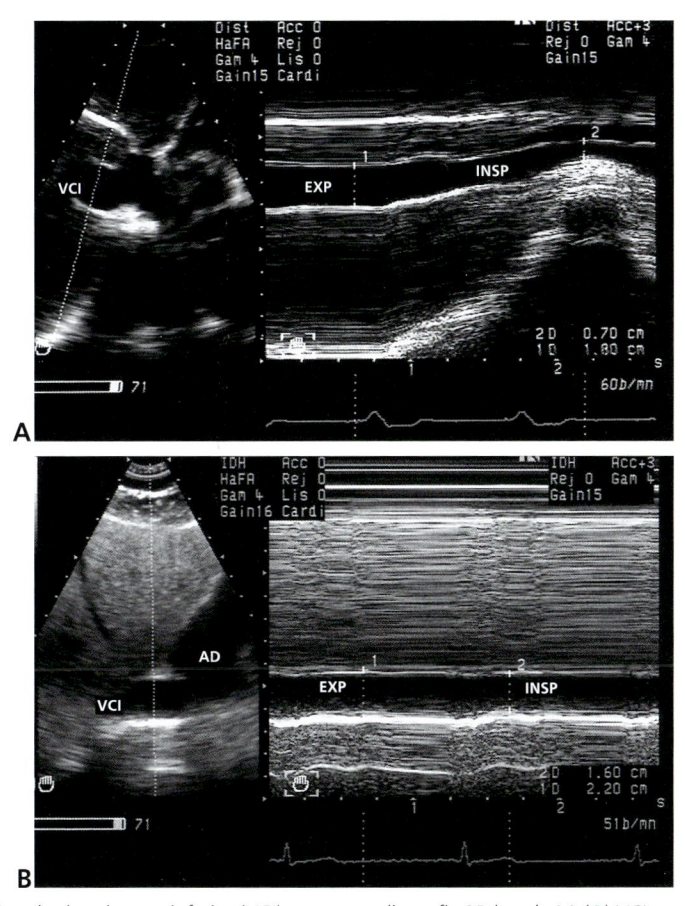

Fig. 10.4. Estudo da veia cava inferior (VCI) em ecocardiografia 2D/modo M. (**A**) VCI normal (diâmetro expiratório = 18 mm, índice de colapso = 61%). (**B**) VCI dilatada (HAP) (diâmetro expiratório = 22 mm, índice de colapso = 27%).

Para esse cálculo, mantém-se o menor diâmetro inspiratório e o maior diâmetro expiratório, evitando-se qualquer manobra de Valsalva (Figura 10.4). O valor normal do índice de colapso é de 50 a 100%. Na prática, um índice inferior a 50% revela uma elevação da PAD (> 10 mmHg).

A análise ecocardiográfica da VCI pode ser limitada por razões técnicas (acessibilidade única à veia pela via subcostal); em caso de ventilação assistida (índice de colapso não utilizável) e em atletas de alto nível (diâmetro da VCI podendo ultrapassar 25 mm).

A PAD pode ser igualmente avaliada a partir do fluxo venoso supra-hepático (FVSH). A curva de velocidade do FVSH registrada com Doppler pulsado pela via subcostal é análoga à da pressão no átrio esquerdo (Figura 9.32). Ela permite calcular a fração sistólica do FVSH (FS) utilizando-se as IVTs das ondas sistólica (S) e diastólica (D) do fluxo:

$$FS = \frac{IVT_S}{IVT_S + IVT_D}$$

Em caso de elevação da PAD, a onda sistólica diminui e a fração sistólica do FVSH diminui da mesma maneira (FS < 55%).

A PAD pode ser deduzida aplicando-se a seguinte fórmula matemática:

$$PAD = 21,6 - 24 \times FS$$

A utilização desse método de avaliação da PAD é limitada, particularmente em caso de fibrilação atrial ou de uma IT maciça, ou de uma patologia pericárdica.

Em contrapartida, o método pode ser utilizado em caso de ventilação mecânica.

A PAD pode ser igualmente estimada analisando-se as velocidades de deslocamento do anel tricúspide lateral ao Doppler tecidual pulsado. A relação tricúspide E/Ea (velocidade da onda E do fluxo tricúspide sobre a velocidade da onda Ea anular tricúspide) superior a 6 prediz uma PAD igual ou superior a 10 mmHg.

A validade desse método é controversa em caso de fibrilação atrial ou de estimulador cardíaco. Por outro lado, o método continua sendo útil em pacientes com ventilação mecânica.

Enfim, a PAD pode ser calculada a partir da razão tricúspide E/Ea, conforme a equação de regressão linear: $PAD = 1,76\,(E/Ea) - 3,7$.

Insuficiência tricúspide laminar

A IT laminar representa uma armadilha ecocardiográfica que convém conhecer. Ela corresponde a uma regurgitação tricúspide importante em volume (IT maciça) objetivada ao Doppler colorido 2D e contrastando com as velocidades baixas de IA em Doppler contínuo (< 2,5 m/s).

A análise por Doppler pulsado na região do orifício tricúspide mostra um fluxo regurgitante laminar, vindo a confirmar a IT maciça (Figura 10.5). Essa IT maciça laminar se deve à dilatação das cavidades direitas e do anel tricúspide, secundário a uma HAP importante que torna a valva tricúspide insuficiente (hiato sistólico). Assim, em caso de escape grave, há uma ventricularização das pressões atriais e a pressão do átrio direito, tanto sistólica quando diastólica, eleva-se de maneira importante.

Essa situação explica os valores da PAP sistólica derivados do pico de velocidade de IT subestimados, pois a fórmula simplificada de Bernoulli não está mais adaptada (não se pode mais negligenciar a velocidade a montante do orifício regurgitante). Esse erro de cálculo da PAP sistólica a partir da velocidade máxima de IT é sistemático se o escape

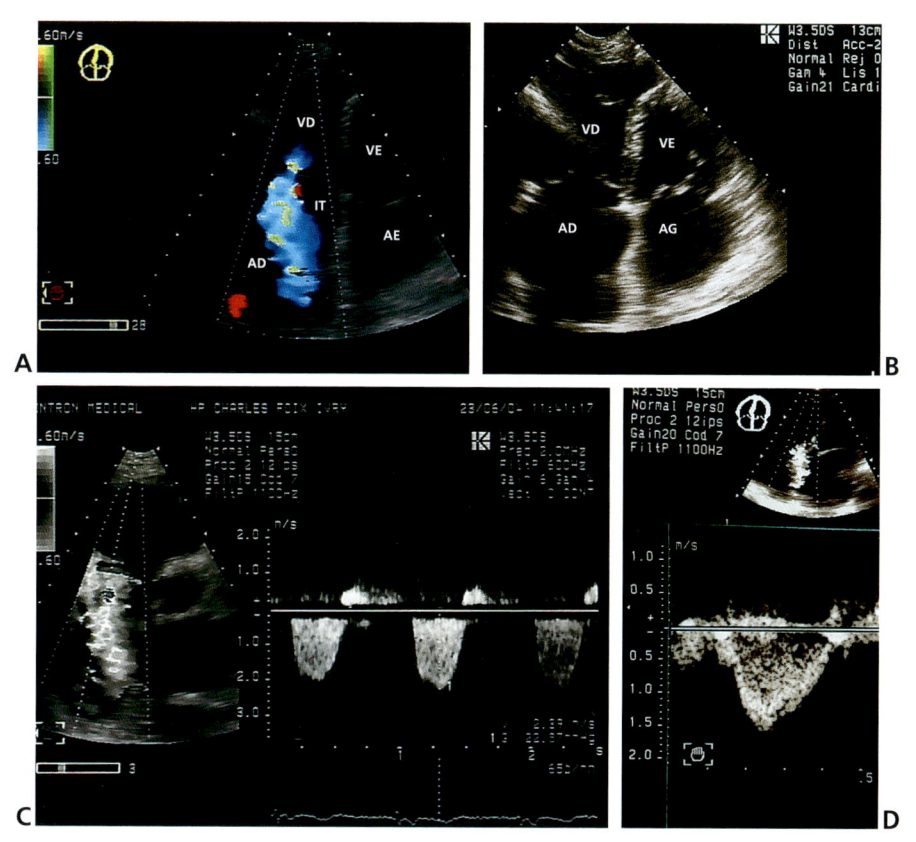

Fig. 10.5. *Insuficiência tricúspide (IT) laminar.* (**A**) IT maciça ao Doppler colorido. (**B**) Cavidades direitas dilatadas, hiato sistólico da valva tricúspide em 2D. (**C**) IT de baixa velocidade ao Doppler contínuo (2,4 m/s). (**D**) Aspecto laminar (organizado e envelopado) do fluxo de IT ao Doppler pulsado.

é laminar. O cálculo clássico da PAP sistólica perde, então, sua confiabilidade (risco de subestimar fortemente a gravidade de uma HAP) e deve fazer com que se abandone o método. Nessa situação, a análise do fluxo de insuficiência pulmonar é preferível.

IT trivial

Essa particularidade de IT é rara, mas pode ser suscetível de armadilha. Ela revela uma IT de alta velocidade, mas de volume muito pequeno, formando um envelope espectral mal definido, portanto, pouco analisável. Essa IT trivial que pode ser acompanhada por uma HAP importante frequentemente é pouco explorável ao Doppler contínuo unido ao diagnóstico por imagem. Ela necessita da utilização de uma sonda Pedoff e/ou de contraste intracardíaco, permitindo reforçar o jato de IT.

Estenose pulmonar associada desconhecida

Ela constitui uma causa de erro não negligenciável na estimação da PAP sistólica a partir de IT.

Tradicionalmente, a velocidade máxima de IT permite conhecer, pela aplicação da equação de Bernoulli simplificada, o gradiente de pressão entre o átrio direito e o ventrículo direito. A pressão sistólica do VE é calculada adicionando-se a PAD a esse gradiente. Essa pressão ventricular deve ser pouco assimilada à PAP sistólica se não houver estenose pulmonar. Com efeito, qualquer modificação da pressão ventricular direita sistólica acarreta uma variação da velocidade de IT.

Em caso de estenose pulmonar associada, o gradiente estenótico correspondente deve ser subtraído da pressão sistólica do VD para obter a PAP sistólica real. A ausência de estenose pulmonar deve, então, ser sempre verificada durante o estudo da HAP.

→ Estudo do fluxo de insuficiência pulmonar

Esse estudo permite o cálculo das pressões pulmonares na ausência de IT mensurável. O fluxo de IP pode ser registrado por Doppler contínuo de 60 a 75% dos pacientes que apresentam uma HAP. Sua velocidade reflete o gradiente diastólico da pressão entre a artéria pulmonar e o ventrículo direito. Ela aumenta em caso de HAP. As velocidades com as protodiastólica (Vpd) e telediastólica (Vtd) estão correlacionadas, respectivamente, com as pressões arterial pulmonar média (PAPm) e diastólica (PAPd) (Figura 10.6B). Na prática, uma velocidade telediastólica do fluxo de IP superior a 1,5 m/s con-

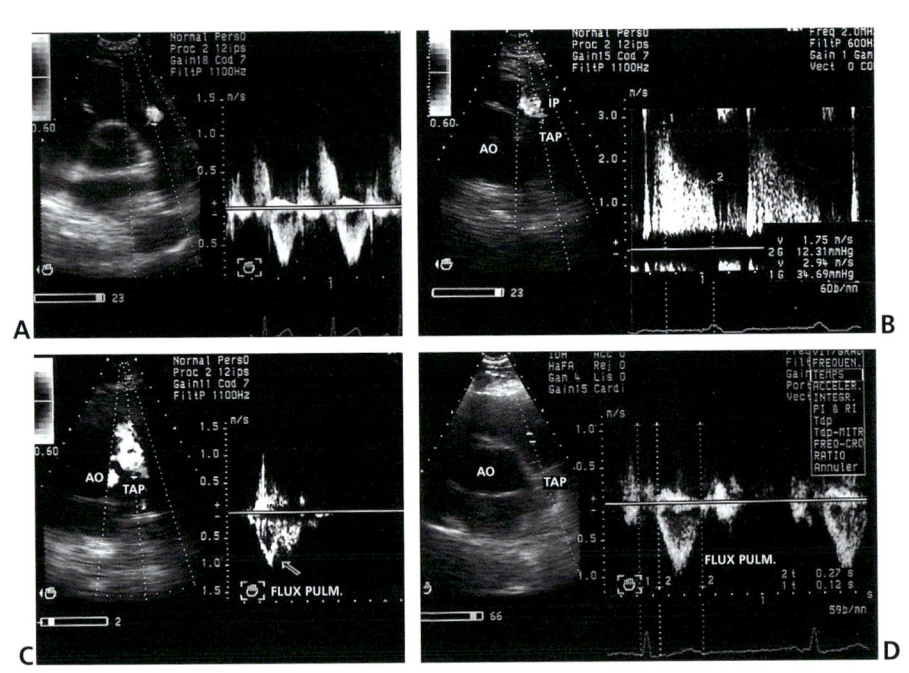

Fig. 10.6. Estudo do fluxo pulmonar da HAP. (**A**) Insuficiência pulmonar fisiológica registrada por Doppler contínuo. (**B**) Insuficiência pulmonar com velocidades protodiastólica = 2,9 m/s (gradiente = 33 mmHg) e telediastólica = 1,8 m/s (gradiente: 13 mmHg). Cálculos: PAPm = 43 mmHg (33 + 10), PAPd = 23 mmHg (13 + 10), PAPs = 83 mmHg [(3 × 43) − (2 × 23)] (estimando-se a PAD em 10 mmHg). (**C**) Entalhe mesossistólico do fluxo de ejeção pulmonar (seta). (**D**) Prolongamento do tempo de pré-ejeção do fluxo pulmonar (TPE = 120 ms, TE = 270 ms, TPE/TE = 0,44).

firma uma HAP. A PAP sistólica (PAPs) pode ser avaliada a partir do fluxo de IP utilizando-se uma fórmula empírica (Tabela 10.1). As armadilhas (técnicas e diagnósticas) relativas à avaliação por Doppler das pressões pulmonares segundo o método de IP estão resumidas na Tabela 10.4.

Tabela 10.4. Armadilhas na avaliação das pressões pulmonares por ecoDoppler a partir do fluxo de insuficiência pulmonar (IP)

Armadilhas técnicas	IP não detectável Sinal de Doppler baixo Ausência de média das velocidades de IP
Armadilhas diagnósticas	Erros na estimativa da pressão diastólica do VE Modificações da morfologia do fluxo de IP (IP maciça, dip e platô) Estenose tricúspide associada

- **Armadilhas técnicas**

Trata-se, principalmente, das IP de pequeno volume, pouco ou não detectáveis ao ecoDoppler por diferentes razões: hipogenicidade do paciente, visualização imperfeita do tronco pulmonar, identificação incompleta de IP ao Doppler colorido 2D, dificuldade de alinhamento no pequeno jato de IP ao Doppler contínuo.

Uma outra armadilha técnica origina-se de um sinal Doppler baixo, pouco analisável ao Doppler contínuo por que:

- o envelope espectral de IP está mal definido (ajuste incorreto do ecocardiógrafo, alinhamento incorreto entre o feixe do Doppler e o jato de IP);
- o IP é dificilmente explorável (jato excêntrico ou múltiplo).

Para evitar essas armadilhas, é preciso multiplicar as vias de exploração por Doppler contínuo: paraesternal esquerda baixa para melhor verticalizar o orifício pulmonar, subcostal centrada sobre o tronco da artéria pulmonar.

Enfim, assim como para a IT, uma média dos diversos ciclos cardíacos pode ser indispensável em caso de variação respiratória importante da curva de IP. Em contrapartida, frente à fibrilação atrial, as medidas em IP são difíceis, mesmo ao se fazer a média de vários valores.

- **Armadilhas diagnósticas**

A principal armadilha origina-se na imprecisão da estimação da pressão telediastólica do ventrículo direito (PTDVD), avaliada, empiricamente, com mais frequência a 10 mmHg. Na prática, a pressão diastólica do VD é assimilada na PAD na ausência de estenose tricúspide. Se compararmos o erro potencial induzido pela estimação da PAD para a IT e da PTDVD para a IP, o risco de erro é bem superior no segundo caso, já que a PTDVD intervém em cerca de 50% no cálculo da PAP diastólica, e somente em 25% no da PAP sistólica.

De fato, uma subestimação da PAP diastólica é frequente em caso de elevação da PTDVD.

Uma outra armadilha diagnóstica está ligada às modificações da morfologia do fluxo de IP ao Doppler contínuo observadas em algumas circunstâncias:

- anulação da velocidade de IP na telediástole nas IPs maciças;
- anulação da velocidade de IP na mesodiástole em caso de *dip* e platô ventricular direito (Tabela 7.23 e Figura 7.29).

Essas morfologias particulares do fluxo de IP impedem a estimação da PAP diastólica. O método não é, portanto, utilizável em caso de escape pulmonar maciço ou de adiastolia.

→ Estudo do fluxo de ejeção pulmonar

Esse estudo, realizado por Doppler pulsado, pode ser útil na ausência de escape das valvas direitas. Em caso de HAP, as modificações do fluxo de ejeção pulmonar envolvem:

- morfologia do fluxo de ejeção;
- intervalos sistólicos: tempo de aceleração, tempo pré-ejeção e tempo de ejeção pulmonar.

Morfologicamente, no lugar de sua forma simétrica com um pico de velocidade mesossistólica, o fluxo de ejeção pulmonar se modifica de duas maneiras:

- torna-se triangular, com um pico mais precoce na sístole em caso de HAP moderada;
- apresenta um pico protossistólico e um entalhe mesossistólico (durante a fase de desaceleração) em caso de HAP severa (Figuras 10.6C e 10.7). Esse entalhe mesossistólico do fluxo pulmonar se deve:
  - à rigidez arterial pulmonar aumentada, fonte de ondas de pressão refletidas que tendem a fechar novamente os sigmoides;
  - a uma dilatação do tronco da artéria pulmonar, frequentemente associada à HAP, principalmente severa, que cria turbilhões que podem prejudicar a abertura permanente dos sigmoides durante a sístole.

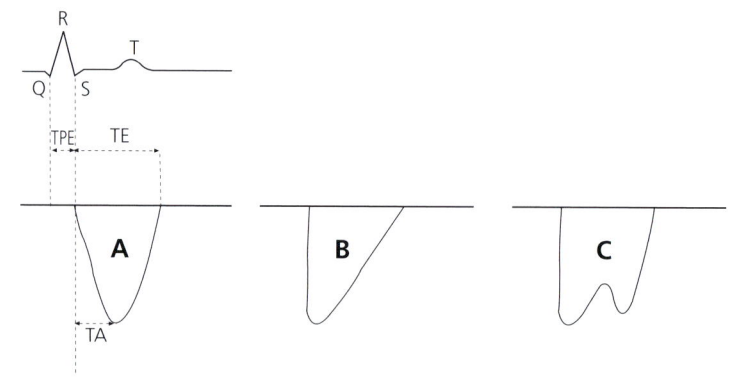

Fig. 10.7. *Morfologia do fluxo de ejeção pulmonar.* (**A**) Aspecto normal. (**B**) Pico precoce (HAP moderada). (**C**) Entalhe mesossistólico (HAP grave).
TPE = tempo de pré-ejeção; TE = tempo de ejeção; TA = tempo de aceleração.

Quantitativamente, em caso de HAP, observa-se:

- o prolongamento do tempo de pré-ejeção (TPE) medido entre o início do QRS da ECG e o início do fluxo pulmonar com uma relação: TPE/Tempo de ejeção > 0,35 (Figura 10.6D);

Pressões arteriais pulmonares 217

- uma redução do tempo de aceleração (TA) medida entre o início do fluxo e o pico do fluxo pulmonar.

Na prática, uma TA < 100 ms permite chegar a uma PAP média > 20 mmHg (Tabela 10.1). Da mesma maneira, uma relação TPE/TA > 1,1 favorece uma PAP média > 20 mmHg.

As armadilhas relativas à análise do fluxo de ejeção pulmonar estão resumidas na Tabela 10.5. Na realidade, os parâmetros calculados sobre o fluxo de ejeção pulmonar dependem:

- dos fatores hemodinâmicos (pressões e resistências arteriais pulmonares, função ventricular direita, débito cardíaco);
- do local de medida do Doppler (orifício pulmonar, infundíbulo ou tronco da artéria pulmonar).

Tabela 10.5. *Armadilhas na avaliação das pressões pulmonares por ecoDoppler a partir do fluxo de ejeção pulmonar*

Armadilhas técnicas	Má qualidade do espectro, tornando-o não analisável
	Ausência de padronização da posição do volume de medida Doppler
Armadilhas diagnósticas	Multiplicidade dos fatores que intervêm nos parâmetros do fluxo de ejeção pulmonar
	Dilatação idiopática da artéria pulmonar

Enfim, a dilatação idiopática da artéria pulmonar pode provocar um entalho mesossistólico do fluxo de ejeção pulmonar além de toda HAP.

→ Estudo dos fluxos de *shunt* esquerdo-direito

Esse estudo permite o cálculo da PAP sistólica em caso de comunicação interventricular (CIV) ou de canal arterial (Tabela 10.1). As armadilhas envolvendo o cálculo das pressões pulmonares a partir do fluxo de CIV estão resumidas na Tabela 10.6.

Tabela 10.6. *Armadilhas na avaliação das pressões pulmonares por ecoDoppler em caso de uma comunicação interventricular (CIV)*

- Má visualização da localização anatômica do defeito septal
- Trajetória complexa do fluxo de CIV
- Alinhamento incorreto entre o feixe Doppler e o fluxo de CIV
- Estenose aórtica ou estenose da artéria subclávia associada (não permitindo assimilar a PA sistólica à pressão sistólica do VE)
- Estenose pulmonar associada (não permitindo a assimilação da PAP sistólica com a pressão sistólica do VD)

Diagnóstico diferencial entre HAP pré e pós-capilar

A análise dos fluxos de enchimento ventricular esquerdo com Doppler permite determinar o caráter pré ou pós-capilar da HAP. Os argumentos a favor de uma HAP pós-capilar estão resumidos na Tabela 10.7.

Tabela 10.7. *Argumentos a favor de uma HAP pós-capilar*

Cardiopatia do coração esquerdo	
Sinais ao Doppler	Fluxo mitral hipernormal: E/A > 2, TD < 130 ms Fluxo venoso pulmonar: dAp > dAm Velocidade de propagação mitral << 45 cm/s Velocidade de deslocamento protodiastólico do anel mitral << 8 cm/s

Trata-se, principalmente, dos sinais de Doppler que evocam uma elevação da pressão telediastólica do VE (> 15 mmHg) caracterizada por:

- um aspecto hipernormal do fluxo mitral;
- um prolongamento da sístole atrial esquerda no nível do fluxo venoso pulmonar;
- uma clara diminuição da velocidade de propagação mitral (modo M colorido) e da velocidade anular mitral em protodiástole (Doppler tecidual).

Entretanto, a análise desses sinais ao Doppler não permite quantificar, realmente, as pressões pós-capilares em caso de HAP. Em contrapartida, para um determinado paciente, a sequência de índices Doppler permite monitorar as variações das pressões de enchimento e, portanto, avaliar indiretamente a pressão capilar. Essa interessante abordagem necessita, contudo, da presença de um ritmo sinusal com uma sístole atrial eficaz.

Uma HAP pré-capilar é revelada em caso de pressões de enchimento esquerdo normais com dilatação das cavidades e sem cardiopatia esquerda. Suas principais causas são: a embolia pulmonar, o *cor pulmonale* crônico, a HAP primitiva, a síndrome de Eisenmenger.

Interpretação dos valores de pressões arteriais pulmonares

A confiabilidade da medida das pressões pulmonares com Doppler é amplamente aceita. Consideram-se valores normais em repouso:

- uma PAP sistólica ≤ 35 mmHg;
- uma PAP diastólica ≤ 15 mmHg;
- uma PAP média ≤ 25 mmHg.

Se um erro padrão de estimação de ± 7 mmHg pode ser negligenciado por uma PAP sistólica da ordem de 35 mmHg, dificilmente é assim para uma PAP diastólica da ordem de 15 mmHg, sendo a causa de uma precisão menor para essa última. Na prática, números de PAP sistólica > 50 mmHg são sempre patológicos. Em contrapartida, a interpretação de valores compreendidos entre 35 e 45 mmHg é, às vezes, difícil e deve dar conta dos seguintes elementos:

- idade do paciente;
- massa corporal;
- patologia associada.

A idade do paciente é um dos elementos mais importantes. Com efeito, o limite de normalidade da PAP sistólica no sujeito com mais de 60 anos é próxima de 40 mmHg, e a partir de 70 anos esse limite se situa em torno de 45 mmHg. A presença de um sobrepeso e de uma hipertensão arterial sistêmica também são parâmetros que podem modificar os valores de referência da PAP em um determinado paciente.

Na prática, uma PAP sistólica superior a 60 mmHg em repouso confirma, também, uma HAP simples. Entretanto, a coerência dos valores da PAP com o resto do quadro clínico e ecocardiográfico deve ser sistematicamente verificada.

No que diz respeito à interpretação dos valores das pressões pulmonares durante a ecocardiografia de esforço, o limite de normalidade para a PAP sistólica é de 54 mmHg no indivíduo com menos de 40 anos, e de 70 mmHg a partir de 70 anos.

A interpretação do resultado obtido da PAP nem sempre é simples, pois devem-se considerar três dos principais fatores que fazem o nível das pressões pulmonares variar: pressão capilar (Pcap), débito cardíaco (DC) e resistências arteriais pulmonares (RAP). É possível, assim, descrever diferentes situações:

- PAP aumentada por elevação das pressões de enchimento do VE (Pcap aumentada) com RAP normais;
- PAP normal com, entretanto, RAP elevadas (e, portanto, lesão do leito vascular pulmonar), em razão de um débito baixo (DC diminuído);
- PAP aumentada por lesão do único leito vascular pulmonar (RAP aumentadas).

É importante, portanto, conhecer as resistências arteriais pulmonares para aperfeiçoar o diagnóstico de HAP. Essas resistências podem ser medidas por ecoDoppler utilizando-se a relação VmáxIT (velocidade máxima da insuficiência tricúspide) sobre IVTpulm (integral das velocidades de fluxo de ejeção pulmonar): VmáxIT/IVTpulm.

Uma relação > 0,2 prediz resistências pulmonares elevadas (> 2 unidades Wood). Essa abordagem interessante exige, logicamente, uma confirmação.

11 Aorta torácica

A prevalência da patologia aórtica aumenta regularmente em razão:

- do envelhecimento da população, que é acompanhado por modificações progressivas do aparelho cardiovascular;
- da forte incidência da hipertensão arterial, que aumenta progressivamente com a idade;
- de um melhor conhecimento da patologia aórtica graças à melhora das técnicas diagnósticas.

A ecocardiografia transesofágica (ETE) se tornou uma técnica complementar à ETT, dificilmente dispensável nas patologias aórticas como: dissecação, hematoma, aneurisma ou ateroma da aorta torácica.

Entretanto, apesar dos importantes progressos da técnica de ecoDoppler, a diversidade das etiologias e a complexidade das lesões aórticas deixam o ecocardiografista, às vezes, facilmente perplexo.

Armadilhas de dissecação aórtica

A dissecação aórtica é uma urgência médico-cirúrgica que necessita de um diagnóstico preciso, o mais cedo possível.

A ecocardiografia transesofágica constitui um método diagnóstico muito eficaz, de primeira escolha, facilmente realizável no leito do paciente. Ela explora quase totalmente a aorta torácica. Entretanto, requer um ecografista experiente e, em caso de dúvida, o recurso a outra técnica de diagnóstico por imagem. Na prática cardiológica, a ETE é sempre precedida por uma ETT que já pode ter uma suspeita de diagnóstico.

Os limites e as armadilhas da ETE dizem respeito:

- à identificação da dissecação aórtica;
- ao diagnóstico topográfico preciso de dissecação;
- à detecção de suas complicações.

Diante da gravidade clínica da dissecação aórtica, em um contexto de urgência, particularmente, um bom conhecimento dessas armadilhas é indispensável.

Armadilhas diagnósticas de dissecação

Essas armadilhas se devem:

- à especificidade imperfeita dos sinais ecocardiográficos de dissecação;
- à distinção por vezes difícil entre verdadeiro e falso canal;
- à visualização imprecisa da porta de entrada de dissecação.

→ **Especificidade dos sinais ecocardiográficos**

O diagnóstico ecocardiográfico da dissecação aórtica baseia-se na visualização da túnica íntima móvel, flutuando entre o verdadeiro e o falso canal (Figuras 11.1 e 11.2).

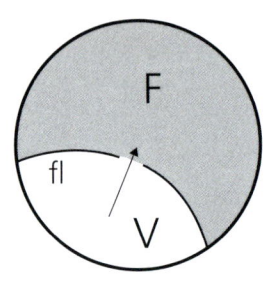

Fig. 11.1. *Aspecto esquemático de uma dissecação aórtica com um canal verdadeiro (V), falso canal (F), flap íntimo (fI) e a porta de entrada (seta). Vista transversal da aorta.*

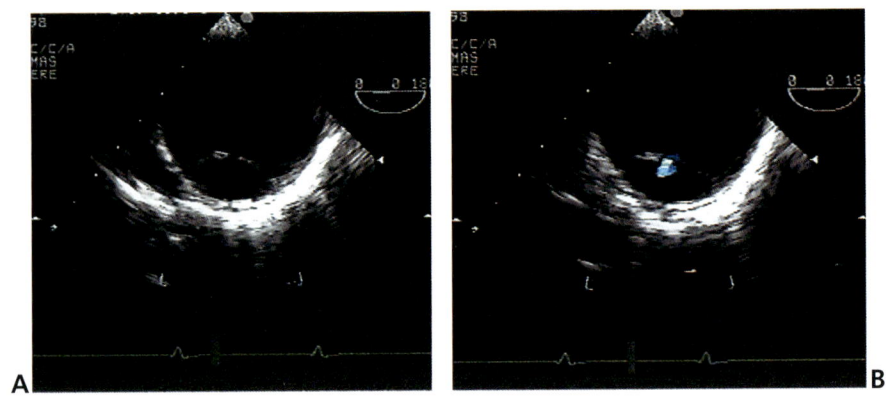

Fig. 11.2. *Dissecação da aorta torácica na ETE (via transversal).* (**A**) *Flap íntimo com porta de entrada separando a luz aórtica em 2 canais.* (**B**) *Porta de entrada de dissecação identificada por Doppler colorido.*

A identificação dessa túnica íntima, chamada de *flap*, é patognomônica do diagnóstico de dissecação, mas é preciso desconfiar das armadilhas diagnósticas por excesso (falsos positivos) ou por ausência (falsos negativos).

- **Falsos positivos de dissecação aórtica**

Os falsos positivos de dissecação aórtica (Tabela 11.1) são dominados por:

- artefatos lineares que se localizam na luz aórtica e simulam um *flap* íntimo (Figura 11.3);
- reverberações intra-aórticas das paredes aórticas espessas ou de um anel aórtico calcificado, podendo ser erroneamente interpretadas como um aspecto de dissecação.

Esses artefatos lineares que se localizam, principalmente, na aorta ascendente são frequentemente observados em ETE monoplanar. A utilização da ETE monoplanar reduziu sua incidência, mas ela não resolveu o problema; as imagens artefatuais são encontradas nos diversos planos. Os artefatos lineares provêm de reflexões ultrassônicas múlti-

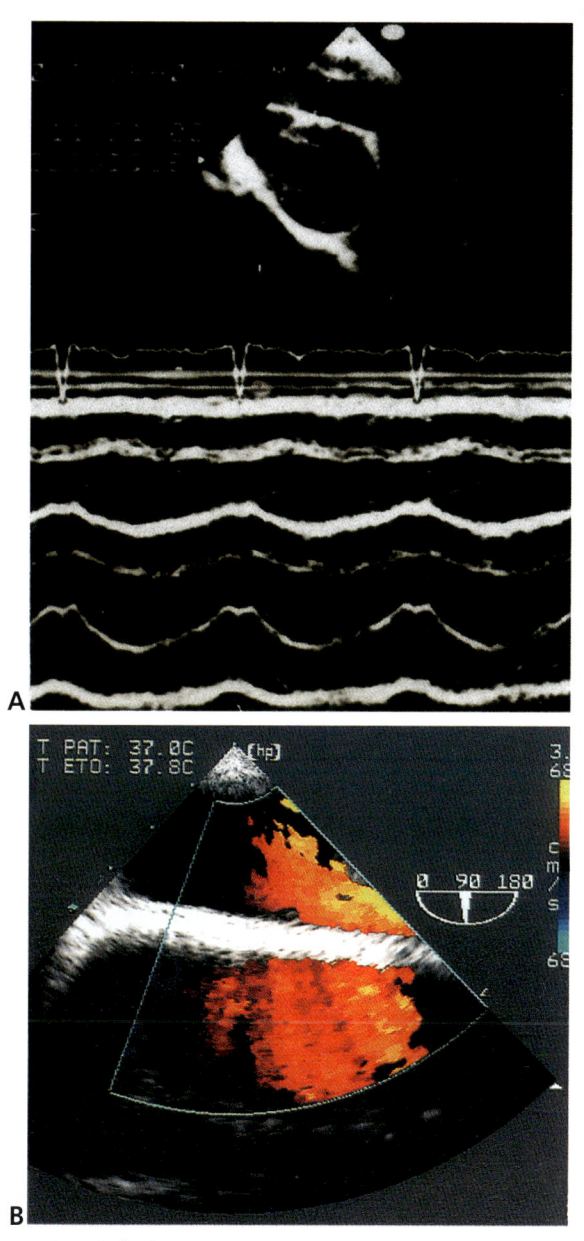

Fig. 11.3. *Imagens artefatuais de dissecação aórtica na ETE.* (**A**) Artefatos lineares dentro da aorta ascendente; artefato anterior com uma amplitude de movimento o dobro da parede posterior da aorta. (**B**) Artefato do tipo imagem espelhada no nível da aorta torácica descendente, observada em Doppler colorido (a partir das fotos do Prof. R. Roudaut).

Tabela 11.1. *Causas de falsos positivos de dissecação aórtica em ETE*

- Artefatos ultrassônicos (lineares ou espelhados)
- Reverberações ultrassônicas causadas por paredes aórticas espessas, ao anel aórtico calcificado ou a uma estrutura extracardíaca mediastinal (hematoma, abscesso, tumor, gordura)
- Ectasia anuloaórtica com os sigmoides aórticos anormalmente longos, podendo ser confundidos com um túnica íntima
- Aneurisma da aorta torácica descendente com trombo mural simulando um falso canal trombosado
- Falso aneurisma aórtico, podendo dar um aspecto de pseudodissecação localizada
- Ruptura ístmica
- Abscesso do revestimento aórtico
- Placa ateromatosa descolada, chamada de "flutuante" no centro da luz aórtica
- Trombo intra-aórtico em forma de "bastão de sino", às vezes flutuante
- Derrame pleural
- Superposição vascular (tronco venoso inominado, veia hemiázigos)
- Seio transverso de Theile
- Canal raquidiano

plas sobre as paredes do átrio esquerdo, particularmente. Eles surgem na presença de uma aorta grande, de diâmetro superior ao do átrio esquerdo, a uma distância da sonda ultrassônica igual ao dobro do diâmetro atrial (Figura 11.4). De fato, um diâmetro aórtico > 50 mm e uma relação átrio esquerdo/aorta ≤ 0,6 são excelentes fatores preditivos de criação de artefatos.

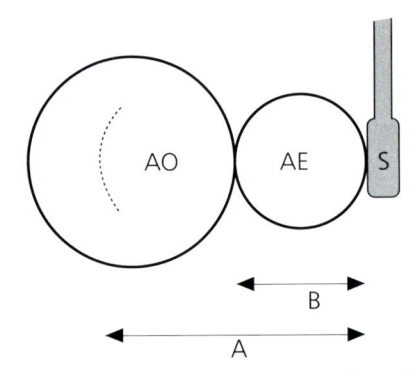

Fig. 11.4. *Criação de um artefato linear de tipo A na aorta ascendente (AA) mais larga que o átrio esquerdo (AE).*
O artefato (em pontilhado) se projeta na luz aórtica a uma distância igual ao dobro do diâmetro auricular (A = 2B). S = sonda ultrassonográfica.

Três tipos principais de artefatos foram descritos, traduzindo a reflexão ultrassônica que tem origem ou na parede posterior do átrio esquerdo (tipo A), ou na parede posterior da artéria pulmonar direita (tipo C), ou da interação entre as duas (tipo B). Os artefatos lineares de tipo A, provocados pela reflexão da interface aorta/átrio esquerdo, são os mais frequentes. Eles podem ser facilmente identificados por seu aspecto ecocardiográfico particular, utilizando-se, especialmente, o auxílio do modo M (Tabela 11.2), o que permite evitar um diagnóstico incorreto de dissecação aórtica.

Tabela 11.2. *Sinais ecográficos que favorecem um artefato ultrassônico que simula a dissecação aórtica*

- Imagens com artefatos lineares de espessura superior a 2,5 mm, pouco móveis, com contornos imprecisos
- Deslocamento do artefato paralelo ao da parede posterior da aorta
- Distância entre a parede posterior da aorta ascendente e o artefato idêntico à distância entre a sonda e a parede posterior da aorta
- Ausência de oscilações amplas do artefato (ao contrário de um *flap* de dissecação muito móvel, com expansão do verdadeiro canal em sístole)
- Ausência da porta de entrada de dissecação encontrada (sem fenômeno de *aliasing* ao Doppler colorido, podendo revelar a existência de uma porta de entrada)
- Ausência de aspecto de canal duplo com fluxos de velocidades diferentes ao Doppler pulsado e colorido (velocidades idênticas de um lado e de outro do artefato)
- Eventual prolongamento do artefato além das paredes aórticas

As imagens artefatuais podem, também, ser encontradas ao nível da aorta torácica descendente. A interpretação delas geralmente é mais fácil. Trata-se, sobretudo, de imagens espelhadas da aorta torácica descendente que podem ser vistas durante a ETE, particularmente em caso de aorta tortuosa. Essas imagens, possivelmente, estão ligadas a reflexões múltiplas entre a aorta e o espaço pleuropulmonar adjacente, produzindo uma imagem dividida ao meio da luz aórtica com presença de fluxo ao Doppler na verdadeira luz e na imagem espelhada (Figura 11.3). Outras causas de pseudodivisão da aorta devem ser conhecidas: placa ateromatosa flutuante, abscesso do revestimento aórtico, gordura periaórtica ou tumor aórtico excepcional (Tabela 11.1).

As estruturas anatômicas normais também podem dar lugar a imagens enganosas para observadores pouco experientes, como o tronco venoso inominado, vaso de pequeno calibre que se desloca paralelamente à aorta horizontal. Entretanto, o fluxo desse vaso examinado ao Doppler é do tipo venoso. Da mesma maneira, a veia hemiázigos, que tem um trajeto paralelo ao da aorta torácica descendente, pode realizar uma pseudodivisão da luz aórtica, como o seio transverso de Theile (Figura 11.5). Essas armadilhas anatômicas são fáceis de serem evitadas com um pouco de experiência.

Enfim, uma armadilha diagnóstica particular merece ser destacada: uma ruptura traumática da aorta no nível ístmico que pode revelar, indevidamente, o diagnóstico de dissecação aórtica. Os sinais da ETE que permitem distinguir essas duas afecções estão resumidos na Tabela 11.5.

- **Falsos negativos de dissecação aórtica**

Os falsos negativos de dissecação aórtica (Tabela 11.3) são muito mais raros e podem ser encontrados, principalmente, em formas muito localizadas de dissecação, ou durante uma trombose completa do falso canal, tornando muito difícil a identificação da túnica íntima.

Enfim, um hematoma intramural aórtico pode ocultar uma dissecação aórtica inicial. Além disso, o diagnóstico diferencial entre hematoma parietal e dissecação aórtica com trombose precoce e completa do falso canal pode ser difícil em alguns casos. Os sinais ecocardiográficos clássicos que revelam um hematoma aórtico estão resumidos na Tabela 11.4.

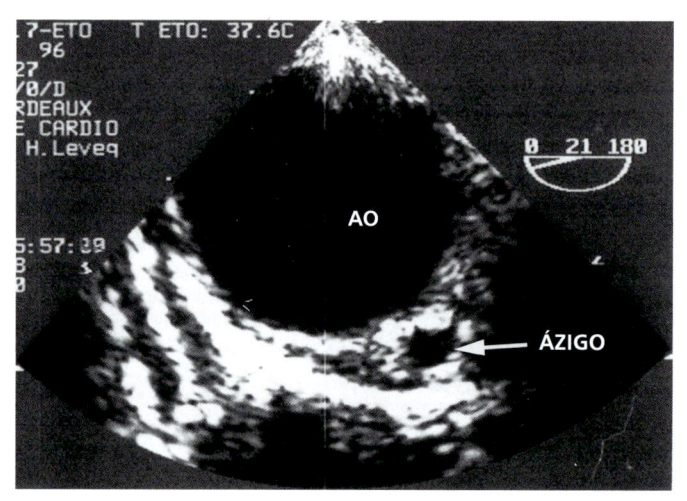

Fig. 11.5. Veia ázigos realizando uma pseudodivisão da aorta torácica descendente visualizada por ETE. (A partir das fotos do Prof. R. Roudaut.)

Tabela 11.3. Causas de falsos negativos de dissecação aórtica na ETE

- Um diagnóstico por imagem ecocardiográfica ruim
- Dissecações do tipo A que atingem a aorta ascendente na "zona cega"
- Dissecações do tipo B baixas localizadas na junção da aorta torácica e da aorta abdominal
- Uma trombose completa do falso canal, ocultando a túnica íntima
- Uma túnica íntima muito pouco ecogênica
- Um falso canal muito estreito
- Uma extensão retrógrada de dissecação com trombose do canal externo
- Um hematoma intramural (dissecação iniciante)

Tabela 11.4. Sinais ecocardiográficos a favor de um hematoma aórtico

- Espessamento localizado da parede aórtica crescente ou circunferencial, superior a 7 mm
- Deformação da luz aórtica com aumento do diâmetro externo da aorta
- Repulsão centroluminal das calcificações íntimas
- Ecogenicidade estrutural variável (aspecto cheio ou "de granito" de um hematoma recente ou organizado, aspecto vazio "cístico" em caso de liquefação)
- Alargamento da distância esofágica – luz da aorta torácica descendente
- Ausência da porta de entrada, de *flap* íntimo e de falso canal
- Sinais de extravasamento sanguíneo que atestam a ruptura externa do hematoma (hemomediastino, hemotórax)

Tabela 11.5. *Diagnóstico diferencial entre uma ruptura ístmica da aorta e uma dissecação aórtica na ETE*

	Ruptura ístmica	**Dissecação aórtica**
Localização da lesão	Istmo	Variável
Contornos ístmicos	Assimétricos	Simétricos
Flap da *íntima média* (corte longitudinal)	*Flap* médio: espesso, muito móvel, perpendicular às paredes do istmo	*Flap* íntimo: fino, menos móvel, paralelo às paredes aórticas
Porta de entrada	Ausente	Presente
Velocidades sanguíneas	Similares nos dois lados do *flap*	Diferentes nos dois canais
Trombo	Ausente	Possível no falso canal
Hematoma mediastinal	Presente	Ausente

O *hematoma da parede aórtica* é definido como uma hemorragia intraparietal espontânea e localizada (Figura 11.6). Sua localização preferencial é a aorta torácica descendente. O hematoma intramural é desenvolvido na média da parede aórtica, sendo que a diferença essencial com a dissecação clássica é a ausência de fenda íntima. Quanto à evolução espontânea do hematoma, ela é muito variável: estabilização, dissecação, ruptura, mas também regressão progressiva.

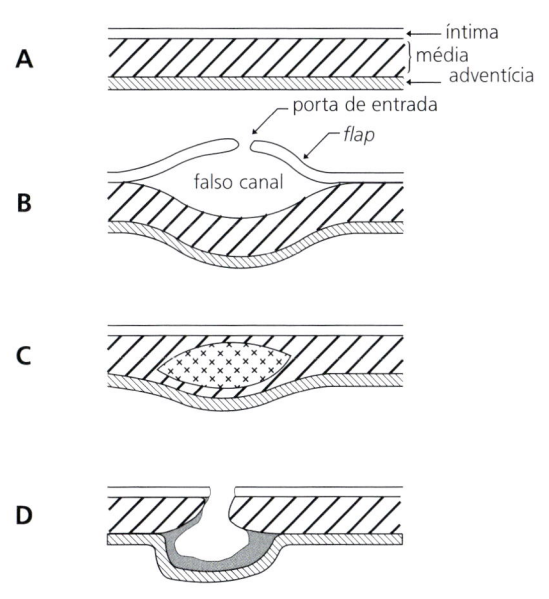

Fig. 11.6. *Aspecto esquemático da parede aórtica normal e patológica.* (**A**) Três túnicas da parede aórtica normal. (**B**) Dissecação subíntima. (**C**) Hematoma intramedial recente. (**D**) Falso aneurisma subadvencial trombosado.

A ETE é o exame escolhido para descobrir um hematoma parietal aórtico (Figura 11.7). Seu único limite diz respeito à crossa da aorta, na qual um pequeno hematoma muito localizado poderia passar despercebido.

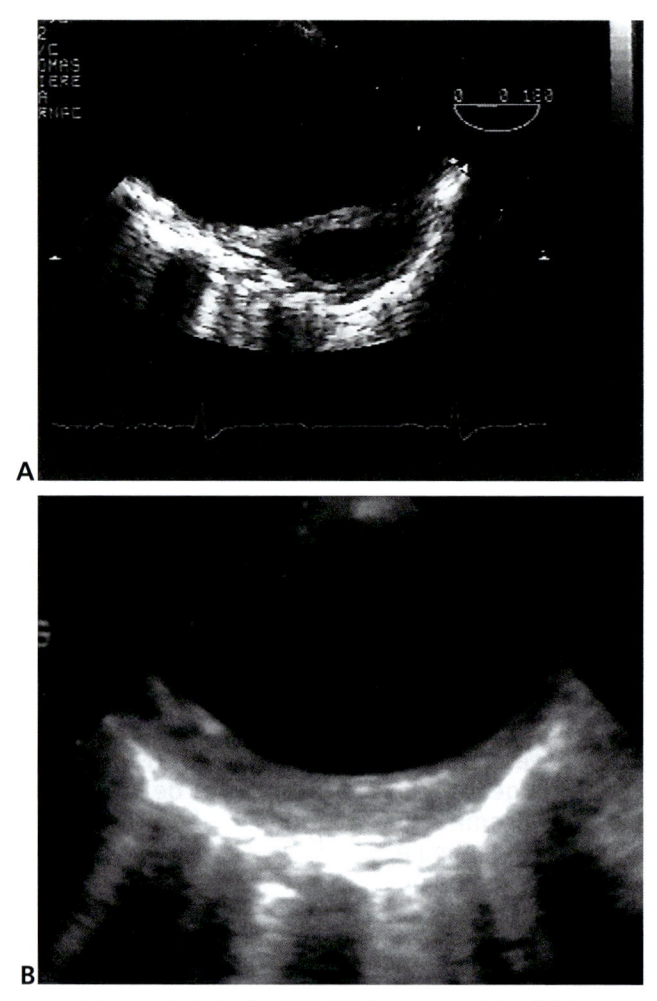

Fig. 11.7. *Hematoma intramural aórtico (na ETE).* (**A**) *De aspecto cístico.* (**B**) *De aspecto cheio em forma de crescente.* (A partir de fotos do Prof. R. Roudaut.)

Os falsos positivos são representados por:

- uma dissecação trombosada localizada;
- um trombo mural sobre uma aorta aneurismática;
- um espessamento ateromatoso importante.

→ Distinção entre verdadeiro e falso canal

A diferenciação ecocardiográfica entre verdadeiro e falso canal se baseia em vários critérios de ETE (Tabela 11.6). O conhecimento dos critérios é indispensável, pois o tamanho do falso canal e seu caráter circulante são elementos prognósticos importantes. Com efeito, o falso canal (externo) criado pela irrupção de sangue no seio da parede aórtica clivada, em geral é mais largo que o verdadeiro canal (interno). A velocidade do fluxo circulante no verdadeiro canal é superior à do falso canal (Figura 11.8). Entretanto, o fluxo sanguíneo pode ser muito lento no interior do falso canal e materializado por um aspecto do contraste espontâneo (página 159). Em alguns casos favoráveis, surge uma trombose completa do falso canal, que não é mais circulante. Essa trombose é frequente nas formas crônicas de dissecação e nas da aorta torácica descendente. Entretanto, ela não é rara nas dissecações agudas, e se lesiona a aorta descendente ou a crossa da aorta, é preciso lembrar a possibilidade de uma dissecação retrógrada.

Tabela 11.6. Critérios de distinção entre verdadeiro e falso canal na ETE

- Tamanho do canal: falso canal maior que o verdadeiro
- Movimento sistólico do *flap*: expansão em direção ao falso canal
- Aspecto do fluxo através da porta de entrada: dirigido do verdadeiro para o falso canal
- Circulação sanguínea: mais rápida no verdadeiro canal

→ Identificação da porta de entrada

Os dois canais separados pela túnica íntima se comunicam pela porta de entrada correspondente ao lugar de fenda da íntima. Sua identificação, que condiciona o ato operatório, é possível graças ao Doppler colorido 2D (Figuras 11.2 e 11.8). Tradicionalmente, o jato colorido estreito e com *aliasing* passa pela porta de entrada do verdadeiro em direção ao falso canal em sístole. As armadilhas diagnósticas a serem conhecidas são:

- ausência da porta de entrada no nível da aorta descendente dissecada. Nesse caso, é preciso buscar a ruptura da íntima no nível da aorta horizontal ou do istmo aórtico (dissecação do tipo retrógrada);
- presença das múltiplas portas de entrada;
- existência do orifício de entrada e do orifício de saída (chamado de reentrada), que permite ao sangue retomar, a partir do fluxo canal, a luz aórtica;
- aspecto bidirecional sistodiastólico do fluxo entre os dois canais. Essa situação é encontrada, sobretudo, quando a fenda íntima é larga.

Armadilhas topográficas de dissecação

A ETE permite precisar a localização e a extensão da dissecação através de uma varredura sistemática dos diversos segmentos aórticos. Essa análise é facilitada pela utilização das sondas de ETE multiplanar que permitem uma exploração praticamente completa da aorta torácica, particularmente de sua parte ascendente que é liberada de 8 a 10 cm em incidência longitudinal.

As armadilhas topográficas da ETE podem dizer respeito:

- a uma pequena parte superior da aorta ascendente, praticamente inacessível, com a ETE multiplanar (zona cega) em decorrência da interposição da traqueia entre a sonda e a aorta. Com efeito, as dissecações estritamente limitadas a essa porção da aorta são absolutamente excepcionais;

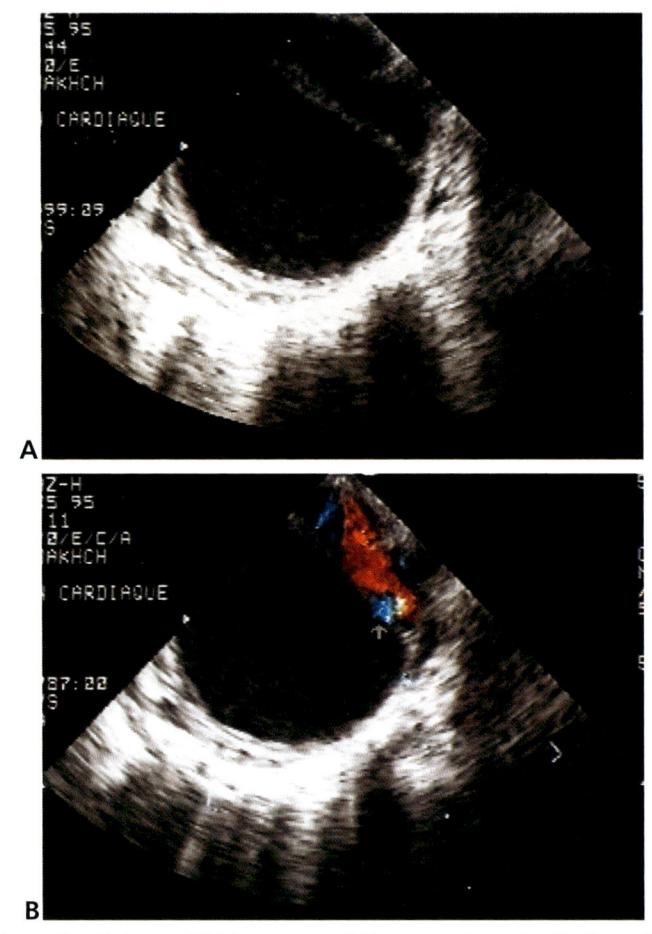

Fig. 11.8. *Dissecação aórtica na ETE (via transversal)*. Fluxo sanguíneo visualizado em Doppler colorido no verdadeiro canal. Porta de entrada de dissecação identificada em azul (seta em B). Contraste espontâneo presente no falso canal.

- à extensão anterógrada e/ou retrógrada de dissecação;
- à propagação longitudinal e/ou transversal de dissecação;
- à forma circunferencial de dissecação;
- às dissecações múltiplas estratificadas sobre a aorta (dissecação localizada da aorta ascendente associada a uma dissecação da aorta descendente, por exemplo);
- às dissecações periféricas (progressão da dissecação sobre as artérias colaterais da aorta: carótidas, renais, ilíacas, gástricas).

Essas armadilhas podem ser evitadas realizando-se um relatório preciso e completo das lesões aórticas em ETE multiplanar.

Armadilhas relativas às complicações de dissecação

Durante o exame, o ecocardiografista deve fixar-se em buscar eventuais complicações da dissecação aórtica, que podem agravar o prognóstico da afecção e, principalmente, tornar necessário um procedimento terapêutico específico.

As armadilhas ecocardiográficas dizem respeito ao relatório preciso das diferentes complicações, como:

- distensão progressiva da aorta, que aumenta o risco de ruptura parietal tardia;
- insuficiência aórtica da qual será especificado o mecanismo (distensão do anel, prolapso ou capotagem de um ou vários sigmoides secundários em um desprendimento de uma comissura pelo processo de dissecação, invaginação da túnica íntima nos sigmoides aórticos normais);
- extensão da dissecação na artéria coronária;
- derrame pericárdico, confirmando uma ruptura da aorta descendente no pericárdio;
- hematoma periaórtico ou mediastinal;
- aparecimento de um falso aneurisma próximo a uma anastomose de prótese vascular.

Essas complicações potenciais de dissecação podem ser desconhecidas durante um exame ecocardiográfico rápido, originando a importância de não se apressar para examinar meticulosamente o conjunto da aorta e das estruturas adjacentes, até mesmo repetir a ETE se a dúvida persistir.

Concluindo, os limites e as armadilhas do exame ecocardiográfico discutidos anteriormente não questionam, em nenhum caso, a grande contribuição diagnóstica da ETE no rastreamento de dissecações aórticas. De fato, uma análise cuidadosa e precisa das características dos ecos artefatuais e das relações entre a aorta e as estruturas vizinhas, assim como a utilização dos diversos planos de ETE unidos ao Doppler, permitem evitar uma interpretação incorreta do exame ecocardiográfico e aumentar a especificidade do diagnóstico das dissecações aórticas em ETE.

Armadilhas nos aneurismas da aorta

O aneurisma da aorta se revela, na ecocardiografia, por uma dilatação localizada da aorta com uma perda de paralelismo de suas paredes. Os valores normais do diâmetro da aorta torácica em função do segmento considerado são resumidos pela Figura 11.9.

A ETE permite determinar o tamanho, o tipo (sacular ou fusiforme) e a topografia dos aneurismas da aorta torácica. As armadilhas diagnósticas dizem respeito:

- a uma trombose intra-aneurismática frequentemente desconhecida;
- ao diagnóstico diferencial, por vezes difícil, entre aneurisma fusiforme trombosado e trombose do falso canal de uma dissecação aórtica;
- ectasia anuloaórtica da aorta ascendente com os sigmoides aórticos anormalmente longos, podendo simular a túnica íntima;
- ao aneurisma do seio de Valsalva, realizando uma perfuração nas cavidades direitas (Figura 11.10);
- ao falso aneurisma ao nível do istmo da aorta. Trata-se, com mais frequência, de um aneurisma pós-traumático de forma sacular que se comunica com a aorta nativa por um funil mais ou menos largo e apresentando, frequentemente, um trombo que preenche mais ou menos o aneurisma (Figura 11.6).

		Valores médios (cm)	Valores indexados (cm/m²)
1	Anel aórtico	1,9 ± 0,2	< 1,6
2	Seio de Valsalva	2,8 ± 0,3	< 2,1
3	Aorta ascendente	2,6 ± 0,3	< 1,9
4	Aorta horizontal	2,4 ± 0,2	< 1,8
5	Aorta descendente	1,7 ± 0,3	< 1,4

Fig. 11.9. *Medidas ecocardiográficas do diâmetro da aorta torácica (valores médios e indexados) no adulto normal.*

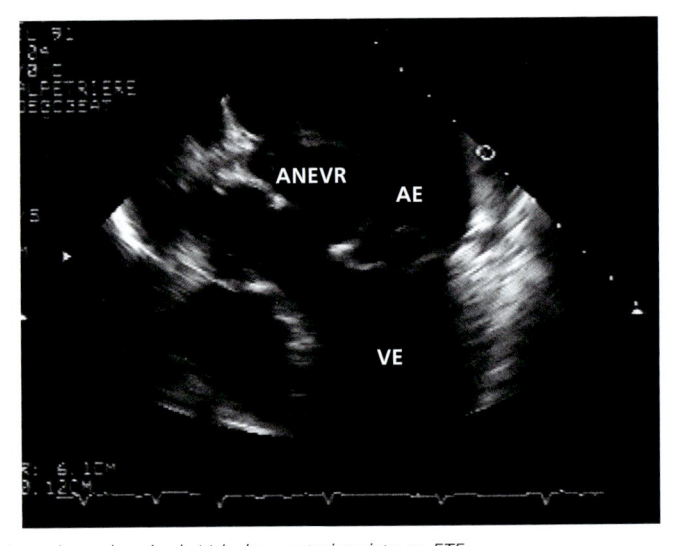

Fig. 11.10. *Aneurisma do seio de Valsalva posterior visto na ETE.*

- à perfuração aneurismática no pericárdio, traduzida pelos sinais ecocardiográficos de derrame pericárdico;
- à evolução progressiva do aneurisma para a dissecação aórtica (aneurisma dissecante).

O desconhecimento dessas situações particulares pode tornar a interpretação do exame de ETE difícil.

Enfim, é preciso notar que um diâmetro aórtico de 60 mm constitui o valor limite, além do qual o risco de complicação parietal aumenta, consideravelmente, independentemente da etiologia. Isso destaca a importância de determinar com a maior precisão possível o tamanho da aorta e seguir a evolução da dilatação por ecocardiografia.

Armadilhas no ateroma aórtico

A ETE permite detectar facilmente as placas ateromatosas na aorta torácica e determinar sua localização e seu aspecto (Figuras 11.11 e 11.12).

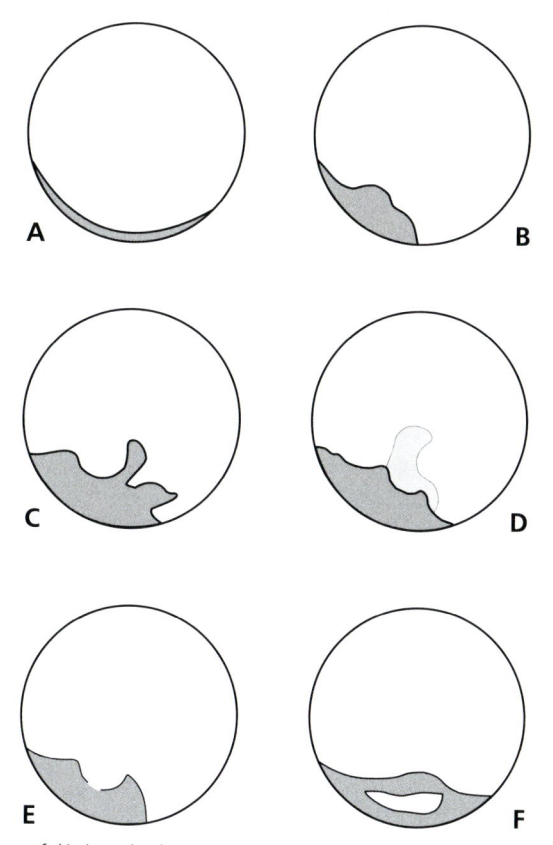

Fig. 11.11. *Formas morfológicas das lesões ateromatosas identificáveis pela ETE (vista aórtica transversal).* (**A**) Espessamento isolado regular da íntima. (**B**) Placa ateromatosa simples, homogênea, lisa. (**C**) Placa anfractuosa, heterogênea, pediculada. (**D**) Placa complicada por um trombo sobreposto. (**E**) Placa ulcerada complicada por uma ruptura da íntima. (**F**) Hematoma formado na placa.

As armadilhas diagnósticas dizem respeito, particularmente:
- à localização precisa das placas próximas a diferentes segmentos aórticos;
- à avaliação detalhada da forma das placas (lisa, irregular, anfractuosa, protrusiva) e de sua ecoestrutura (homogênea ou heterogênea);
- à detecção de um trombo séssil ou pediculado móvel associado à placa;
- à identificação dos elementos ateromatosos pediculados móveis, chamados de restos intra-aórticos;
- à formação de um hematoma sob a placa, podendo evoluir para a dissecação aórtica.

O conhecimento dessas armadilhas permite evitar uma interpretação incorreta do exame e identificar as placas complexas com os elementos móveis que expõem a embolias periféricas.

Enfim, não se deve esquecer de dar "uma olhada ecográfica" na aorta abdominal, pois a descoberta fortuita de um aneurisma aórtico não é tão rara, na realidade.

Esta é a última "armadilha ecocardiográfica" mostrada nessa obra, de importância diagnóstica maior, tanto para o médico quanto para seu paciente.

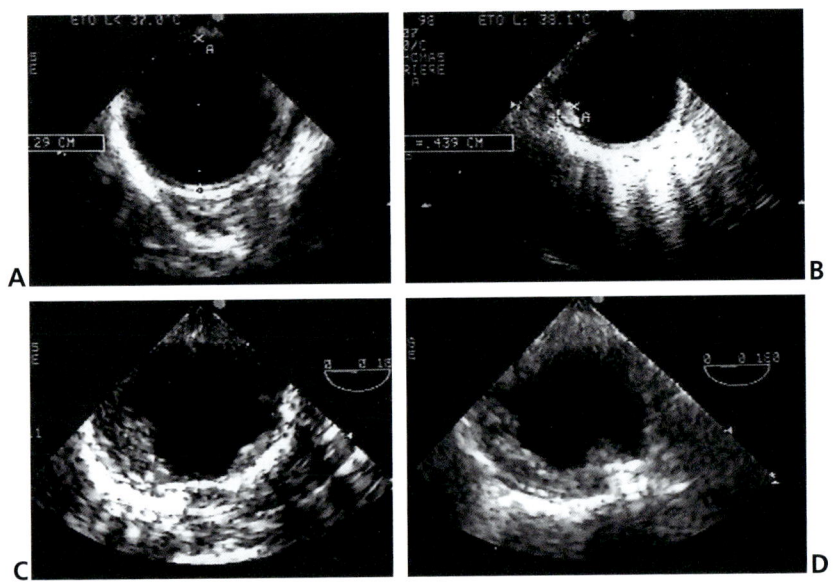

Fig. 11.12. *Exemplos de ateroma aórtico em ETE (cortes transversais da aorta torácica).*
(**A**) Espessamento discreto regular da íntima aórtica. (**B**) Placa ateromatosa com espessura de 4,4 mm isolada, parcialmente destacada. (**C**) Ateroma aórtico amplo, espesso, irregular, ulcerado; calcificações parietais. (**D**) Volumoso ateroma aórtico complicado de trombo móvel localizado sobre a placa.

Bibliografia

ABBAS A.E., FORTUIN F.D., SCHILLER N.B. et al. A simple method for noninvasive estimation of pulmonary vascular resistance. *J. Am. Coll. Cardiol.* 2003;*41*:1021-1027.

ABERGEL E. Détection et quantification de l'hypertension artérielle pulmonaire. *Réalités cardiologiques* 1997;*120*:6-8.

ABERGEL E., TASE M., BOHLENDER J. et al. Which definition for echocardiographic left ventricular hypertrophy? *Am. J. Cardiology* 1995;*75*:489-502.

ABERGEL E., MENARD J. L'échocardiographie chez l'hypertendu: comment, pourquoi et pour qui? *Act. Méd. Int.* 1997;*2*:85-92.

ACAR Ch. et al. Intégrale: insuffisance mitrale. *Cardiologie Pratique* 2002;616-617.

AKASHI Y.J., MUSHA H., KIDA K. et al. Reversible ventrical dysfunction takotsubo cardiomyopathy. *Eur. Heart Fail.* 2005;*7*:1711-1716.

APPELBE A.F., WALKER P.C., YEOH J.K. et al. Clinical significance and origin of artefacts in transoesophageal echocardiography of the thoracic aorta. *J. Am. Coll. Cardiol.* 1993;21:754-760.

APPLETON C.P., GALLONAY J.M., GONZALEZ M.S. et al. Estimation of left ventricular felling pressures using two-dimensional and Doppler echocardiography in adult patients with cardiac disease. *J. Am. Coll. Cardiol.* 1993;*22*:1972-1982.

APPLETON C.P., HATLE L.K., POPP R.L. Relation of transmitral flow velocity patterns to left ventricular diastolic function:new insight from a combined hemodynamic and Doppler echocardiographic study. *J. Am. Coll. Cardiol.* 1988;*12*:426-440.

ARQUES S. Pressions de remplissage en échocardiographie Doppler. *Arch. Mal. Coeur Prat.* 2004;*128*:13-15.

ASHER C.R., KLEIN A.L. Diastolic heart failure:restrictive cardiomyopathy, constrictive pericarditis, and cardiac tamponade: clinical and echocardiographic evaluation. *Cardiol. Rev.* 2002;*10*:218-229.

BARLOW J.B., BOSMAN C.K. Aneurysmal protusion of the posterior leaflet of the mitral valve:an auscultatory-echocardiographic syndrome. *Am. Heart J.* 1966;*71*:166-178.

BAUER F. Fonction systolique conservée et flux transmitral restrictif: péricarde ou myocarde? *Arch. Mal. Coeur Prat.* 2004;*129*:13-14.

BAUMGARTNER H., STEFENELLI T. Overestimation of catheter gradients by doppler ultrasound in patients with aortic stenosis: a predictable manifestation of pressure recovery. *J. Am. Coll. Cardiol.* 1999;*33*:1655-1661.

BENNIS A. Péricardite chronique constrictive. Apport de l'écho-Doppler. *Arch. Med. Coeur Prat.* 1998;*60*:15-17.

BENNIS A., CHRAIBI S., SOULAMI S. et al. Dissection de l'aorte. Intérêt de l'échocardiographie transoesophagienne. *Cardiologie Pratique* 1997;*397*:3-7.

BENSAÏD J. et al. Insuffisance mitrale dégénérative. *Cardiologie Pratique* 2000;*510/511*:11-18.

BERREBI A. Évaluation échographique (ETT et ETO) de la faisabilité d'une plastie mitrale. *Cardiologie Pratique* 2003;*635*:9-12.

BLEEKER G.B., STEENDIJK P. et al. Assessing right ventricular function:the role of echocardiography and complementary technologies. *Heart* 2006;*92*(Suppl. 1):19-26.

BOCHET E., ASSAYA G.P., BENAMER H. et al. Diagnostic des dissections aortiques en ETO. Attention aux images pièges. *Cardiologie Pratique* 1996;*387*.

BRAUNWALD E. *Heart Diseases. A textbook of cardiovascular Medicine*, Saunders, Philadelphia 1997, 5th ed.:1154-1170.

BROCHET E. *Abcès du trigone aorto-mitral*. Échocardiographie. Groupe Consensus 2007;*9*.
BROCHET E. Apport de l'échographie transoesophagienne dans la pathologie de l'aorte. *Cardioscopie* 1996;*39*:63-81.
BROCHET E. Écho-Doppler cardiaque dans l'infarctus du myocarde. *Cardiologie Pratique* 2002;*627*:4-5.
BRUNITZ J.F. Critères d'évaluation des zones ventriculaires gauches infarcies et quantification. *Réalités Cardiologiques* 1995;*82*:32-39.
BUSSADORI M.C. Clinical applicability of 2D based strain and strain rate in adult and pediatric cardiology. *ESC Congress 2008 (the scientific symposium)*. *Cardiologie Pratique* 1988;*85*:1-4.
CHARRON Ph. Cardiomyopathie hypertrophique:quoi de neuf? *Cardiologie Pratique* 2003;*640*:14-16.
CHARRON Ph. Les myocardiopathies restrictives. *La lettre du Cardiologue* 1999;*312*:21-29.
CHAUVEL C. Analyse de la fonction ventriculaire gauche dans les cardiopathies ischémiques. *Cardiologie Pratique* 2002;*612*:1-3.
CHAUVEL C. Étude de la fonction diastolique ventriculaire gauche par echocardiography Doppler. *Cardiologie Pratique* 1997;*420*:1-3.
CHAUVEL C., ABERGEL E., COHEN A. Hypertrophie ventriculaire gauche: physiologique et pathologique? *Le Cardiologue* 2002;*256*:27-34.
CHAUVEL C., DEHANT P., BOGINO E. Évaluation écho-Doppler des insuffisances aortiques. *Cardiologie Pratique* 1999;*476*:6-9.
COHEN A. Échocardiographie transoesophagienne et embolie artérielle. *Cardiologie Pratique* 1994;*292*:5-14.
COHEN A., CHAUVEL C. et al. *Échocardiographie de stress*. Estem, Paris 1996.
COHEN A., TZOURIO C., AMARENCO P. Évaluation de l'athérosclérose aortique par echocardiography transoesophagienne. Implications pronostiques. *Arch. Mal. Coeur* 1997;*90(II)*:11-23.
CORMIER B. Les nouveaux critères diagnostiques du prolapsus valvulaire mitral. *Réalités cardiologiques* 2000;*156*:29-30.
CORMIER B., DIEBOLD B., GUERET P. et al. L'échographie dans le diagnostic de l'endocardite infectieuse: fiabilité et limites. *Arch. Mal. Coeur* 1993;*86*:1819-1823.
COSSON S., ADAMS C., LAMISSE N., COHEN A. Échocardiographie de stress et rétrécissement mitral. *Réalités Cardiologiques* 2003;*187*:31-37.
DAGORN J. Le syndrome de Tako-Tsubo [Abstract]. *Cardiologie* 2008;*434*:6-9.
DE MARIA A.N., WISENBAUGH T.N., SMITH M.D. et al. Doppler echocardiographic evaluation of diastolic dysfunction. *Circulation* 1991;*84 suppl. I*:288-295.
DE MARIA R., DÜRRIEMAN N., RISPALI P. et al. Endocardites fongiques. *Arch. Mal. Coeur Prat.* 2001;*97*:29-30.
DEHANT P. Anatomie échographique de la valve mitrale. *Cardiologie Pratique* 1997;*425*:7-9.
DELAHAYE F. et al. Intégrale:endocardite infectieuse de l'adulte. *Cardiologie Pratique* 2001;*556*.
DENIS B. Comment mesurer le débit cardiaque? *Cardiologie pratique* 1995;*315*:1-4.
DERUMEAUX G. L'imagerie de déformation myocardique. *Profession Cardiologue* 2008; *avril*.
DERUMEAUX G. Quels indices utiliser en Doppler tissulaire? *Arch. Mal. Coeur.* 2003;*96(V)*:9-14.
DERUMEAUX G., ELTCHANINOFF H., LETAC B. Rétrécissement mitral:critères écho-Doppler de sévérité. *Cardioscopie* 1993;*16*:289-293.
DEVEREUX R.P., KOREN M.J., DE SIMONE G. et al. Left ventricular mass as a measure of preclinical hypertensive disease. *Am. Heart J.* 1992;*5*:175-181.
DIB J.C. Quantification d'une insuffisance mitrale en écho-Doppler cardiaque. *Et. Eval. Cardiovasc.* 1996;*3*:93-102.
DIB J.C. Quantification d'une sténose aortique en écho-Doppler. *Cardiologie Pratique* 1990;*364*:11-13.

DIB J.C., ABERGEL E., ROVANI C. et al. The age of the patient should be taken account when interpretating Doppler assessed pulmonary artery pressures. *J. Am Soc. Echocardiogr.* 1997;*10*:72-73.

DIEBOLD B. Le *speckle tracking* en vedette. *Cardiologie pratique* 2008;*847*.

DONAL E. *Le Doppler tissulaire*. Échocardiographie. Groupe Consensus 2007;*9*.

DORMAGEN V. Comment diagnostiquer une tamponnade? *Réalités Cardiologiques* 1994;*68*:22-25.

DUBOURG O. Rupture traumatique de l'aorte. *Cardiologie Pratique* 1997;*402*:11.

DUBOURG O., BOURDARIAS J.-P. Exploration échographique Doppler des myocardiopathies. *Arch. Mal. Coeur* 1996;*89(II)*:39-45.

DUBOURG O., VINSONNEAU Ch. Analyse échographique du coeur droit. *Cardiologie Pratique* 2000;*541*:18-22.

DUVAL A.M. Critères d'évaluation des HTAP. *Réalités Cardiologiques* 1996;*94*:45-49.

FARCOT J.C. *Comprendre l'échocardiographie*. Ed. MSD Médicales 1986.

FEIGENBAUM H. *Echocardiography*. Lea and Febiger. Philadelphia 1994.

FRANGOS A. Le diagnostic échocardiographique du coeur hypertensif. *Inform. Cardiol.* 1994;*XVIII(2)*:56-59.

GAIBAZZI N., PETRUCCI N., ZIACCHI V. Left ventricle myocardial performance index derived either by conventional method or mitral annulus tissue-Doppler: a comparison study in healthy subjects and subjects with heart failure. *J. Am. Soc. Echocardiogr.* 2005;*18*:1270-1276.

GALLET B. Avantages et limites des différentes méthodes d'estimation des pressions artérielles pulmonaires. *Cardiologie Pratique* 1994;*290*:8-11.

GALLET B. Comment évaluer la fonction diastolique du ventricule gauche par echocardiography Doppler en l'an 2000. *La Lettre du Cardiologue* 2000;*324*:25-36.

GALLET B. Estimation des pressions de remplissage et des pressions pulmonaires par échocardiographie Doppler. *Cardiologie Pratique* 2004;*684*:1-5.

GALLET B. Estimation des pressions de remplissage par échocardiographie Doppler. *Arch. Mal. Coeur Prat.* 2003:5-12.

GALLET B. Évaluation échocardiographique du rétrécissement aortique. Problèmes pratiques et nouveautés. *Cardiologie Pratique* 2001;*580*:1-4.

GALLET B. Fonction diastolique. *Arch. Mal. Coeur Prat.* 2000;*87*:25-27.

GALLET B. Modalités pratiques de mesure des paramètres de la fonction diastolique. *Réalités cardiologiques;* 2002;*175*:27-31.

GALLET B. Nouveautés dans la quantification du rétrécissement mitral en echocardiography doppler. *Cardiologie Pratique* 1998;*447*:10-13.

GALLET B. Quantification de l'insuffisance mitrale en échocardiographie Doppler. *Cardiologie Pratique* 1998;*445*:1-5.

GARCIA M.J., PALAC R.T., MALENKA D.J. et al. Color M-mode Doppler flow propagation velocity is a relatively preload-independent index of left ventricular filling. *J. Am. Soc. Echocardiogr.* 1999;*12*:129-137.

GARCIA M.J., THOMAS J.D., KLEIN A.L. New Doppler echocardiographic applications for the study of diastolic function. *J. Am. Coll. Cardiol.* 1998;*32*:865-875.

GOSSE Ph., GUEZ D., GUERET P. et al. Centralized echocardiogram quality control in a multicenter study of regression of left ventricular hypertrophy in hypertension. *J. Hypertens.* 1998;*16*:531-535.

GUERET P., BENSAÏD J. L'échocardiographie:instrument d'évaluation quantitative du remodelage ventriculaire. *Arch. Mal. Coeur* 1991;*84*:21-27.

GUERET P., MONIN J.-L., DUVAL A-M., GAROT J. L'essentiel de 1999 en échocardiographie. *Arch. Mal. Coeur* 2000;*93(I)*:33-41.

GUITI C., DUBOURG O. Diagnostic échographique des myocardiopathies hypertrophiques. *Réalités Cardiologiques* 1997;*106*:8-11.

HABIB G. Échocardiographie et critères diagnostiques de l'endocardite infectieuse. *Cardiologie Pratique* 2001;*554:*6-7.
HAGEGE A. Cardiomyopathie hypertrophique. Qu'attend le clinicien de l'échographiste? *Cardiologie Pratique* 2003;*651:*1-3.
HAGEGE A. Dépistage et explorations des dysfonctions ventriculaires gauches. *La Revue du Praticien* 1998;*48:*19-22.
HAGEGE A. Échocardiographie 3D temps réel. *La lettre du Cardiologue* 2004;*373:*27-30.
HAGEGE A. Révision des critères échocardiographiques du prolapsus valvulaire mitral.
HAGEGE A., MIROCHNIK N., GUEROT T C. Reconstructions tridimensionnelles des structures cardiaques par échocardiographie. *Cardinale* 1998;*X(9):*10-13.
HATLE L.K, APPLETON C.P, POPP R.L. Differenciation of constrictive pericarditis and restrictive cardiomyopathy by Doppler echocardiography. *J. Am. Coll. Cardiol.* 1994;*23:*154-162.
HEINLE S.K., HALL S.A., BRICKNER E *et al.* Comparison of vena contracta width by multiplane transoesophageal echocardiography with quantitative Doppler assessment of mitral regurgitation. *Am. J. Cardiol.* 1998;*81:*175-178.
HERPIN D. L'échocardiogramme chez l'hypertendu. *Arch. Mal. Coeur* 2000;*91:*19-21.
HOFFMAN P., KAASPRZAK J. *Echokardiografia.* Via Medica, Gdansk 2004.
IBRAHIM M.F., DAVID T.E. Mitral stenosis after mitral valve repair for non rheumatic mitral regurgitation. *Ann. Thorac. Surg.* 2002;*73:*34-36.
ISAAZ K., DERUMEAUX G., GARCIA-FERNANDEZ M.A. *et al.* Le Doppler tissulaire myocardique. *Réalités Cardiologiques* 1999;*139:*2.
IUNG B. Détection de l'hypertrophie ventriculaire gauche. *Cardiologie Pratique* 1996;*362:*1-3.
IUNG B. La maladie annulo-ectasiante de l'aorte. *La Lettre du Cardiologue* 2003;*367:*35-39.
JAMES M., RIPPE B.A., ANGOFF G. *et al.* Multiple Floppy Valves: An Echocardiographic syndrome. *Am. J. Med.* 1979;*66:*817-824.
KASPRZAK J.D., SAUSTRI A., ROELANDT J.K. *et al.* Three dimensional echocardiography of the aorte valve: feasibility, clinical potential and limitations. *Echocardiography* 1998;*15(2):*127-138.
KIENY J.R., FAVIER J.P., GRISON D. *et coll.* Le bourrelet septal sous-aortique. À propos de 23 cas. *Ann. Cardiol. Angéiol.* 1985;*35(5):*251-256.
KLIMCZAK CH, DROBINSKI G., LASCAULT G. *et coll.* Limites de l'échocardiographie dans le diagnostic du prolapsus valvulaire mitral. *Inform. Cardiol.* 1986;*7-8:*582-587.
KLIMCZAK Ch. *Échocardiographie clinique.* Masson, Paris 2006.
KLIMCZAK Ch. *Échocardiographie de stress.* Masson, Paris 1997.
KLIMCZAK Ch. *Échographie cardiaque du sujet âgé.* Acanthe/Masson, Paris 2000.
KLIMCZAK Ch. *Échographie cardiaque transoesophagienne.* Masson, Paris 2002.
KLIMCZAK Ch., CHEVALLIER P., DROBINSKI G *et coll.* Difficultés du diagnostic échocardiographique du prolapsus valvulaire mitral. *J.E.MU.* 1986;*3:*125-133.
LAFITTE S., ROUDANT R. Intérêt de l'échocardiographie dans l'insuffisance cardiaque. *Cardiologie Pratique* 2004;*695 suppl.:*14-18.
LAPERCHE T. L'athérome de la crosse aortique. *Abst. Cardiologie* 2004;*393:*27-29.
LARDOUX H., BOYNARD M., CORMIER B. *et coll.* Contraste spontané intracardiaque et risque embolique. *Arch. Mal. Coeur* 1996;*89:*451-457.
LAUER M.S., ANDERSON K.M., LARSON M.G. *et al.* A new method for indexing left ventricular mass for differences in body size. *Am. J. Cardiol.* 1994;*74:*487-491.
LAURENCEAU J.-L., MALERGUE M.-C. *L'essentiel sur l'échocardiographie.* Maloine, Paris 1980.
LEMERCIER M., BAUER F. *La nouvelle segmentation ventriculaire gauche.* Échocardiographie. Groupe Consensus 2007;*11.*
LESBRE J.P., RUIZ V. Les abcès para-annulaires. Diagnostic clinique et échographique.
LESBRE J.R., TRIBOUILLOY C., JAUBOURG M.L. *et al.* Abcès para-annulaires. À propôs de 59 cas. Étude multicentrique. *Arch. Mal. Coeur* 1995;*88:*321-328.

LINHART A., KAPMANN C., ZAMORANO J.L. et al. Cardiac manifestations of Anderson-Fabry disease: results from the international Fabry outcome survey. *Eur. Heart J.* 2007;*28:*1228-1235.

LUTFALLA G. Comment calculer la surface mitrale en imagerie et en Doppler? *Réalités Cardiologiques* 1994;*65:*18-22.

LUTFALLA G. Comment étudier la fonction systolique et diastolique du ventricule droit en échographie doppler. *Réalités Cardiologiques* 1995;*75:*17-22.

LUTFALLA G. Comment mesurer la taille des cavités droites en échographie? *Réalités Cardiologiques,* 1995;*74:*4-11.

LUTFALLA G., RAFFOUL H., DERUMEAUX G. Fonction diastolique à l'écho-Doppler. *Réalités Cardiologiques* 1996;*103:*7-24.

MALERGUE M.Ch. Fonction ventriculaire gauche. La valeur prédictive des index écho-Doppler. *Cardinale* 2001, XIII;10:32-37.

MESSAS E. Insuffisance mitrale ischémique. *Arch. Mal. Coeur* 2004;*97:*647-654.

MESSIKA-ZEITOUN D., CACHIER A., BROCHET E. et al. Evaluation of mitral valve area by the proximal isovelocity surface area method in mitral stenosis. *Eur. J. Echocardiogr.* 2007;*8:*116-121.

MIROCHNIK N. Échocardiographie tridimensionnelle dans l'évaluation des valvulopathies. *Cardinale* 2002, XIV;*5:*26-29.

MIRODE A., TRIBOUILLOY C., MAZOUZ S., LESBRE J.P. Évaluation par écho-Doppler de la sévérité des régurgitations mitrales. *Réalités Cardiologiques* 1994;*58:*31-36.

MONIN J.L. Hématome intrapariétal aortique. *Cardiologie Pratique* 2004;*688:*3-5.

MONIN J.L. Rétrécissement aortique calcifié en bas débit. Évaluation, du risque opératoire par échographie dobutamine faible dose. *Cardiologie Pratique* 2002;*606-607:*6-7.

MONIN J.L. Rétrécissement aortique calcifié. Les pièges de la quantification en écho-Doppler transthoracique. *Cardiologie Pratique* 2003;*658:*1-4.

MONIN J.L. Utilité clinique de l'écho-dobutamine pour l'évaluation des sténoses aortiques. *Réalités Cardiologiques* 1998;*132:*15-18.

NAGUEH S.F., MIDDLETON K.J., KOPELEN H.A. et al. Doppler tissue imaging: a non invasive technic for evaluation of left ventricular relaxation and estimation of filling pressures. *J. Am. Coll. Cardiol.* 1997;*30:*1527-1533.

NAGUEH S.F., MIKATI I., KOPELEN H.A et al. Doppler estimation of left ventricular filling pressure in sinus tychycardia. A new application of tissue Doppler imaging. *Circulation* 1998;*98:*1644-1650.

NIHOYANNOPOULOS P. Echoes of the future. *Br. J. Cardiol.* 2000;*7:*448-450.

NIHOYANNOPOULOS P. Stress echocardiography of the community. *Eur. Heart J.* 1998;*19:*1599-1601.

NIHOYANNOPOULOS P., DICKELE M.C., GAUTIER J. et al. Echographic diagnostic of pulmonary hypertension in the adult. *Arch. Mal. Coeur Vaiss.* 1982;*75:*169-176.

NIHOYANNOPOULOS P., FOX K., FRASER A., PINTO F. EAE Laboratory standards and accreditation. *Eur. J. Echocardiogr.* 2007;*8:*80-7.

NIHOYANNOPOULOS P., OAKLEY C.M. Diastolic function in hypertrophic cardiomyopathy. *J. Am. Coll. Cardiol.* 1992;*20:*1304-1312.

NIHOYANNOPOULOS P., ZAMORANO J. Applications of contrast in echocardiography. *Rev. Esp. Cardiol.* 1988;*51:*428-434.

NISHIMURA R.A., TAJIK A.J. Evaluation of diastolic filling of left ventricule in health and disease: Doppler echocardiography is the clinician's Rosetta stone. *J. Am Coll. Cardiol.* 1997;*30:*8-18.

OH J.R., APPLETON C.P., HATLE L.K. et al. The non invasive assessment of left ventricular diastolic function with two dimensional and Doppler echocardiography. *J. Am. Soc. Echocardiogr.* 1997;*10:*246-270.

OMMEN S.R., NISHIMURA R.A., APPLETON C.P. *et al.* Clinical utility of Doppler echocardiography and tissue Doppler imaging in the estimation of left ventricular filling pressures. *Circulation* 2000;*102:*1788-1794.

OTTO C.M. *The practice of clinical echocardiography.* Elsevier Saunders 2007.

PALSKY D., LUTFALLA G. Méthodes d'évaluation de l'insuffisance cardiaque gauche par échocardiographie. *Réalités Cardiologiques* 1995;*86:*16-32.

PANDIAN N., HSU T., SCHWARTZ S. *et al.* Multiplan transesophageal echocardiography. *Echocardiography* 1992;*9:*649-666.

PATHE M. Analyse échographique de la diastole ventriculaire gauche. *Abs. Cardiol.* 2003;*383:*20-23.

PAVLOPOULOS P., NIHOYANNOPOULOS P. Strain and rate deformation parameters: from tissue Doppler to 2D speckle tracking. *Int. J. Cardiovasc. Imaging* 2008;*24:*479-491.

PERCHE H. Restriction-constriction. *Réalités Cardiologiques* 1994;*59:*18-22.

PIERARD L. Insuffisance mitrale ischémique et insuffisance mitrale fonctionnelle. *La Lettre du Cardiologue* 2003;*370:*11-12.

POP C., METZ D., TASSAN-MANGINA S. *et al.* Apport de l'échocardiographie Doppler sous dobutamine dans le rétrécissement aortique serré avec dysfonction ventriculaire gauche. *Arch. Mal. Coeur* 1999;*92,11:*1487-1493.

PRUSZCZYC P., TORBICKI A., KUCH-WOCIAL A. *et al.* Transesophageal echocardiography for definitive diagnosis of haemodynamically significant pulmonary embolims. *Eur. Heart J.* 1995;*16:*534-538.

PUCHEU A., EVANS J. Les « fantômes » de cathéters. *La Lettre du Cardiologue* 1995;*238.*

QUERE J.P., LESBRE J.P. Diagnostic écho-Doppler des adiastolies. *Réalités Cardiologiques* 1997;*120:*16-19.

RAFFOUL H. Critères échographiques pratiques de sévérité d'un rétrécissement aortique. *Cardiologie Pratique* 1997;*393:*14-16.

RAFFOUL H. Diagnostic et évaluation d'une insuffisance ventriculaire gauche systolique. *Cardinale* 1997, tome IX;2:31-39.

RAFFOUL H. Dilatation des cavités droites à l'échocardiographie. *Cardiologie Pratique* 1998;*438:*11-14.

RAFFOUL H. Insuffisances aortiques; évaluation en écho-Doppler cardiaque et indications opératoires. *Cardiologie Pratique* 2000;*532:*1-6

RAFFOUL H., ABERGEL E. *Encyclopédie pratique d'écho-Doppler cardiaque.* Squibb, Paris 1992.

RAKOWSKI H., APPLETON C., CHAN K.L. *et al.* Canadian consensus recommendations for the measurement and reporting of diastolic dysfunction by echocardiography. *J. Am. Soc. Echocardiogr.* 1996;*9:*736-760.

RASK L.P., KARP K.H., ERIKSSON N.P. Flow dependence of the aortic valve area in patients with aortic stenosis: assessment by application of continuity equation. *J. Am. Soc. Echocardiogr.* 1996;*9(3):*295-299.

RODRIGUEZ L., ANCONINA F., FLACHSKAMPF F. *et al.* Impact of finite orifice on proximal flow convergence. Implications for Doppler quantification of valvular regurgitation. *Circulation Research* 1992;*70:*923-930.

ROELANDT J. Three-dimensional echocardiography: new views from old windows. *Br. Heart J.* 1995;*74:*4-6.

ROMAND S. *Échocardiographie du chien et du chat.* Thèse, École Nationale Vétérinaire de Lyon 2002.

ROUDAUT R., LAFITTE S. Le 2D Strain en pole position. *Cardiologie pratique* 2006;*751.*

ROUDAUT R. Analyse morphologique de la valvule mitrale par échocardiographie. *La Lettre du Cardiologue* 1999;*311:*27-31

ROUDAUT R. Échocardiographie transoesophagienne et aorte thoracique douloureuse. *La Lettre du Cardiologue* 2000;*332:*18-22.

ROUDAUT R. Les insuffisances valvulaires échocardiographiques sont-elles toujours pathologiques? *J. Faxe Cardiol.* Mars 1999.
ROUDAUT R. Place de l'échocardiographie dans la prise en charge de l'endocardite infectieuse. *Cardiologie Pratique* 1993;*246:*1-3.
ROUDAUT R. Quelles sont les principales étiologies d'une obstruction dynamique du ventricule gauche? *Réalités Cardiologiques* 1997;*118:*9-14.
ROUDAUT R. Signification du bourrelet septal sous-aortique. *Cardiologie Pratique* 1997;*407:*16-18.
ROUDAUT R. Une pseudo-myocardiopathie hypertrophique. *La lettre du Cardiologue* 1994;*221:*14-15.
ROUDAUT R., DALLOCHIO M. L'hypertrophie septale asymétrique. *Cardiologie Pratique* 1990;*131:*1-4.
ROUDAUT R., LABBE T., LEHERISSIER A., GOSSE PH. Dissection aortique: diagnostic et surveillance par échocardiographie transthoracique et transoesophagienne. *Cardiologie Pratique* 1992;*223:*7-9.
ROUDAUT R., LAFFORT P., LAFITTE S. *et al.* Place de l'échocardiographie dans le diagnostic des maladies acquises de l'aorte. *Arch. Mal. Coeur* 1997;*90:*1687-1692.
ROUDAUT R., LATRABE V., MINIFIE C. *et al.* Hématome de la paroi thoracique: dudiagnostic au traitement. *Arch. Mal. Coeur* 2000;*93,4:*361-367.
ROUDAUT R., MARAZANOF M. Pièges échocardiographiques et dissection aortique. *Cardiologie Pratique* 1996;*369:*1-7.
RYDING A. *Essential Echocardiography.* Elsevier Churchill Livingstone, 2007.
SCHEUBLE C. Péricardite constrictive. *Réalités cardiologiques* 1995;*77:*9-17.
SCHWAMMENTHAL E., POPESCU B.A., POPESCU A.C. *et al.* Non-invasive assessement of left ventricular end-diastolic pressure by the response of the transmitral A-wave velocity to a standardized Valsalva maneuver. *Am. J. Cardiol.* 2000;*86:*169-174.
SCISLO P., KOCHANOWSKI J., KOSIOR D. Echocardiography in non-invasive diagnosis in left ventricular heart failure. Terapia (Kardiologia) 2003;*9(142):*12-15.
SLAMA M.A., JOBIC Y. Les myocardiopathies hypertrophiques:classification et investigation par écho-Doppler. *Cardioscopies* 1996;*42:*220-224.
SOHN D.W., CHAI I.H., LEE D.J. *et al.* Assessment of mitral annulus velocity by Doppler tissue imaging in the evaluation of left ventricular diastolic function. *J. Am. Coll. Cardiol.* 1997;*30:*474-480.
SOHN D.W., SONG J.M., ZO J.H. *et al.* Mitral annulus velocity in the evaluation of left ventricular diastolic function in atrial fibrillation. *J. Am. Soc. Echocardiogr.* 1999;*12:*927-931.
TOUCHE T. L'insuffisance mitrale diastolique. *Réalités Cardiologiques* 1994;*65:*13- 16.
TRIBOUILLOY C. Échocardiographie transoesophagienne. Médecine-Sciences Flammarion, Paris 1994.
TRIBOUILLOY C. Qu'est ce que la PISA. *Arch. Mal. Coeur Pratique* 1996;*28:*16-18.
TRIBOUILLOY C., GOISSEN T. Quantification des régurgitations valvulaires par la méthode de convergence. *Cardiologie Pratique* 2002;*619:*12-14.
TRIBOUILLOY C., LESBRE J.P. *Échocardiographie des cardiopathies valvulaires acquises.* Médecine-Sciences Flammarion, Paris 1993.
TRIBOUILLOY C., MIRODE A., LESBRE J.P. Comment apprécier la sévérité d'une insuffisance mitrale en écho-Doppler? *Cardinale* 1996, VIII;*5:*35-39.
TRIBOUILLOY C., MIRODE A., LESBRE J.P. Échographie transoesophagienne et quantification des insuffisances mitrales. *Réalités Cardiologiques* 1997;*113:*11-13.
TRIBOUILLOY C., MIRODE A., LESBRE J.P. Quantification d'une insuffisance mitrale par écho-Doppler transthoracique. *Réalités Cardiologiques* 1997;*113:*5-10.
TRIBOUILLOY C., MIRODE A., ROUDAUT R., LESBRE J.P. ETO et pathologie aortique. *Arch. Mal. Coeur Prat.* 1966;*24:*18-21.

TRIBOUILLOY C., PELTIER M. Quantification des insuffisances mitrales par l'étude de la zone de convergence intra-ventriculaire gauche. *Réalités Cardiologiques* 1993;*49*:32-40.

TRIBOUILLOY C., QUERE J.P., LESBRE J.P. Enregistrement du flux veineux pulmonaire par échocardiographie doppler:aspects normaux et pathologiques. *Arch. Mal. Coeur* 1995;*88*:1335-1344.

TSANG T.S., OH J.K., SEWARD J.R. Diagnosis and management of cardiac tamponade in the era of echocardiography. *Clin. Cardiol.* 1999;*22*:446-452.

VACHERON A. Prolapsus valvulaire mitral. Qu'en est-il en l'an 2000? *Cardiologie Pratique* 2000;*525*:9-12.

VAHANIAN A. *et al.* Intégrale: rétrécissement aortique calcifié. *Cardiologie* 2000;*546*.

VEYRAT C., PELLERIN D., LARRAZE F. Imagerie Doppler tissulaire du myocarde:passé, présent et avenir. *Arch. Mal. Coeur* 1997:*90(10)*:1391-1401.

XIE G.Y., BERK M.R., SMITH M.D. *et al.* Relation of Doppler transmitral flow patterns to functional status in congestive heart failure. *Am. Heart J.* 1996;*131*:766-771.

YIP G., ABRAHAM T., BELOHLAVEK M. *et al.* Clinical applications of strain rate imaging. *J. Am. Soc. Echocardiogr.* 2003;*16*:1334-1342.

YOERGER D.M., MARCUS F., SHERRILL D. *et al.* Echocardiography findings in patients meeting task force criteria for arrhythmogenic right ventricular dysplasia. *J. Am. Coll. Cardiol.* 2005;*45*:860-865.

YOSEFY C., LEVINE R.A. *et al.* Pseudodyskinesis of the inferior left ventricular wall: reognizing an echocardiographic mimic of myocardial infarction. *J. Am. Soc. Echocardiogr.* 2007;*20*:1374-1379.

Índice Remissivo

Os números em *itálico* são referentes às figuras.

A

Abscessos
  anulares, 78
    diagnóstico incorreto dos, 78
  aspecto morfológico atípico dos, 76
  endocárdicos, 76
  extensão anatômica dos, 79
  fistulização dos, 79
  localização dos, 78
  pequeno volume dos, 78
Aliasing
  fenômeno de, 7
    em ecografia Doppler, 8
  nível de, 94
Amiloidose cardíaca, *122*
Aorta
  aneurisma da, 231
    armadilhas nos, 231
  bicúspide, 31
Aparelho valvar
  visualização incompleta do, 27
Armadilhas
  diagnósticas, 25, 210
    estenoses valvares, 27
      mediante estudo, 27
  do diagnóstico por imagem, 15
    ajuste excessivo da suavização, 18
    ajuste incorreto do ângulo, 16
    ajuste insatisfatório dos ganhos, 17
    escala dinâmica
      ajuste incorreto da, 17
    escolha inapropriada, 15
    não utilização do sistema de focalização, 18
    seleção inadequada, 17
  do Doppler colorido, 20
    ajuste impreciso, 20
    escolha inadequada, 20
    seleção inapropriada, 20
  do Doppler espectral, 18
    ajuste incorreto, 18
    ajuste insatisfatório, 18
    ajuste não ideal, 20
    seleção imprecisa, 20
    seleção inapropriada, 18
  quantitativas, 136
  técnicas, 3, 215
    fatores, 5
Artefatos
  ultrassônicos, 9
    com ETT, *12*
    e microescapes valvares, 57
Ateroma aórtico
  armadilhas no, 233
Átrios
  dilatação dos, 149
Aurícula esquerda
  dilatação da, 152

B

Bernoulli
　equação de, 33
Bourneville
　estenose tuberosa de, 121
Bublles, 11
Buraco negro, 11

C

Cardiomiopatia hipertrófica
　primitiva, 111
　　armadilhas ocasionadas pelo
　　　diagnóstico da, 111
　　associada a hipertensão arterial, 120
　　diagnóstico precoce da, 113
　　e doenças sistêmicas, 121
　　e tumor cardíaco, 121
　　topografia e grau, 113
Casos particulares, 56, 96, 120, 131
Cone
　de sombra, 10
Cordas
　ruptura de, 68

D

DAVD, 123
Débito cardíaco, 168
Débito ventricular direito, 197
Dilatação cavitária
　armadilhas relativas à, 145
Dissecação aórtica
　armadilhas de, 221
Doença de Fabry
　e CMH, 121
Doppler
　colorido
　　armadilhas do, 20
　espectral
　　armadilhas do, 18
　tecidual, 142
　　do anel mitral, 184

E

Ecocardiografia 2D
　armadilhas da, 62
Ecocardiografia em modo M
　armadilhas da, 60
EcoDoppler
　na função sistólica do VE, 171
Ecografia Doppler, 8
Ecógrafo
　resolução de um, 8
Ecos
　dinâmica dos, 17
　reforço posterior dos, 11
Endocárdio
　má definição do, 100
Endocardite
　do coração direito, 76
　lesões destrutivas da, 76
Endocardite infecciosa
　armadilhas da, 71
　sinais clínicos, 75
Escala
　de cinza
　　seleção inadequada de, 17
Escapes fisiológicos, 57
Escapes patológicos, 57
Escapes valvares, 57
　armadilhas da análise Doppler de
　　um, 81
　armadilhas da repercussão
　　hemodinâmica de um, 80

armadilhas do diagnóstico etiológico
  dos, 60
artefatos ultrassônicos
  e microescapes valvares, 57
ESMAT, 198
Espectro
  desdobramento do, 19
  recepção do, 18
Estenose mitral
  em pós-anuloplastia, 56
Estenoses valvares, 27, 47
  critérios
    armadilhas ocasionadas pela
      escolha de gravidade, 55
  grau da
    armadilhas mediante estudo da, 31
  repercussão hemodinâmica de
    armadilhas ocasionadas pela, 56
Estruturas anatômicas
  intracardíacas, 154
    armadilhas relativas a, 154
      estruturas fisiológicas, 155
      estruturas patológicas, 155
Equação
  de Bernoulli, 33
  de continuidade, 41
Esclerose tuberosa
  de Bourneville, 121

F

Fabry
  doença de, 121
  e CMH, 121
FE, 166
FEN, 164
FES, 197
Filtro
  de rejeição, 18

Fluxo de ejeção pulmonar
  estudo do, 216
Fluxo de insuficiência pulmonar, 202
Fluxo estenótico, 32, 48
Fluxo mitral
  velocidade de propagação do, 184
Fluxo sanguíneo, 19
Fluxo subaórtico, 46
Fluxo tricúspide, 200
Fluxo venoso
  pulmonar, 89, 182
    aspecto do, 89
  supra-hepático, 200
Fração de regurgitação
  cálculo da, 86

G

Gradiente estenótico, 33
Gradiente transestenótico
  armadilhas relacionadas com os, 32

H

Hatle
  armadilhas do método de, 36, 41
Hipertensão arterial
  na CMH, 120
  pulmonar
    detecção e quantificação da
      armadilhas na, 205
      sinais, 205
      ao Doppler, 207
Hipertrofia parietal
  armadilhas no diagnóstico da, 99
Hipertrofia ventricular
  esquerda, 111
    do paciente idoso, 111
    fisiológica, 111
    patológica, 111

I

IDM, 198
Imagem
  diagnóstico por, 15
Infarto do miocárdio, 125
  complicações do, 129
  topografia e extensão do, 127
Insuficiência aórtica aguda, 96
Insuficiência mitral
  assintomática, 98
  diastólica, 96
  dinâmica, 96
Insuficiência pulmonar
  estudo do fluxo de, 214
Insuficiência tricúspide
  fluxo de, 207
Insuficiências valvares
  armadilhas da quantificação das, 80
Isquemia miocárdica
  armadilhas da, 123

L

Limitação telessistólica, 174
Lobos laterais, 10

M

Massa ventricular esquerda
  armadilhas do cálculo da, 107
Massas intracavitárias
  armadilhas relativas às, 157
Método de Hatle
  armadilhas do, 36
Método de PISA
  armadilhas do, 53
Microescapes valvares, 57
Microgravitações, 11

N

NCVE, 122

O

Obstrução
  dinâmica intraventricular
    esquerda, 116
  fluxo de, 118
Orifício estenosado, 34
  planimetria do, 34
Orifício mitral, 34
  planimetria do, 34

P

Pedoff
  sonda de, 49, 51
Pericardite crônica
  constritiva, 138
    armadilhas da, 138
Pericardite fluida, 132
PISA
  método de, 53
Planimetria
  armadilhas de, 34
  do orifício estenosado, 34
Pressão arterial pulmonar
  valores de, 218
Prolapso mitral
  armadilhas do, 60
  topografia do
    imprecisão quanto à, 67
Próteses mecânicas
  identificação de vegetações em, 75
Próteses valvares
  com gradiente elevado, 56
Pseudocardiomiopatia hipertrófica, 121
Pseudodiscinesia inferior, 131

R

Reverberações ultrassônicas, 9

S

Sinais ecocardiográficos
　especificidade dos, 222
Síndrome de Tako-Tsubo, 131
Sombra
　cone de, 10
Sonda
　de Pedoff, 49, 51, 118

T

Tako-Tsubo
　síndrome de, 131
Tamponamento cardíaco
　identificação do, 137
Telediástole
　identificação imprecisa da, 100
TPE, 198

U

Ultrassom
　emissão do, 18
　propriedades físicas do, 7

V

Valva aórtica
　bicúspide, 31
Valva estenosada
　calcificação das, 30
　estado da, 27
Valva flutuante, 70
Valva mitral
　espessamento da, 67
Valvoplastia mitral, 41
Vegetações endocárdicas
　armadilhas diagnósticas ocasionadas pelas, 71
　　vegetação ativa, 73
　　vegetação estéril, 73
　etiologia não inflamatória das, 74
　localização atípica das, 74
Vegetações obstrutivas, 76
Velocidade telediastólica, 87
Vena contracta, 84
Ventrículo direito
　função diastólica do, 198
　função sistodiastólico do, 195
　　armadilhas ocasionadas pela avaliação da, 195
　função sistólica do, 196
Ventrículo esquerdo
　função diastólica do, 177
　função sistodiastólica
　　armadilhas na avaliação da, 163
　pressões de enchimento do, 192
Volume
　de amostragem, 19

Z

Zona de convergência
　deformação da, 93
　estudo da, 90
　variações do raio da, 93